FUNDAMENTOS DE LA TÉCNICA DE IMAGEN POR RESONANCIA MAGNÉTICA

FUNDAMENTOS DE LA TÉCNICA DE IMAGEN POR RESONANCIA MAGNÉTICA

Lidia Sánchez González
Ignacio López Moranchel

EDITORIAL
SINTESIS

© EDITORIAL SÍNTESIS, S. A.
Vallehermoso, 34. 28015 Madrid
Teléfono: 91 593 20 98
www.sintesis.com

ISBN: 978-84-9171-433-0
Depósito Legal: M-34.849-2019

Impreso en España - Printed in Spain

Índice

Prólogo

Sin miedo a equivocarnos, podríamos afirmar que la imagen por resonancia magnética (o MRI, del inglés, *Magnetic Resonance Imaging)* constituye uno de los logros de la ciencia con un nivel de complejidad y desarrollo tecnológico más sorprendentes de la historia reciente. En cierto modo, y en lo que a la evolución de la MRI se refiere, se *ha caminado a hombros de gigantes,* gestándose como modalidad a partir de las aportaciones desde diferentes campos, inicialmente alejados del diagnóstico médico (matemáticas, física, química, ingeniería) que al conjugarse permitieron que en la década de los setenta pudiese aplicarse a la obtención de imágenes médicas.

A pesar de ser una modalidad relativamente joven, el gran interés y potencial clínico de la MRI la han hecho evolucionar rápidamente hasta convertirla en una de las modalidades diagnósticas cuyas aplicaciones generan expectativas más altas: nuevas secuencias para realzar contrastes, estudio de flujos, análisis químicos, imagen funcional o hibridación con equipos de radioterapia entre otras; no olvidemos que en el caso de la resonancia la dosis de radiación ionizante es nula, lo que soluciona gran parte de las limitaciones que encontramos en otras modalidades de diagnóstico por imagen.

Entre los desafíos presentes que debe afrontar la MRI están los aspectos de diseño destinados a reducir sus dimensiones, sus costes, la duración de los estudios y la compatibilidad magnética con el instrumental.

Este manual recopila las cuestiones esenciales de la modalidad desde el punto de vista técnico, ofreciendo una información completa e ilustrada sobre los fundamentos y procedimientos generales de la MRI. Nuestro interés durante la redacción siempre ha sido proporcionar descripciones precisas y claras para que el lector pueda enfrentarse a la realidad clínica con los recursos conceptuales y operativos adecuados, somos conscientes de que los avances en este contexto obligarán al buen profesional a mantenerse actualizado a través de otras fuentes.

La elaboración del manual ha sido una experiencia de trabajo apasionante, cuyo esfuerzo siempre nos agradeceremos, convencidos de aportar, sincera y humildemente, lo que sabemos para ponerlo al alcance de otros. Queremos dedicar este trabajo a nuestras familias por proporcionarnos el soporte y apoyo necesario para escribir este libro, y agradecer a aquellos que han estado a nuestro lado sus impagables aportaciones: gracias a Paco por ser una inspiración y modelo de esfuerzo profesional a seguir, gracias a Patricia por su confianza y motivación en cada proyecto que empezamos, y gracias al Centro de Formación Profesional San Juan de Dios por la oportunidad de desarrollarnos y crecer como docentes.

Parte I

Fundamentos físicos de resonancia magnética

1

Introducción a la imagen médica por resonancia magnética

Los avances tecnológicos que ha experimentado la imagen médica en los últimos años han contribuido enormemente a la mejora de la práctica clínica. Ciertamente, resulta difícil encontrar en nuestros días procesos clínicos o diagnósticos en los que no se haya hecho uso de una o más técnicas de imagen.

Las diferentes modalidades se caracterizan, esencialmente, por la forma de energía utilizada y por proporcionar una información, bien de tipo estructural (radiología convencional, TC y ecografía), o bien de tipo funcional (gammacámara, SPECT, PET). Las primeras se caracterizan por producir imágenes de muy buena resolución, que permiten una representación detallada de la anatomía del paciente, mientras que las segundas, en cambio, se caracterizan por aportar información sobre el funcionamiento de los diferentes órganos o sistemas.

La resonancia magnética, por su parte, proporciona una buena resolución espacial y un excelente contraste en la adquisición de imágenes morfológicas, permitiendo, además, la adquisición de imágenes funcionales. Esta versatilidad en las prestaciones, unida al hecho de no emplear radiaciones ionizantes, dota a esta modalidad de un espectro de uso más amplio que el de otras técnicas de imagen. Sin embargo, desde un punto de vista práctico, las limitaciones más importantes de la resonancia magnética derivan de su elevado tamaño, peso y compatibilidad ferromagnética de la instrumentación.

1.1. Evolución de la modalidad

El desarrollo de la resonancia magnética resulta de las aportaciones de matemáticos, físicos, químicos, ingenieros y médicos que aunando elementos diversos de cada una de estas áreas han permitido el avance de la modalidad de manera que el ámbito de estudio de la resonancia magnética desde Fourier a principios del s. XIX, hasta nuestros días, ha dejado en su evolución varios premios Nobel haciendo cierta la afirmación de que: en ciencias, nadie sabe para quién trabaja.

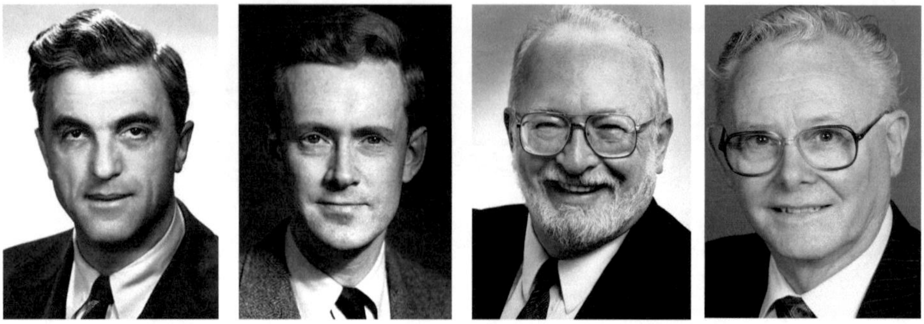

FIGURA 1.1. Félix Bloch, Edward Purcell, Paul Lautebur y Peter Mansfield, cuatro premios Nobel que contribuyeron de manera decisiva a la evolución de la resonancia magnética.
Fuente: https://www.nobelprize.org

En 1929, el físico polaco Isidor Isaac Rabi comenzó a trabajar en la Universidad de Columbia sobre los efectos de los campos magnéticos externos en el núcleo de las partículas. Unos años después, en 1938, Rabi y sus colaboradores publicaron los resultados en el artículo: "A new method of measuring nuclear moment", en el que observaron que los núcleos atómicos pueden absorber energía de ondas de radiofrecuencia, pasando a un estado de resonancia (este proceso se denominó *espectroscopia por radiofrecuencia).* De esta manera, cada núcleo resuena a una frecuencia diferente, por lo que identificando esa frecuencia se puede caracterizar el propio núcleo, así como obtener información química y estructural de las moléculas. Isidor Rabi recibió en 1944 el premio Nobel de Física por este importante avance.

Unos años antes, en 1940, Luis W. Álvarez y Félix Bloch, habían desarrollado un método cuantitativo para medir el momento magnético del neutrón. Sin embargo, la segunda guerra mundial interrumpió su trabajo, cuyos resultados debieron esperar al final de la contienda en 1945.

Fue precisamente ese mismo año, y con tan solo unas semanas de diferencia, cuando dos grupos de investigadores independientes: uno dirigido por el propio Félix Bloch (Universidad de Stanford) y otro dirigido por Edward M. Purcell, (Universidad de Harvard) consiguieron medir con precisión la intensidad del campo magnético de los núcleos atómicos de la materia condensada (líquidos y sólidos). Tanto Purcell como Bloch decidieron estudiar el núcleo del átomo de hidrógeno. Al estar compuesto por un único protón, el núcleo del hidrógeno posee un momento magnético considerable. El hidrógeno se convertiría en el elemento más importante para la resonancia magnética debido a sus propiedades nucleares favorables, su presencia casi universal y su abundancia en el cuerpo humano como parte del agua (H_2O).

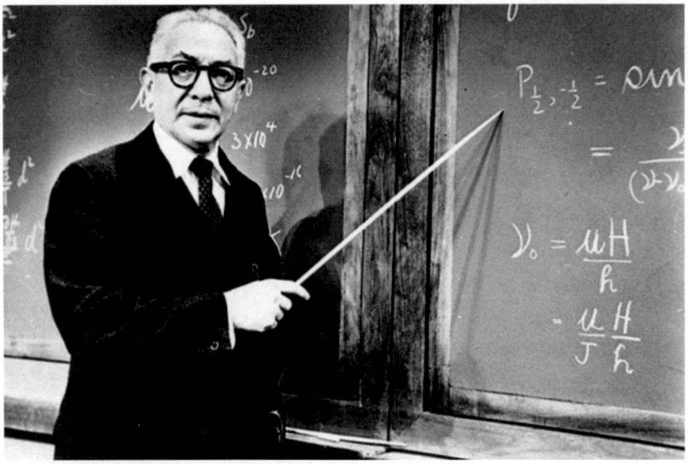

FIGURA 1.2. Isidor Isaac Rabi (1898 - 1988). Premio Nobel de Física en 1944.
Fuente: University Archives, Rare Book & Manuscript Library,
Columbia University in the City of New York ©

El principio de resonancia magnética se publicó en 1946 a través de dos artículos en el mismo número de *Physical Review:* "Resonance absorption by nuclear magnetic moments in a solid" del equipo de Purcell y "Nuclear induction", del grupo de Bloch. Ha quedado como una de las curiosidades de la ciencia, el hecho de que, a pesar de su proximidad temporal, ambos grupos de investigación obtuviesen la señal de resonancia por vías diferentes. Purcell, que había trabajado en el desarrollo del radar en la segunda guerra mundial, obtuvo una señal de resonancia magnética nuclear de protones producida por la absorción de radiofrecuencia en un pequeño bloque de parafina. Mientras que el grupo de Bloch diseñó un experimento diferente, en el que la detección de la señal se realizaba a través de la fuerza electromotriz inducida por la precesión de los núcleos en una bobina receptora.

En 1952, EM. Purcell y F. Bloch recibieron el premio Nobel de Física por el desarrollo de nuevos métodos en la medición precisa de efectos magnéticos nucleares.

En los años sucesivos, el registro y estudio de la señal y su análisis mediante algoritmos permitió la apertura de nuevas aplicaciones del fenómeno de resonancia magnética y con ello el comienzo de la denominada era médica.

En 1955, Eric Odeblad y Gunnar Lindstrom consiguieron medir los espectros de absorción resonante de protones en eritrocitos, músculo e hígado de ratas y fluidos humanos. Unos años después, en el periodo entre 1963 y 1971, Mallard, Cook, Kent y Hutchison, de la Universidad de Aberdeen (Escocia), mostraron las diferencias en los espectros de resonancia de los electrones de biopsias de tumores de hígado y riñón, aunque no consiguieron obtener imágenes útiles en ratones vivos. En 1966, Richard Ernst y Wess Anderson aplican una nueva técnica de transformada de Fourier a la espectroscopia por resonancia que abre las puertas al análisis computacional de las señales y reduce significativamente el tiempo de registro.

En 1971, Raymond V. Damadian, propone en su artículo "Tumor detection by nuclear magnetic resonance", que las medidas de resonancia *spin-eco* pueden ser usadas como un método para discriminar entre tumores malignos y tejido normal.

Damadian encontró que los valores de T1 y T2 de tumores de hígado y riñón de rata se encontraban fuera del rango de los valores normales. Apenas unos años después, entre 1974 y 1976, corroboró los resultados con tejido humano. Para ello diseñó un equipo básico de resonancia magnética, con el esquema que muestra la figura 1.4.

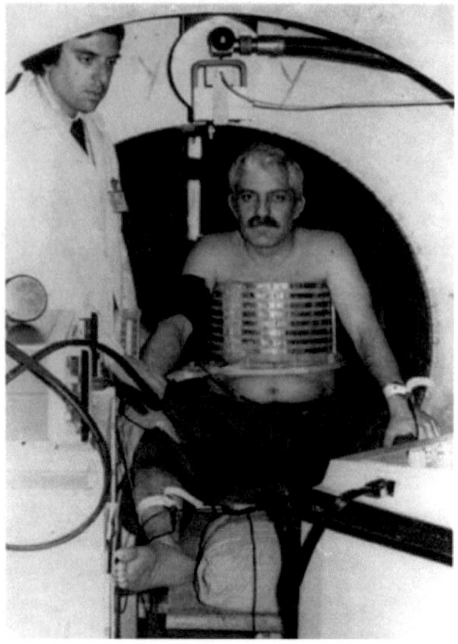

Figura 1.3. Raimond Damadian, en un intento de obtener la primera resonancia magnética de cuerpo en humanos en 1976. El intento funcionó con una rata, pero fracasó con él. *Fuente:* https://www.fonar.com/nobel.htm

Nació así el primer equipo de imagen por resonancia magnética, que hoy día, puede verse en el museo Smithsonian de Washington DC.

El siguiente avance fundamental se produjo cuando Paul Lauterbur tuvo la idea de codificar espacialmente la señal de resonancia utilizando gradientes magnéticos, que permitían diferenciar la señal de una región concreta, y después, reconstruir la imagen de manera similar a la utilizada por Hounsfield en la tomografía computarizada, que a su vez esta basada en los trabajos de Johan Radon quien en 1917 demostró la posibilidad de reconstruir tridimensionalmente un objeto a partir de un número infinito de proyecciones. Se pasó, por tanto, de tener imágenes de señales de radiofrecuencia a imágenes reales del interior del cuerpo humano.

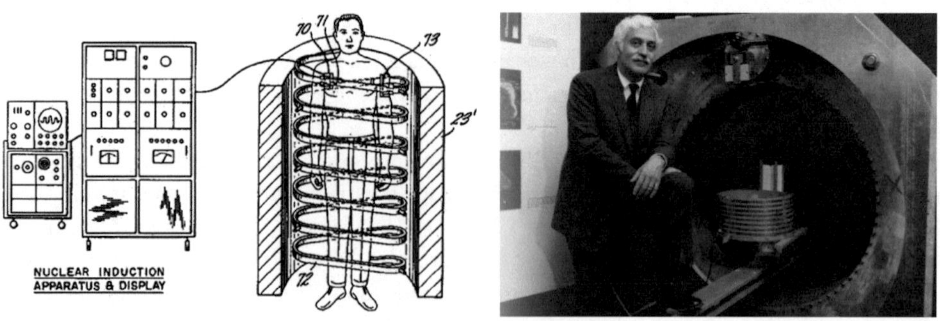

Figura 1.4. Diseño original del equipo de resonancia empleado en el primer estudio tomográfico en humanos. A la derecha, R. Damadian junto a *The indomitable,* apodo que recibió el primer tomógrafo de resonancia magnética de cuerpo entero.

Al tratamiento de la señal contribuyó también el físico inglés Peter Mansfield, quien había descubierto que el uso de gradientes de campo magnético proporcionaba información espacial de la señal de resonancia, describiendo matemáticamente la transformación de una señal en el tiempo a una señal en el espacio, lo que posteriormente se llamó espacio-*k*.

Fue en 1976 cuando propuso utilizar secuencias de imágenes eco-planares, es decir, abrió la posibilidad de llenar su espacio-*k* utilizando un único disparo de resonancia, o *single-shot.* Aplicó también los avances informáticos de la época para mejorar la capacidad de cálculo y procesamiento. Había, pues, conseguido mejorar y disminuir enormemente el tiempo de una exploración de resonancia magnética.

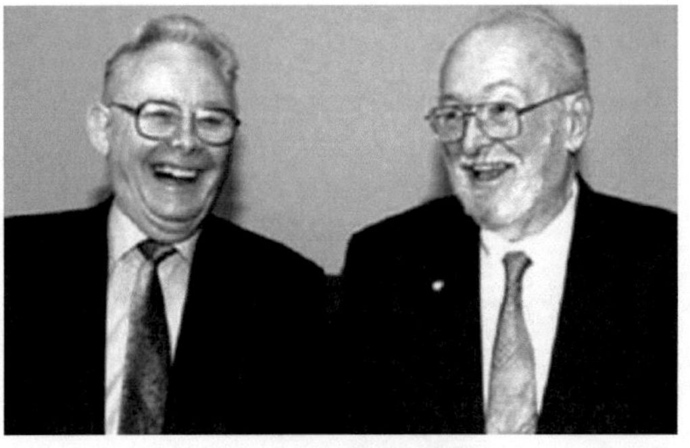

FIGURA 1.5. P. Mansfield y P. Lauterbur, galardonados con el premio Nobel de Fisiología y Medicina de 2003.

En 1977, Mansfield y Maudsley publicaron la primera imagen seccional de una región de la anatomía humana, un dedo. Apenas unos meses después, Hinshaw exploró una muñeca y el propio Damadian consiguió realizar la primera resonancia magnética del tronco humano en el New York's Downstate Medical Center.

Ya en la década de los ochenta, Hawkes y Moore obtuvieron las primeras imágenes de un cráneo humano y posteriormente el propio Mansfield y su equipo llevaron a cabo el primer escáner de cuerpo entero. En 1981, el equipo de resonancia magnética tomográfica llegó a un hospital, el Hammersmith de Londres. Y de ahí hasta hoy: resonancias cardiacas, imágenes funcionales del cerebro y resonancias fetales son habituales.

Peter Mansfield y Paul Lauterbur siguieron contribuyendo al desarrollo de la resonancia magnética con gran número de artículos que culminaron con el premio Nobel de Fisiología y Medicina en 2003. Un premio no exento de polémica, pues Raymond Damadian no estuvo entre los galardonados, lo que le embarcó en una campaña mediática de reivindicación de LAS aportaciones, que no le había reconocido el Nobel. Algunos autores atribuyen el hecho a que el Nobel se otorgó por llevar la resonancia magnética a una imagen clínicamente útil y no por la aplicación al diagnóstico diferencial del cáncer.

Actualmente, la resonancia magnética y su aplicación clínica está mostrando ser un recurso enormemente valioso en estudios funcionales, estudios de difusión, perfusión, tractografías, estudios de otros núcleos diferentes al hidrógeno (C-13, F-19, P-31 o Na-27); y sus combinaciones con equipos de radioterapia y medicina nuclear ofrecen gran versatilidad y un prometedor futuro para esta modalidad diagnóstica que en la última década, ha experimentado un progreso sustancial gracias al desarrollo en los sistemas de imanes de resonancia.

Los equipos de campo horizontal de 3,0 T, el campo vertical de 1,0 T y los sistemas abiertos de cuerpo entero se han convertido en opciones comercialmente asequibles. El imán superconductor es el componente más grande y costoso de un sistema de resonancia. El rendimiento funcional óptimo está determinado por factores como la intensidad de campo, el volumen y uniformidad del mismo, el diseño, o el período de recarga de helio. Otros factores de calidad son la comodidad del paciente, la facilidad de ubicación en el hospital, el coste de adquisición y el ciclo de vida útil del equipo.

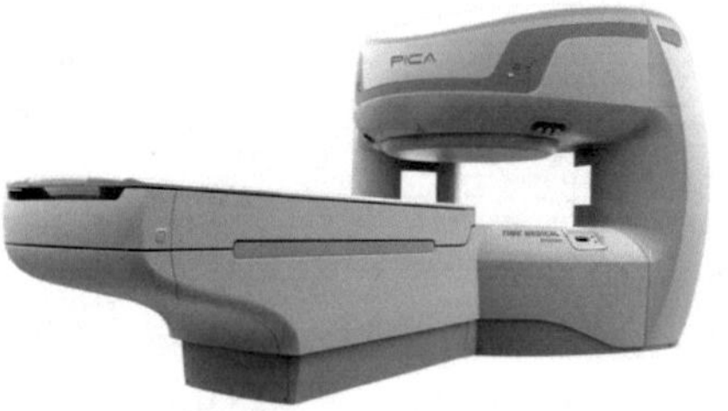

FIGURA 1.6. Equipo de resonancia de campo abierto.
Time Medical Systems ©.

2

Propiedades magnéticas de los materiales y campos magnéticos

2.1. Introducción a las propiedades magnéticas de la materia

Para un estudio completo del fenómeno de resonancia magnética, es conveniente conocer algunas propiedades fundamentales del magnetismo y los campos magnéticos.

Las evidencias experimentales sobre el fenómeno magnético se remontan a la antigüedad. Egipcios, griegos y romanos ya conocían las propiedades magnéticas de determinados minerales, como el óxido ferroso-férrico o magnetita, de las que hay constancia escrita de uso aplicado a instrumentos de orientación, a modo de brújulas rudimentarias, entre los siglos X y XI por parte de la civilización China, tal y como muestran las figuras 2.1 y 2.2.

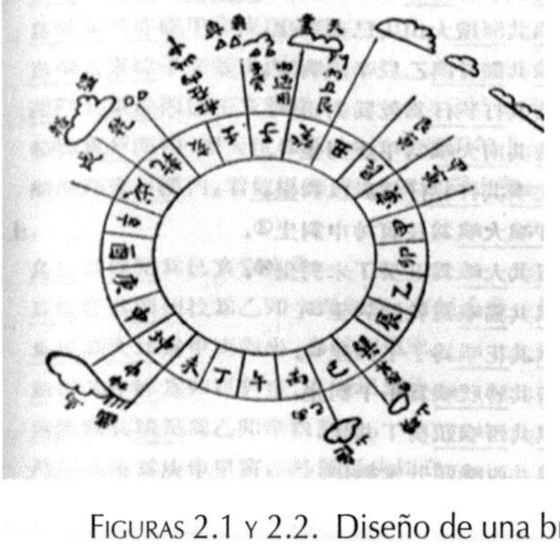

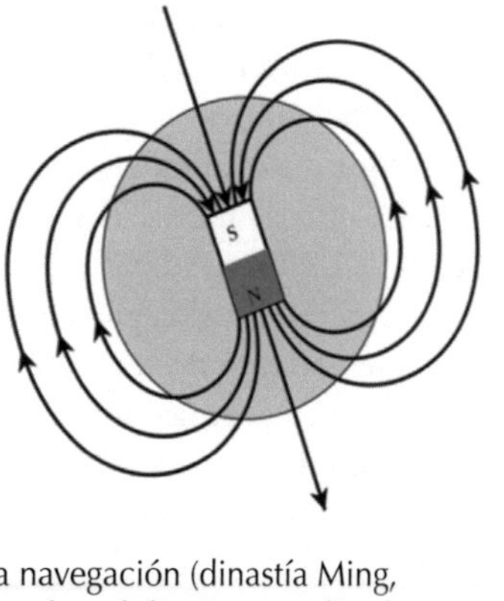

FIGURAS 2.1 Y 2.2. Diseño de una brújula para navegación (dinastía Ming, en torno a 1400 d.C.). Al poner una aguja magnetizada sobre el diseño se podía obtener una referencia geográfica gracias a la respuesta de la aguja ante el campo magnético terrestre.

El funcionamiento de una brújula se basa en las propiedades de determinados materiales que comparten la capacidad de *imanarse* con facilidad al someterse a un campo magnético externo, como es el campo magnético terrestre. Los metales hierro (Fe), cobalto (Co) y níquel (Ni), y sus aleaciones, son los únicos metales elementales que cuando se magnetizan a temperatura ambiente pueden producir un intenso campo magnético alrededor de ellos mismos, por lo que se denominan *ferromagnéticos*. El gadolinio (Gd) y el disprosio (Dy) también muestran este comportamiento.

Un material magnetizado (o imán) genera a su alrededor un campo magnético. La presencia de este campo se puede revelar dispersando pequeñas partículas de hierro en torno al mismo, tal y como suele hacerse en el clásico experimento del imán, las limaduras de hierro y la hoja de papel.

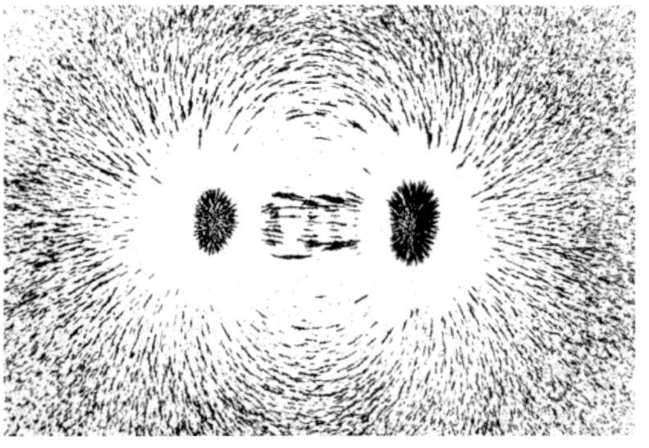

FIGURA 2.3 Distribución de las limaduras de hierro siguiendo las líneas de campo magnético generadas por el imán.

Los campos magnéticos se expresan físicamente mediante líneas de campo o líneas de inducción magnética en dirección N-S. Las líneas de inducción magnética son análogas a las líneas de campo eléctrico, la diferencia esencial consiste en que las líneas de campo eléctrico comienzan en el polo positivo y terminan en el negativo, mientras que las líneas de campo magnético no tienen principio ni fin, sino que se cierran sobre sí mismas formando un circuito continuo. La magnitud del campo será mayor cuanto más próximas estén las líneas unas de otras. El sentido y magnitud de estas fuerzas de campo magnético son los responsables de la atracción entre polos opuestos y repulsión entre polos iguales.

Los campos y fuerzas magnéticas se originan a partir del movimiento de las cargas eléctricas fundamentales, es decir, de los electrones. Cuando los electrones se mueven a través de un conductor se produce un campo magnético alrededor del mismo. Esta interacción electromagnética no se conoció hasta la segunda década del siglo XIX, cuando el físico danés Christian Oersted descubrió cómo una brújula se desviaba al aproximarla a una corriente eléctrica y, por tanto, que los efectos producidos por los imanes podían reproducirse mediante corrientes eléctricas, estableciendo las bases de una de las construcciones más trascendentales de la física: la interacción electromagnética.

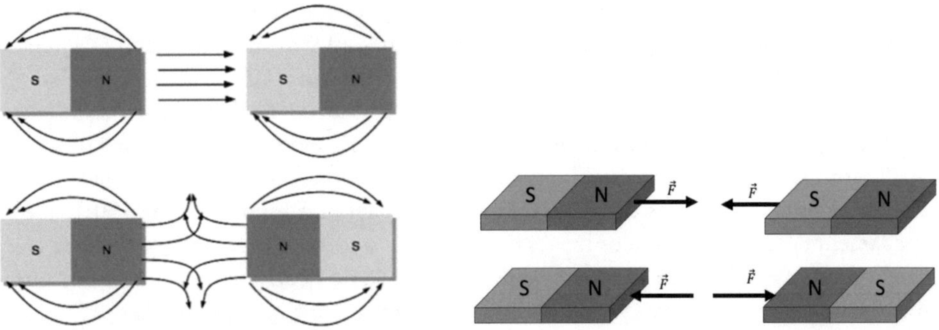

FIGURAS 2.4 y 2.5. Las líneas de campo magnético tienen sentido N-S, por lo que al enfrentar dos polos N o dos polos S, el sentido de estas fuerzas es opuesto y genera la repulsión magnética. Mientras que al enfrentar polos opuestos las líneas de fuerza van en el mismo sentido y los imanes se atraen.

La unidad en el sistema internacional para el campo magnético es el tesla (T). Un tesla se define como la inducción de un campo magnético que ejerce una fuerza de 1 N (newton) sobre una carga de 1 C (culombio) que se mueve a velocidad de 1 m/s dentro del campo y perpendicularmente a las líneas de inducción magnética. Atendiendo a las magnitudes se expresa como $1\ T = N \cdot s \cdot m^{-1} \cdot C^{-1}$.

Para visualizar un ejemplo de inducción de campo magnético se puede suponer que se introduce un conductor (por ejemplo, un cable) en el interior de un equipo de resonancia magnética de 3 T; si por el mencionado cable se hace pasar una corriente de 1 A, se generará un campo magnético en torno al mismo que inducirá una fuerza de desviación sobre el propio cable de 3 N a lo largo de cada metro de su longitud. Esta fuerza es proporcional a la corriente en el cable, a la longitud del mismo y a la fuerza del campo magnético externo.

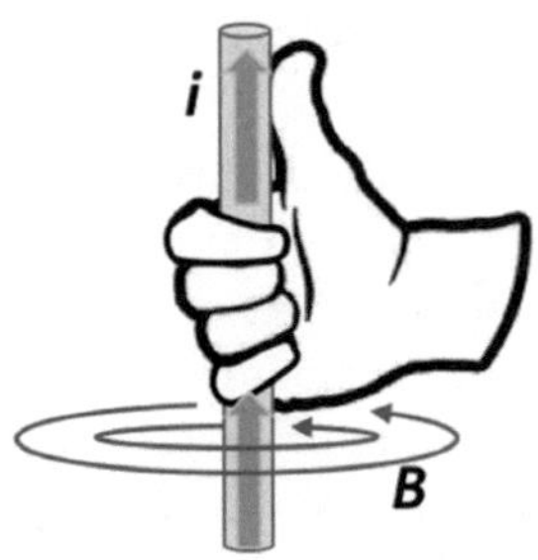

FIGURA 2.6. La corriente eléctrica *(i)* genera a su alrededor un campo magnético (*B*) perpendicular al conductor en todos los puntos del espacio. El sentido de las líneas de fuerza es el determinado por la *regla de la mano derecha*: si se coloca el pulgar en el sentido de la corriente, la orientación de los dedos restantes indica el sentido del campo magnético *B*.

Para dimensionar el tesla como unidad se puede comparar con algunas intensidades de campo convencionales, por ejemplo 1 T equivale a unas 20 000 veces el campo magnético terrestre, y un imán de los que se usan en las neveras tiene entre 0,005 - 0,02 T.

Los equipos de resonancia magnética trabajan con densidades de flujo magnético de entre 0,5 y 3 T, sin embargo, se han construido escáneres útiles usando todo el rango de 0,02 a 8 T.

El campo magnético más estable producido en un laboratorio es de aproximadamente 45 T. Algunos electroimanes de pulsos de corriente generan campos de hasta 120 T, aproximadamente, durante intervalos breves de tiempo de alrededor de 1 milisegundo. Se cree que el campo magnético en la superficie de una estrella de neutrones es unos 10^8 T. Otra unidad con uso histórico para intensidad de campo magnético es el gauss ($1G = 10^{-4}T$).

El magnetismo tiene naturaleza dipolar, es decir, siempre hay dos polos o centros magnéticos separados por una distancia finita en cualquier imán. Este comportamiento dipolar se mantiene invariablemente, de manera que, por muy pequeño que sea el imán, siempre presentará dos polos (denominados, por connotación geográfica polo norte y polo sur).

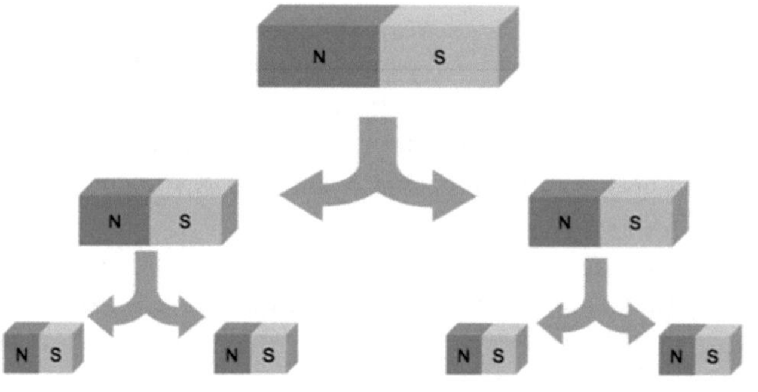

FIGURA 2.7. Cualquier imán presenta dos polos. Este comportamiento se manifiesta incluso a escala atómica. *Fuente:* López Moranchel I., Maurelos Castell P. *Fundamentos físicos y equipos.* Ed. Síntesis.

2.2. Tipos de magnetismo en los materiales

El estudio del magnetismo en los materiales comienza con una pregunta fundamental: ¿por qué existen materiales capaces de imanarse o imantarse?, incluso en ausencia de campo magnético externo, ¿y por qué otros no? La respuesta a estas cuestiones la obtenemos observando detenidamente la estructura del átomo y sus propiedades intrínsecas.

Los átomos están compuestos de un núcleo, formado por protones (con carga positiva) y neutrones (sin carga), en torno al cual orbita una cantidad de electrones a distintas distancias definiendo una serie de orbitales con valores concretos de energía. Todos ellos (protones, neutrones y electrones) poseen una propiedad intrínseca denominada *espín.*

El espín es una propiedad esencialmente cuántica, que suele describirse como un movimiento de rotación sobre sí mismas de las partículas elementales. Esta interpretación solo debe tenerse en cuenta como analogía para poder visualizar el fenómeno, puesto que el espín no tiene representación en términos de coordenadas espaciales.

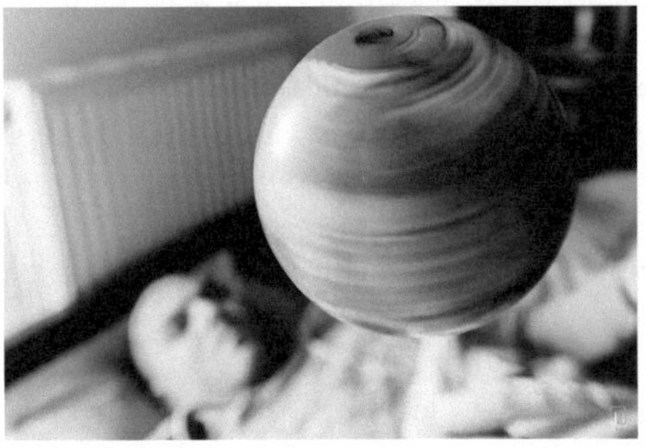
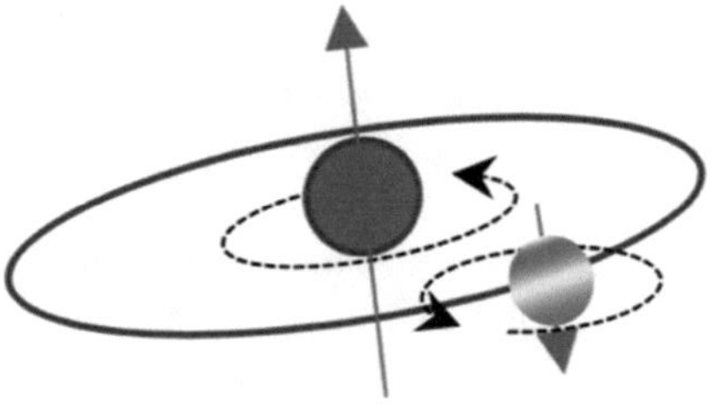

FIGURA 2.8. Representación intuitiva del espín como imagen de rotación de la partícula sobre sí misma del mismo modo que un balón rota sobre un eje.

Ya se mencionó anteriormente que, cuando una carga se mueve, genera en torno a sí misma un campo magnético. Atendiendo a eso, y puesto que los electrones poseen carga negativa, espín, y además orbitan en torno al núcleo, se comportarían como pequeños circuitos oscilantes que generan momentos dipolares magnéticos. El momento magnético atómico resulta del conjunto de momentos asociados a sus electrones. La alineación de estos dipolos con el campo magnético externo tiende a incrementar el campo y producir un efecto macroscópico. La forma en la que se conforman estos dipolos proporciona a los diferentes materiales un comportamiento magnético característico que permite clasificarlos en diferentes categorías:

El denominado *magnetismo débil* es siempre inducido por un campo magnético externo, más extendido en la naturaleza, pero menos patente. Se refiere a los materiales paramagnéticos y diamagnéticos.

- *Materiales paramagnéticos:* exhiben una pequeña susceptibilidad magnética positiva en presencia de un campo magnético externo. El efecto magnético desaparece cuando desaparece el campo magnético aplicado. El paramagnetismo se produce en muchos materiales por el alineamiento parcial de espines electrónicos (en los metales) o de los momentos magnéticos atómicos o moleculares en la dirección y sentido del campo externo. A temperaturas ordinarias y con campos magnéticos normales, la agitación térmica hace aleatorias las direcciones de los dipolos, por lo que solo una pequeña fracción de estos dipolos permanecen alineados y su efecto magnético es muy pequeño.
- *Materiales diamagnéticos:* son aquellos que no poseen momentos magnéticos permanentes y al verse afectados por un campo magnético externo sufren ligeros desequilibrios en sus electrones orbitales creando pequeños dipolos que se oponen al campo aplicado. Este efecto ocurre realmente en todos los materiales, pero como los momentos magnéticos inducidos son muy pequeños comparados con los momentos magnéticos permanentes, el diamagnetismo queda enmascarado por los efectos ferromagnéticos y paramagnéticos.

En el caso del *magnetismo intenso,* el ordenamiento de los espines no se debe a ningún campo magnético externo. Se debe al campo electrostático consecuencia de la interacción de los electrones con los protones y de los electrones entre sí mismos. Esta interacción es muy intensa y permanente (varios órdenes de magnitud superior al magnetismo débil) y caracteriza a los materiales *ferromagnéticos.*

- *Materiales ferromagnéticos:* los más importantes son el hierro (Fe), cobalto (Co) y níquel (Ni). Sus propiedades magnéticas se deben a la forma en la que se alinean los espines de los electrones internos *(orbital 3d)* no apareados en las redes cristalinas. Este alineamiento espontáneo de dipolos magnéticos se da en regiones microscópicas llamadas *dominios magnéticos* que presentan un momento magnético permanente.

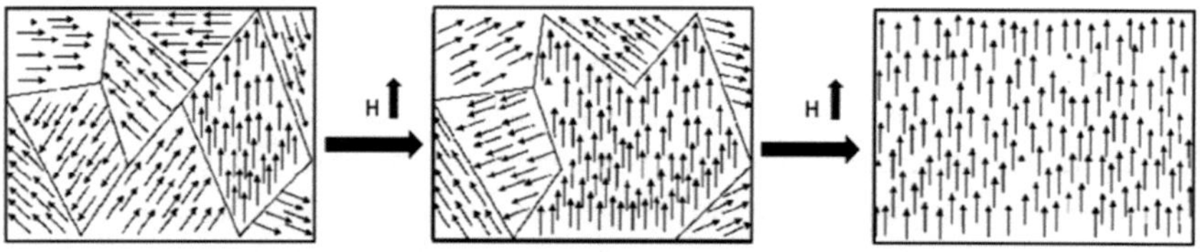

FIGURA 2.9. Esquema de dominios magnéticos alineándose con un campo magnético creciente.

En los materiales con magnetismo débil, el efecto del campo es vencer el desorden generado por la agitación térmica y alinear momentos separados por distancias interatómicas mientras que, en los materiales con magnetismo intenso, los momentos atómicos ya están espontáneamente alineados por interacción electrostática en regiones (dominios magnéticos). En este caso, el efecto del campo externo es el de alinear dichas regiones.

Cuando los dominios magnéticos de un material se encuentran con orientaciones aleatorias, el material está desmagnetizado y cuando se encuentran alineados el material se magnetiza y permanece así durante cierto tiempo. El comportamiento de magnetización de un material ferromagnético se registra mediante gráficas de inducción en función del campo aplicado que recibe el nombre de *ciclo de histéresis.*

2.3. Relación entre propiedades eléctricas y magnéticas. Fuentes de campo magnético

Las primeras fuentes conocidas de magnetismo fueron los imanes permanentes pero, desde el momento en el que Oersted se percató de la interacción electromagnética, distintos físicos describieron otras fuentes de campo magnético a partir de la inducción que dio origen al electroimán.

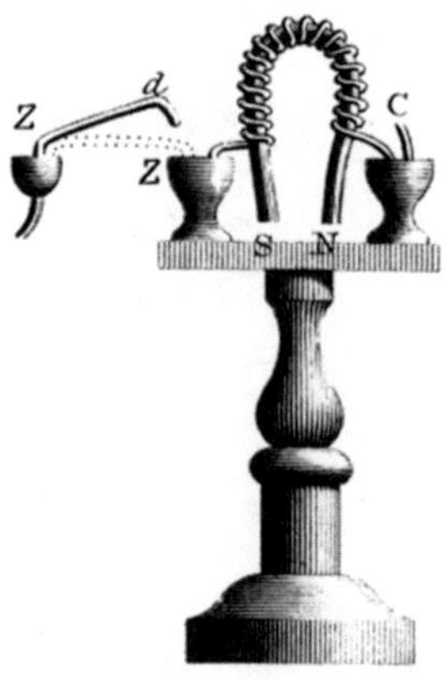

FIGURA 2.10. Primer electroimán que William Sturgeon inventó en 1824. Una pieza de hierro en forma de herradura envuelta con un total de dieciocho arrollamientos de alambre de cobre. *Fuente:* Thompson, Sylvanus P. (1891). *Lectures on the Electromagnet.* Nueva York: W. J. Johnson Co. pp. 17–19.

El descubrimiento de la inducción electromagnética fue la suma de varias aportaciones sintetizadas por Maxwell durante la segunda mitad del siglo XIX, en las cuatro ecuaciones de lo que él denominó *Teoría del campo electromagnético.* Sus expresiones matemáticas y breve descripción se presentan en el cuadro siguiente:

Cuadro 2.1
Aspectos generales de las ecuaciones de Maxwell

Ley origen de la ecuación	En el vacío	En el caso general	Representación
Ley de Gauss para el campo eléctrico: describe la cantidad de líneas de fuerza que atraviesan una superficie cerrada en el espacio. Si en el interior no hay ninguna carga eléctrica se tiene que $\nabla \cdot E = 0$.	$\vec{\nabla} \cdot \vec{E} = \frac{\rho}{\varepsilon_0}$	$\vec{\nabla} \cdot \vec{D} = \rho$	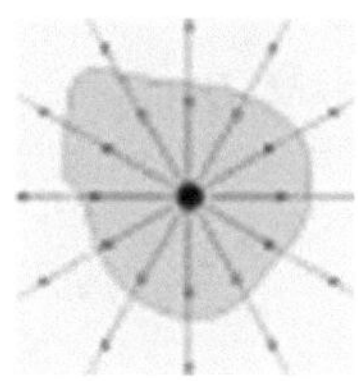
Ley de Gauss para el campo magnético: expresa que no es posible un polo N o S aislado. Siempre se dan por parejas.	$\vec{\nabla} \cdot \vec{B} = 0$	$\vec{\nabla} \cdot \vec{B} = 0$	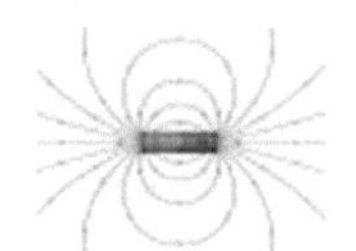

[.../...]

Cuadro 2.1. *(Continuación)*

Ley de Faraday: dice que el voltaje eléctrico inducido en un circuito cerrado es directamente proporcional a la tasa de cambio en el tiempo el flujo magnético.	$\vec{\nabla} \times \vec{E} = \frac{\partial \vec{B}}{\partial t}$	$\vec{\nabla} \times \vec{E} = \frac{\partial \vec{B}}{\partial t}$	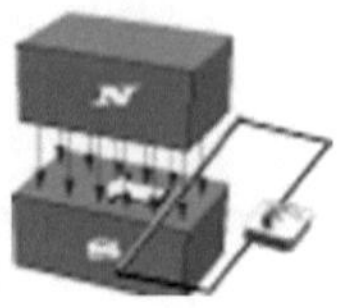
Ley de Ampère: esta ecuación explica que si se tiene un conductor recto con una densidad de corriente variable, esta provoca la aparición de un campo magnético *B* rotacional alrededor del alambre.	$\vec{\nabla} \times \vec{B} = \mu_0 \vec{J} + \mu_0 \varepsilon_0 \frac{\partial \vec{E}}{\partial t}$	$\vec{\nabla} \times \vec{H} = \vec{J} + \frac{\partial \vec{D}}{\partial t}$	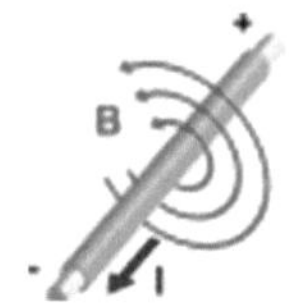

$\vec{\nabla} \cdot$, corresponde al operador de divergencia de un campo; $\vec{\nabla} x$ corresponde al operador rotacional de un campo; $\vec{E}$ es la intensidad de campo eléctrico; $\vec{D}$ el desplazamiento eléctrico, ε_0 es la constante llamada de permeabilidad, que describe cómo un campo eléctrico afecta y es afectado por un medio; ρ es la densidad de carga; $\vec{B}$ es la densidad de flujo magnético; $\vec{H}$ la intensidad de campo eléctrico relacionada con $\vec{B}$; μ_0 es la permeabilidad magnética; y $\vec{J}$ es la densidad de corriente.

Estas ecuaciones resumen todos lo fenómenos electromagnéticos y son válidas a todas las escalas. En el caso de un vacío sin cargas ni corrientes eléctricas, las ecuaciones quedan como:

$$\vec{\nabla} \cdot \vec{E} = 0$$

$$\vec{\nabla} \cdot \vec{B} = 0$$

$$\vec{\nabla} \times \vec{E} = -\frac{\partial \vec{B}}{\partial t}$$

$$\vec{\nabla} \times \vec{B} = -\frac{1}{c^2}\frac{\partial \vec{E}}{\partial t}$$

Si despejamos *c*, obtenemos la velocidad a la que las ondas electromagnéticas se propagan por el vacío:

$$c = \frac{1}{\sqrt{\varepsilon_0 \mu_0}} \approx 3 \cdot 10^8 \text{m/s}$$

donde ε_0 y μ_0 son las permeabilidades eléctrica y magnética en el vacío, respectivamente.

Es decir, el resultado obtenido corresponde con la velocidad de la luz, con lo que se demostraba que la luz era parte del fenómeno electromagnético.

2.3.1. Fuentes de campo magnético

Las interacciones magnéticas pueden describirse de manera similar a las interacciones eléctricas, teniendo en cuenta que los imanes interaccionan con cargas en movimiento, no en reposo: una *carga eléctrica en movimiento* o flujo de corriente móvil crea un campo magnético en el espacio circundante (además de su campo eléctrico). El campo magnético ejerce una fuerza $\vec{F}$ sobre cualquier otra carga o flujo de corriente eléctrica (móvil) presente en ese campo. Esta fuerza $\vec{F}$ se define por el vector de inducción magnética $\vec{B}$, que es el que aporta la fuerza sobre la partícula.

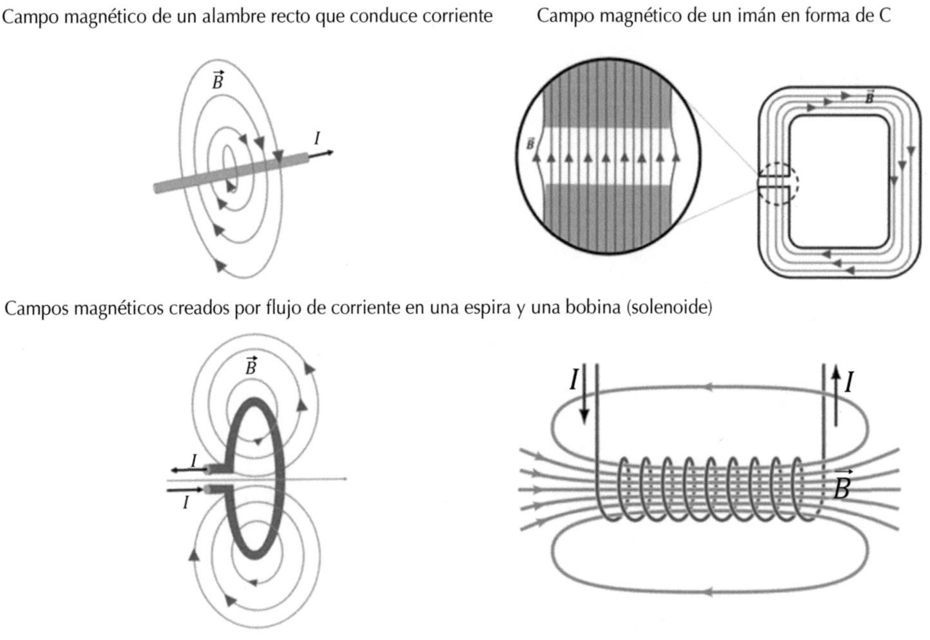

FIGURA 2.11. Líneas de campo magnético producidas por fuentes comunes de campo magnético.

Los campos magnéticos son producto de un número enorme de partículas con carga que se desplazan en una corriente a lo largo de conductores de diferentes conformaciones: conductores rectilíneos, espirales, solenoides, como los mostrados en las figuras.

Las ecuaciones que permiten calcular el campo magnético total $\vec{B}$ debido a la corriente en un circuito completo en cualquier punto del espacio constituyen la *Ley de Biot y Savart*, también deducida por Ampère. En forma vectorial se expresa como:

$$d\vec{B} = \frac{\mu_0}{4\pi}\frac{Id\vec{l} \times \hat{r}}{r^2}$$

Usando $\hat{r}$ como vector unitario donde $d\vec{l}$ es un vector con longitud *dl*, en la misma dirección que la corriente en el conductor.

Cuando el cálculo se refiere a una carga puntual *q* que se mueve con velocidad $\vec{v}$, se produce un campo magnético $\vec{B}$ en el espacio dado por:

$$\vec{B} = \frac{\mu_0}{4\pi}\frac{q\vec{v} \times \hat{r}}{r^2}$$

Donde $\hat{r}$ es un vector unitario que apunta desde la carga *q* que se mueve con velocidad $\vec{v}$, al punto de observación del campo. μ_0 s la permeabilidad magnética en el vacío.

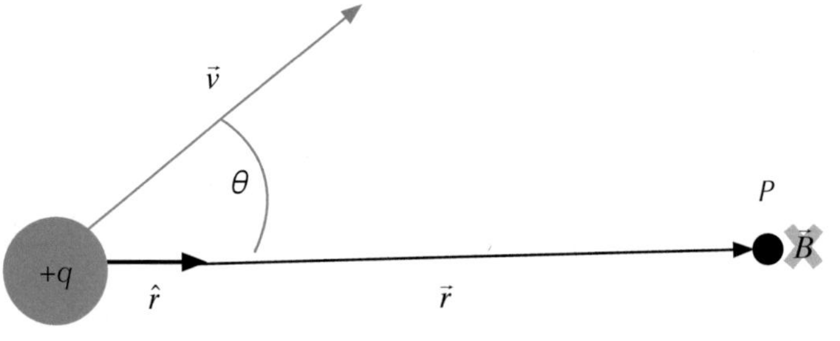

FIGURA 2.12. Desplazamiento de la carga *q* individual.

En ambos casos, la fuente de campo magnético es un segmento corto del conductor que transporta la corriente $(Id\vec{l})$ o una carga en movimiento $(q\vec{v})$. El campo magnético es perpendicular a $\hat{r}$ y $\hat{v}$ a (en el caso de las cargas puntuales) y a $\hat{r}$ y a $\hat{dl}$ (en caso de un elemento de corriente), proporcional a la corriente *I,* e inversamente proporcional al cuadrado de la distancia a la carga móvil o elemento de corriente.

En los equipos de resonancia magnética son de gran importancia los elementos que generan el campo magnético, en la mayoría de los casos, solenoides. Un solenoide es una bobina de conductor (o superconductor) enrollado en forma de hélice en la que las espiras están muy próximas entre sí y en el que además puede haber varias capas. Cuando se hace fluir corriente eléctrica por el solenoide, se generan campos magnéticos intensos y uniformes en la región interior de la espira hasta los extremos, y más divergentes y menos intensos fuera.

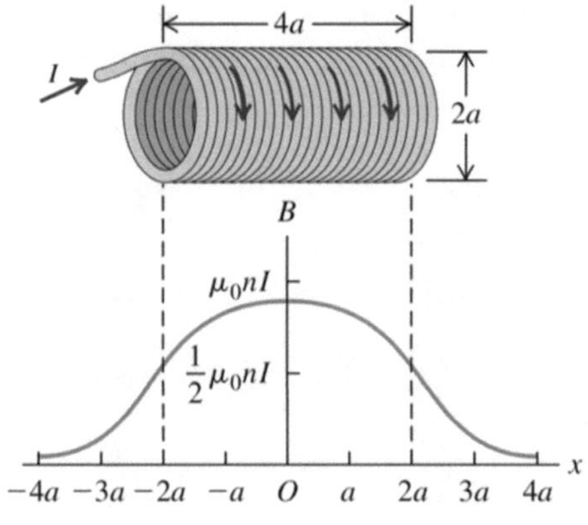

FIGURA 2.13. Representación del campo magnético en función de la posición dentro del solenoide. *Fuente:* Young HD, Freedman RA. *University Physics with Modern Physics* 12th ed. (chapters 21-44). Pearson Education, Inc.

La magnitud del campo magnético dentro (en el eje) de un solenoide viene dada por la expresión:

$$B = \mu_o . I \cdot n$$

Siendo n el número de vueltas por unidad de longitud (N/L), I la intensidad de corriente y μ_0 la permeabilidad de campo magnético en el vacío.

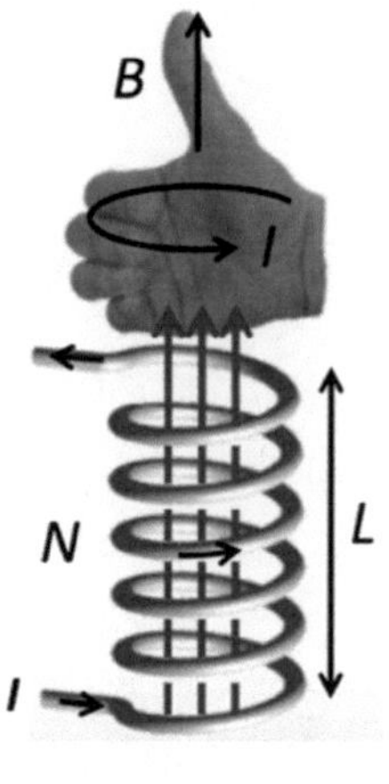

FIGURA 2.14. Representación de los factores de la ecuación de magnitud de campo en un solenoide.

En un equipo de resonancia magnética cerrado, los devanados que generan el campo están ubicados rodeando el volumen a magnetizar. Para hacer que el campo sea más uniforme, la densidad de corriente debe perfilarse a lo largo del imán. En la práctica, esto generalmente se consigue fraccionado el imán en una cantidad de secciones discretas de bobina, con espacios intermedios. La posición y el número de amperios-vuelta en cada sección pueden variarse para controlar la forma del campo magnético.

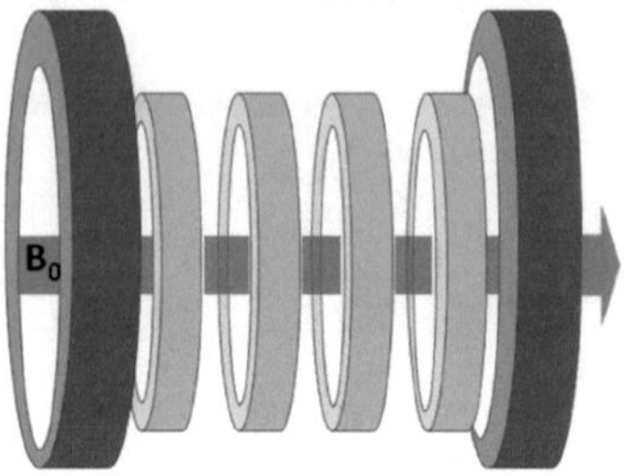

FIGURA 2.15. Bobinas de un imán en distintas secciones tal y como se disponen en un equipo cerrado de resonancia magnética.

Los imanes de campo alto usados en sistemas clínicos, además de la bobina principal de seis secciones, presentan dos secciones de bobina adicionales de un mayor diámetro. La corriente en estas bobinas circula en dirección inversa y el propósito principal de estas bobinas es reducir el campo magnético en el exterior del imán (blindaje activo).

3

Principios físicos de la resonancia magnética

La modalidad de resonancia magnética es, posiblemente, la más compleja desde el punto de vista de su comprensión. El hecho de implicar fenómenos *cuánticos* y la dificultad para visualizar determinados acontecimientos de naturaleza magnética impone una descripción ordenada del proceso de obtención de imagen (véase figura 3.1).

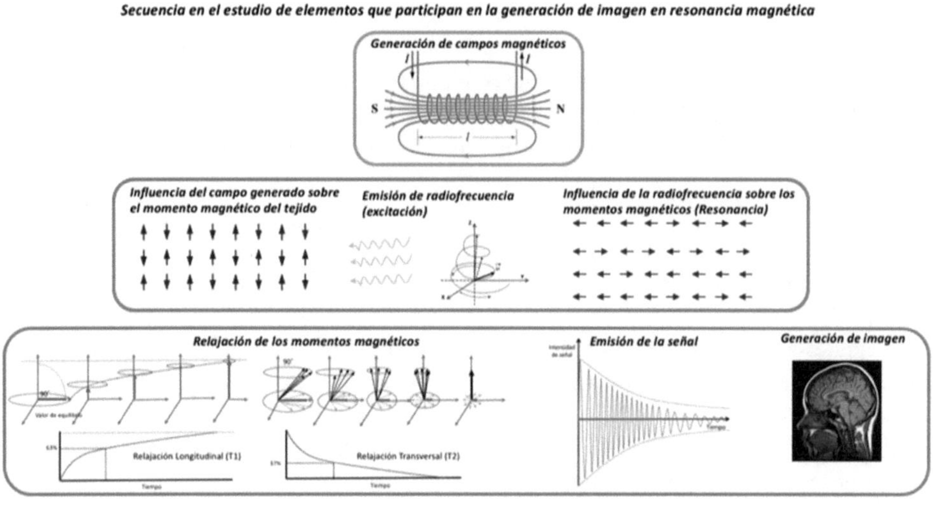

FIGURA 3.1. Secuencia de los diferentes eventos físicos para el estudio de la generación de imagen por resonancia magnética.

Hasta aquí, se han comentado aspectos esenciales del magnetismo en la materia y diferentes formas de generar campos magnéticos (indispensables para la obtención de imágenes). A partir de este punto, se describe el fenómeno de resonancia propiamente dicho y la respuesta de los tejidos a la magnetización y resonancia, que proporciona la señal a partir de la cual se creará la imagen.

El hidrógeno es el componente más abundante en el cuerpo humano (aproximadamente el 60 %). La posibilidad de obtener imágenes anatómicas a partir de la resonancia magnética se debe principalmente a la gran presencia de hidrógeno en dos de los principales componentes corporales: la grasa y el agua.

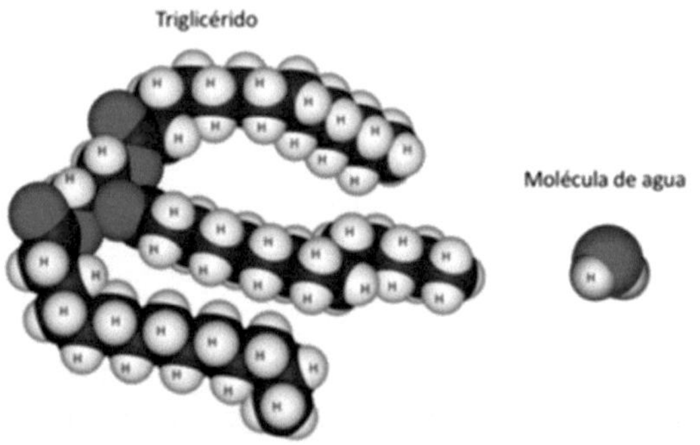

FIGURA 3.2. Triglicérido y molécula de agua. Obsérvese la distribución y gran presencia de hidrógeno.

La grasa y el agua tienen en su estructura molecular muchos átomos de hidrógeno, a partir de los cuales se puede generar una señal de resonancia magnética. Es el *protón del núcleo del hidrógeno* el responsable de proporcionar la señal que se emplea para generar la imagen, esto se debe a que, al igual que los electrones, los protones también poseen *espín*.

3.1. El espín nuclear

En epígrafes anteriores se comentó que el espín (o *momento angular intrínseco)* es una propiedad esencialmente cuántica, presente en todas las partículas, que les permite interactuar con campos magnéticos. Esta interacción se produce consecuencia del momento magnético asociado al espín de las partículas elementales (debe recordarse que los campos magnéticos, por pequeños que sean, se originan por el movimiento de cargas eléctricas).

El momento magnético nuclear que poseen los núcleos atómicos se debe a la estructura compleja del núcleo. Los momentos magnéticos aparecen por el movimiento de cargas eléctricas dentro de los componentes nucleares (protones y neutrones); puesto que el neutrón es una partícula neutra, ese momento magnético da indicios de la existencia de una subestructura, es decir, que tanto el neutrón como el protón están constituidos por otras partículas elementales eléctricamente cargadas: los *quarks.*

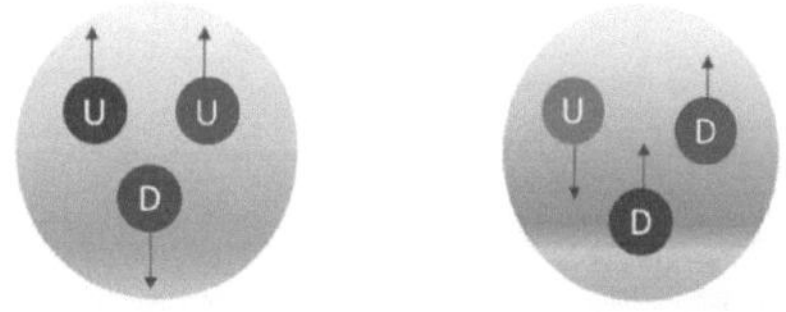

Protón	Neutrón
espín $\Rightarrow \frac{1}{2}+\frac{1}{2}-\frac{1}{2}=\frac{1}{2}$	espín $\Rightarrow -\frac{1}{2}+\frac{1}{2}+\frac{1}{2}=\frac{1}{2}$
Carga $\Rightarrow +\frac{2}{3}+\frac{2}{3}-\frac{1}{3}=1$	Carga $\Rightarrow +\frac{2}{3}-\frac{1}{3}-\frac{1}{3}=0$

FIGURA 3.3. Estructura del protón y del neutrón con sus quarks (Up y Down).
Se incluye cálculo que proporciona valor de espín y de carga.
Obsérvese que el valor de espín es el mismo y la carga diferente.

Los quarks poseen espín y carga por lo que su interacción determina el comportamiento magnético de protones y neutrones y, por tanto, del núcleo atómico en cuestión.

La magnitud del espín está cuantizada (véase figura), es decir, solo puede tomar determinados valores discretos. El espín de *electrones, protones y neutrones* se expresa por la letra *s* y vale siempre 1/2.

$$s = \frac{1}{2}$$

El cálculo del número cuántico de espín *para un núcleo* se expresa por la letra *I, y* se obtiene sumando los espines de protones y neutrones desapareados. Aunque en determinados elementos no puede predecirse exactamente, existen reglas empíricas que relacionan su valor con el número de protones y neutrones del núcleo, variando entre $I = 0$ e $I = 8$ en función del elemento.

Además del módulo, también es importante la componente del momento angular del espín nuclear, es decir, su orientación. Así, para un núcleo determinado, con un valor de *I*, existen $(2I+1)$ orientaciones del momento angular de espín nuclear. Por ejemplo, si se considera el núcleo del átomo de hidrogeno, $^{1}H^{+}$, formado por un protón, se sabe que su espín nuclear, *I*, es 1/2, por lo que mI podrá tomar dos valores: + 1/2 y −1/2. El protón tiene pues, dos posibles estados nucleares uno denominado α con $mI = +1/2$ y otro β con $mI = -1/2$

En la figura se muestran las dos posibles orientaciones del momento angular de espín nuclear correspondientes a los estados α y β, que energéticamente son equivalentes.

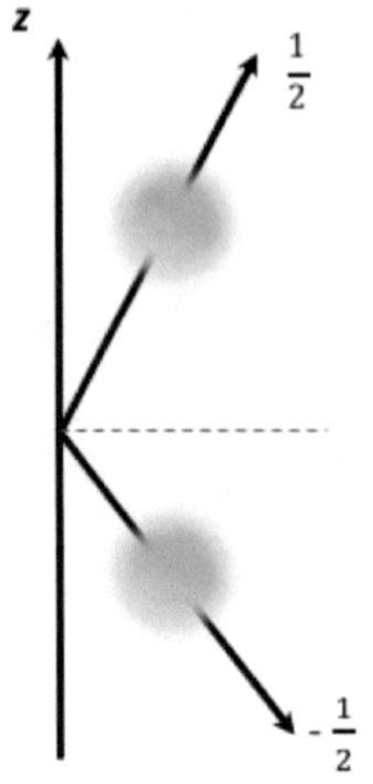

FIGURA 3.4. Orientaciones respecto al eje z de los estados α y β de un protón.

El espín nuclear proporciona un momento dipolar magnético $(\vec{\mu})$ a los núcleos, que viene dado por:

$$\mu_I = g_N \frac{e}{2m_p} I$$

donde g_N es el factor g nuclear. En esta expresión se utiliza por definición la masa y carga del protón *(m_p y e)*, en lugar de la masa y la carga del núcleo en cuestión. Las diferencias de un núcleo a otro se engloban en el factor g_N nuclear. El valor de g_N no puede obtenerse teóricamente, por lo que se determina de forma experimental. Las unidades μ_I son $J \cdot T^{-1}$.

La relación entre la magnitud del espín nuclear *(I)* y su momento dipolar magnético también se puede expresar como:

$$\mu_I = g_N \frac{\mu_N}{\hbar} \cdot I = \gamma \cdot I$$

Donde $\mu_N = \dfrac{e\hbar}{2m_p}$ es una constante con un valor de $5{,}050 \cdot 10^{-27}\ J \cdot T^{-1}$ denominada "magnetón nuclear" y γ es la *relación giromagnética* ($T^{-1} s^{-1}$).

Aunque el espín nuclear proporciona un momento dipolar magnético $(\vec{\mu})$ a los núcleos, no en todos ellos puede manifestarse. Esto se debe a que, en el núcleo, tal y como ocurre en los orbitales externos del átomo, los nucleones se disponen en niveles que se van completando, de manera que los espines se aparean y cancelan entre sí. El hecho de que se cancelen los espines implica que el momento magnético neto de ese núcleo $(\vec{\mu})$ es cero, por lo que, en ese caso, no será *aprovechable magnéticamente.*

Cuadro 3.1
Propiedades magnéticas de algunos núcleos

Núcleo	Abundancia isotópica (%)	Espín	g_N	$\gamma/10^7 T^{-1}s^{-1}$	MHz/T
^{1}H	99,98	1/2	5,5856948	26,7522	42,577
^{13}C	1,10	1/2	1,4048236	6,7283	10,705
^{14}N	99,63	1	0,4037610	1,9338	3,076
^{15}N	0,36	1/2	–0,5663777	–2,7126	4,315

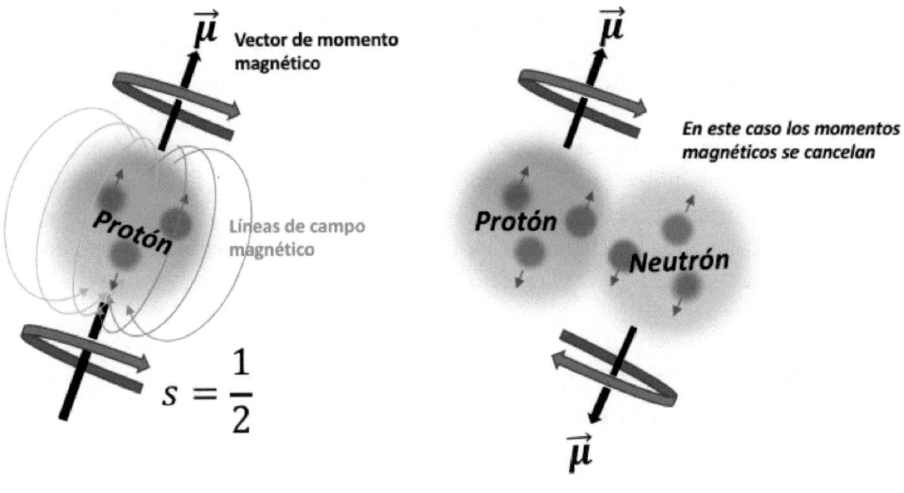

FIGURA 3.5. Protón con su momento magnético asociado y nucleones (protón + neutrón) con el momento magnético neto igual a cero por apareamiento de espines.

Los núcleos atómicos más activos magnéticamente son aquellos cuyo espín no se anula porque en ellos existen espines desapareados. Serán, por tanto, los elementos con un número impar de protones o neutrones los que posean un momento magnético nuclear débil, pero observable.

El momento magnético nuclear asociado que presentan los elementos (con número impar de protones o neutrones), en condiciones normales, está orientado aleatoriamente, pero al colocarlo en un campo magnético externo potente, tenderá a alinearse con el campo externo (en paralelo) o contra el campo externo (en antiparalelo). En el caso del H, la alineación paralela corresponde a un estado de energía inferior a la alineación antiparalela.

Cuadro 3.2
Algunos elementos con valor neto de espín usados en resonancia magnética con su *frecuencia de precesión*

Núcleo	Protones desapareados	Neutrones desapareados	Espín neto	MHz/T
^{1}H	1	0	1/2	42,58
^{31}P	1	0	1/2	17,25
^{23}Na	1	2	3/2	11,27
^{13}C	0	1	1/2	10,71
^{19}F	1	0	1/2	40,08

Ya se comentó anteriormente que, según la mecánica cuántica, no todas las orientaciones del dipolo magnético nuclear están permitidas; las orientaciones están cuantizadas y solo son posibles unos determinados valores ($2I+1$ orientaciones) que dependen del núcleo atómico.

El átomo de hidrógeno es el más usado en obtención de imagen por resonancia magnética, como se sabe, posee solo un protón en su núcleo (su valor de s y de I coinciden, $s = I = ½$) y se aprovecha su abundancia en el tejido humano para obtener una buena señal, aunque casi todos los elementos de la tabla periódica tienen un isótopo con momento magnético nuclear distinto de cero.

3.2. Comportamiento del espín nuclear en un campo magnético. Frecuencia de precesión

En ausencia de campo externo, las diferentes orientaciones de los dipolos magnéticos de una cantidad de sustancia son energéticamente equivalentes; pero al introducir una molécula o dicho volumen de sustancia dentro de un campo magnético lo suficientemente intenso, el momento magnético dipolar de cada uno de sus núcleos ($\vec{\mu}$) interaccionará con él, tendiendo a alinearse principalmente en la dirección de dicho campo, al igual que una brújula se alinea con el campo magnético de la tierra.

Así, en presencia del campo magnético exterior, estos diferentes estados (orientaciones) adquieren energías diferentes. Por ejemplo, para el ^{1}H (protón) el número cuántico de espín I vale 1/2 por tanto mI puede tomar los valores 1/2 o –1/2, y existen dos posibles orientaciones con dos energías de interacción. Como el campo magnético externo *(B)* siempre es positivo y la relación giromagnética *(γ)* del ^{1}H también lo es, el estado de menor energía corresponde a la orientación del momento dipolar, $mI = 1/2$ en otros núcleos podría ser al revés ya que γ puede tomar valores negativos, véase ^{15}N. Del mismo modo, existen elementos, por ejemplo, el deuterio, ^{2}H cuyo momento dipolar puede tomar tres orientaciones.

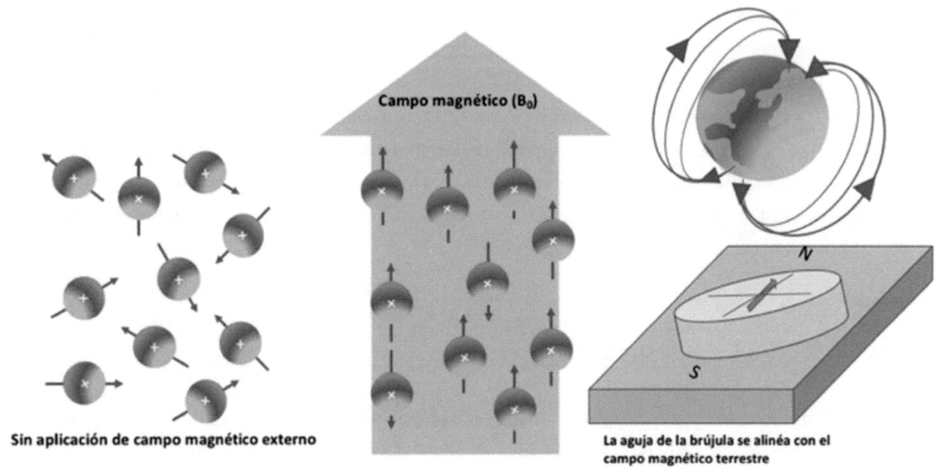

FIGURA 3.6. Efecto que se produce en los momentos magnéticos nucleares al someterlos a un campo magnético externo (B_0) y comparación con una brújula ante el campo magnético terrestre.

En general, para cualquier núcleo, la diferencia de energía entre dos niveles consecutivos es:

$$|\Delta E| = |\gamma| \hbar B$$

véase, que la diferencia depende del valor de la relación giromagnética del elemento en cuestión, por lo que habrá núcleos donde esta diferencia será mayor que en otros. Si se observa el cuadro 3.2 se aprecia que el núcleo de hidrógeno (^{1}H) presenta el mayor valor de la relación giromagnética, por lo que para un mismo valor de B es el núcleo en el que más se separan los niveles. Por otro lado, cuanto mayor sea el campo magnético, mayor será la diferencia de energía. Esto es importante ya que permitirá modificar la separación variando la intensidad del campo B.

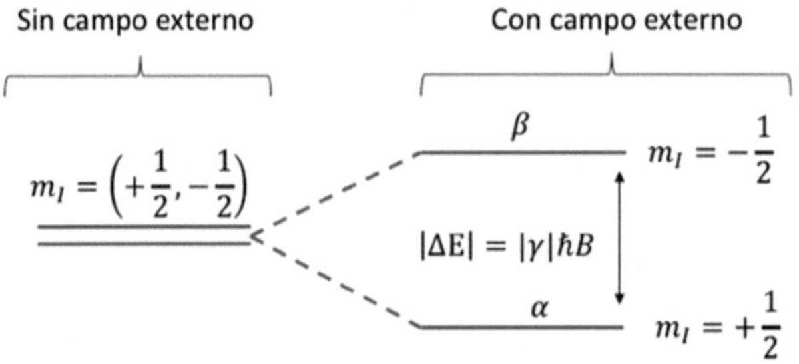

FIGURA 3.7. Diferencia de energía entre dos niveles con espín ½ (por ejemplo ^{1}H), sin y con presencia de campo magnético externo.

En condiciones normales, existe una mayor proporción de espines (población) alineados con el campo que contra él, lo que da lugar a un momento magnético neto $(\vec{M})$ o magnetización neta que se situará en equilibrio y que supone la base para la generación de la señal de resonancia. Efectivamente, la clave de la resonancia magnética y de cualquier técnica espectroscópica se basa en la posibilidad de que la molécula estudiada pueda estar en más de un nivel de energía, de tal forma que, haciendo incidir radiación electromagnética de la frecuencia adecuada, el momento magnético neto de nuestro sistema pueda pasar de un nivel energético a otro.

3.2.1. Frecuencia de precesión

Si sobre el núcleo actúa un campo magnético externo de intensidad $\vec{B}$, el dipolo magnético nuclear experimenta un par de fuerzas ($\vec{\tau}$) que tiende a alinear el dipolo con el campo magnético, dado por:

$$\vec{\tau} = \vec{\mu} \times \vec{B}$$

Además, los protones sometidos al campo magnético no se limitan únicamente a alinearse en sentido paralelo o antiparalelo sino que, además, rotan alrededor del eje del campo magnético $\vec{B}$ con una inclinación característica, de forma similar al giro que describe una peonza. A este movimiento se le denomina *precesión de Larmor* o simplemente *precesión.*

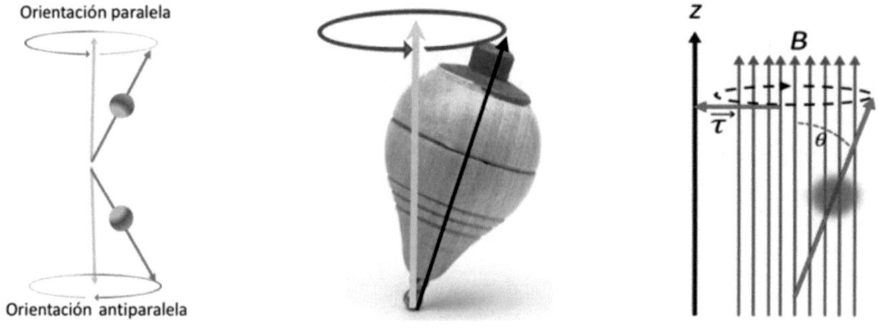

FIGURA 3.8. Representación del movimiento de precesión recurriendo al símil de la peonza y a elementos vectoriales.

La precesión se debe al hecho de que el dipolo no puede alinearse exactamente con el campo magnético, y el sistema necesita disipar esa energía, describiendo el movimiento de precesión en torno a la dirección del campo aplicado. Los protones precesan muy rápidamente. Esta velocidad se mide como frecuencia de precesión o *frecuencia de Larmor*

(ω_0), que depende de la intensidad del campo magnético al que se someten los protones y de la constante giromagnética del elemento, se expresa en Hz/T mediante la siguiente ecuación:

$$\omega_0 = \gamma B_0$$

Donde B_0 es la intensidad del campo magnético externo que se mide en tesla (T), γ es la constante giromagnética.

3.2.2. Frecuencia de resonancia

La frecuencia de resonancia coincide con la frecuencia de precesión de Larmor y es la que provoca la transición entre los niveles energéticos. En la expresión de Larmor, $\omega_0 = \gamma B_0$, se observa que la frecuencia de precesión depende de la intensidad de campo magnético *(B)*, por lo que a mayor intensidad de campo mayor será la frecuencia de la radiación electromagnética (radiofrecuencia) necesaria para dar el salto entre niveles de energía *(salto espectroscópico)*. En diagnóstico por imagen, normalmente se trabaja con campos que van de 0,5 a 3 T, pero en espectroscopia e investigación de alcanzan los 18,5 T.

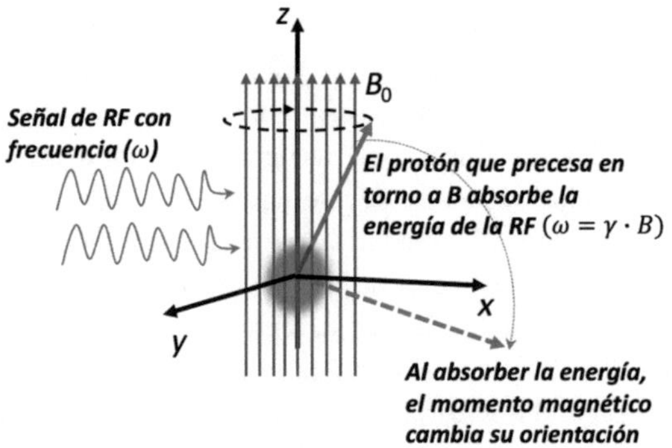

FIGURA 3.9. Efecto de la radiofrecuencia externa aplicada sobre el momento magnético del dipolo.

Los protones absorben selectivamente la energía electromagnética de radiofrecuencia que corresponde con su frecuencia de precesión al ser colocados dentro del potente campo magnético generado por el equipo de resonancia. La absorción de la energía proporcionada por la radiofrecuencia modifica la orientación del vector de magnetización y su estado de energía.

La intensidad de la señal está directamente relacionada con la población de los niveles involucrados en la transición (relación antiparalelo/paralelo) dependiente de la ley de distribución de Boltzman, que en condiciones normales (por ejemplo en campos magnéticos de 1 T y a 25°) indica diferencias de población muy pequeñas entre los dos niveles.

Al aumentar la intensidad del campo magnético se aumenta la diferencia de energía entre los niveles, la diferencia de población entre ellos y por tanto, la intensidad de la señal. Aun así, en resonancia magnética se trabaja con señales de baja intensidad. Estos niveles de señal bajos justificarían el uso generalizado del ^1H en resonancia magnética, puesto que la relación giromagnética del protón (^1H) es muy elevada, y su ΔE es más alto que para otros núcleos, proporcionando mayor intensidad de señal.

3.3. Fenómeno de resonancia magnética. Generación de la señal

En los párrafos anteriores se han ido desarrollando de forma independiente los elementos que participan en el fenómeno de resonancia magnética nuclear, de manera que podemos agruparlos en tres bloques en función del estado de los momentos magnéticos: *polarización, precesión* y *relajación*. La polarización describe la tendencia al equilibrio de la magnetización nuclear para alinearse con un campo magnético externo de alta intensidad. La precesión describe la forma en que la magnetización se comporta en el interior de un campo magnético y, por último, la relajación describe cómo la magnetización tiende a volver al estado de equilibrio inicial.

En conjunto, el fenómeno de resonancia magnética utiliza los momentos magnéticos nucleares, cuyo comportamiento es similar a diminutas barras magnéticas con polos N-S. Atendiendo a las notaciones convencionales, en un campo magnético de alta intensidad, el vector de magnetización neta *($\vec{M}$)* de una muestra que se encuentra en equilibrio con el campo magnético externo ($\vec{B}_0$) se representa como $(\overline{M_0})$. Si sobre este vector, que precesa a una determinada frecuencia, se aplica un campo magnético transversal ($\vec{B}_1$) que permite una diferenciación espacial y una señal variable de una frecuencia que coincide con la frecuencia precesional del espacio diferenciado (frecuencia de resonancia), los núcleos absorberán la energía de la señal de radio correspondiente a la diferencia entre sus dos estados de energía y, por tanto, saltarán al estado superior, con el correspondiente cambio de orientación del vector de magnetización, que se situará en el plano transversal, representándose como $(\overrightarrow{M_{x,y}})$. También se produce una inversión (relajación) cuando un núcleo emite dicha energía al pasar nuevamente del estado superior de energía al inferior; la recuperación de la componente longitudinal sobre el eje z (es decir, el eje longitudinal del imán) se denota como $(\overrightarrow{M_z})$.

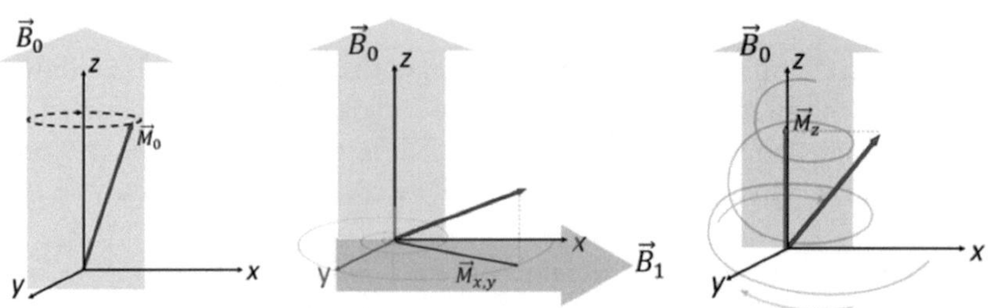

FIGURA 3.10. Notación vectorial del momento magnético neto en función. de la fase del fenómeno de resonancia.

El campo transversal $(\vec{B}_1)$ en dirección perpendicular al campo principal $(\vec{B}_0)$ y la señal de radiofrecuencia se generan mediante bobinas de gradiente y antenas transmisoras configuradas a la frecuencia de resonancia de la magnetización. Como la frecuencia de emisión de estas antenas está en el rango de la radiofrecuencia, estas se suelen denominar *antenas de radiofrecuencia* (RF). El campo producido por estas antenas es el responsable de modificar la orientación del vector de magnetización, desviándolo de su posición de equilibrio, de forma que se obtenga una componente transversal.

La variación del flujo magnético transversal es captada por las antenas receptoras orientadas de manera que esta variación del flujo induzca una tensión de acuerdo a la ley de inducción de Faraday, en la que un campo magnético variable induce voltaje en un conductor cercano.

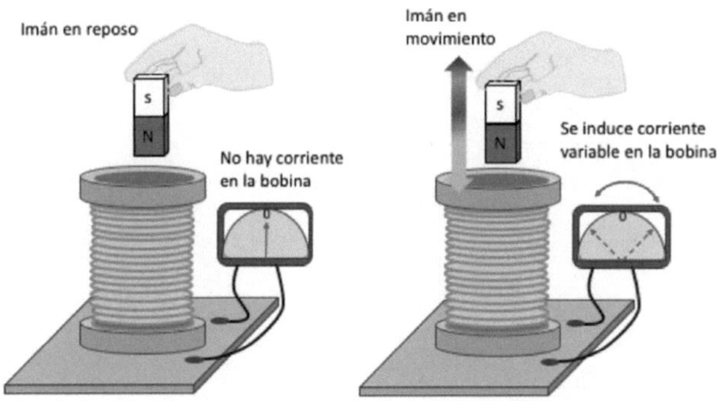

FIGURA 3.11. Representación de la Ley de Faraday-Lenz que representa de manera esquemática la generación de señal en resonancia magnética.

El principio de Faraday-Lenz de inducción magnética. Se genera una tensión *(V)* en la bobina proporcional a la tasa de cambio del campo magnético *(dB/dt)*. La corriente inducida se opone al campo aplicado.

La señal recibida se encuentra también en el rango de la radiofrecuencia, por lo que las mismas antenas empleadas para generar la señal transversal se emplean para recibirla.

Durante años se ha pensado en los núcleos como pequeños transmisores de radio, pero actualmente la naturaleza de la señal de resonancia magnética se justifica mediante teorías más complejas de la electrodinámica cuántica *(QED)* de acuerdo con la Ley de Inducción de Faraday.

4

Componentes de un sistema de imagen por resonancia

4.1. Introducción a los componentes de un equipo de resonancia magnética

Al margen de los miles de elementos electrónicos que incorpora, un equipo de resonancia magnética tiene una serie de elementos muy representativos que serán descritos en este epígrafe. La siguiente figura representa un modelo de diseño común de equipos, aunque las prestaciones de la máquina dependerán del tipo de imán y su configuración.

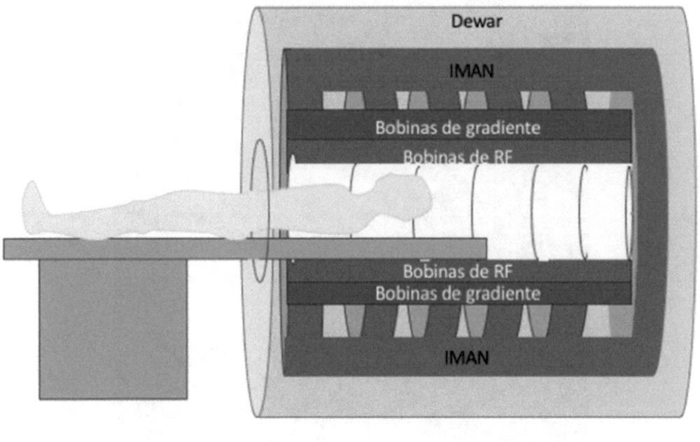

FIGURA 4.1. Elementos principales de un equipo de resonancia magnética cerrado.

Se comentó anteriormente que los equipos de resonancia magnética requieren tres tipos de campos magnéticos: campos principales o campos estáticos *(B_0)*, campos de gradiente *(B_1)*, y campos de radiofrecuencia (RF). En la práctica, también suele ser necesario utilizar bobinas o imanes que produzcan campos de compensación para mejorar la uniformidad espacial del campo estático B_0. La mayoría de los elementos informáticos del hardware se ocupan de producir y controlar estos campos magnéticos y, en conjunto, todos ellos son los elementos fundamentales del equipo.

El elemento más representativo de la resonancia magnética es el potente imán de campo estático junto con el sofisticado conjunto de bobinas de gradiente y de radiofrecuencia. Los gradientes y los componentes de radiofrecuencia se activan y apagan según patrones de tiempo precisos o *secuencia de pulsos*. Las diferentes secuencias de pulsos se emplean para extraer información diferencial de los tejidos que proporcionan distintos tipos de datos, necesarios para generar contraste en la imagen.

La mayoría de los escáneres de resonancia magnética que se comercializan actualmente son de diseño cilíndrico, con el campo magnético principal dirigido a lo largo del túnel del escáner. Todos los equipos, independientemente del tipo de imán, tienen sus campos dirigidos vertical u horizontalmente. El imán genera el campo magnético principal B_0, trascendental en el proceso de obtención de imágenes.

Las bobinas de gradiente se encuentran integradas en la estructura del equipo y generan los campos magnéticos adicionales en las direcciones *X, Y, Z* *(B_1)*, que permiten codificar la señal en cada vóxel. A su vez, dentro de las bobinas de gradiente están las bobinas (o bobina si es de cuerpo) de radiofrecuencia (RF). La bobina de RF produce el campo magnético necesario para que los momentos magnéticos roten 90º, 180º o cualquier otro valor seleccionado según la secuencia de pulsos. La bobina de RF también se comporta como antena receptora de señales de magnetización transversal (véase figura 4.1).

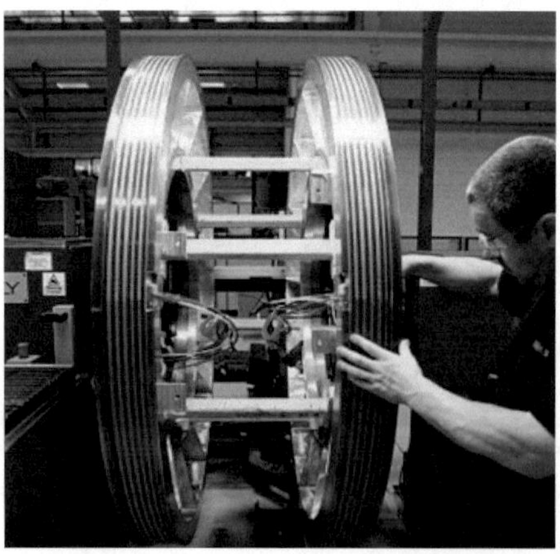

FIGURA 4.2. Montaje de la bobina superconductora del imán en la planta de Siemens en Oxford (RU).

El paciente es posicionado dentro del equipo mediante una camilla telecomandada. La camilla tiene una precisión de posicionamiento de 1 mm.

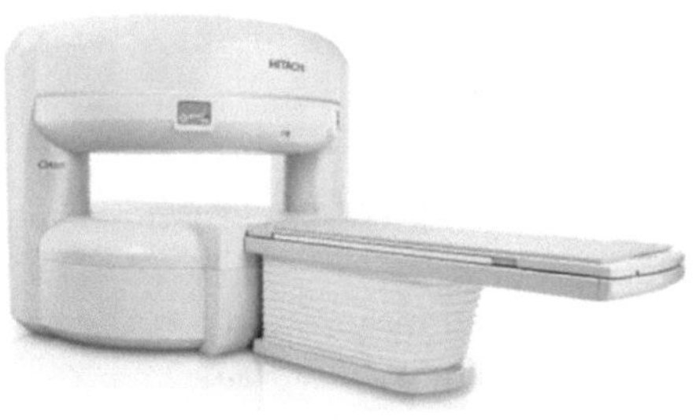
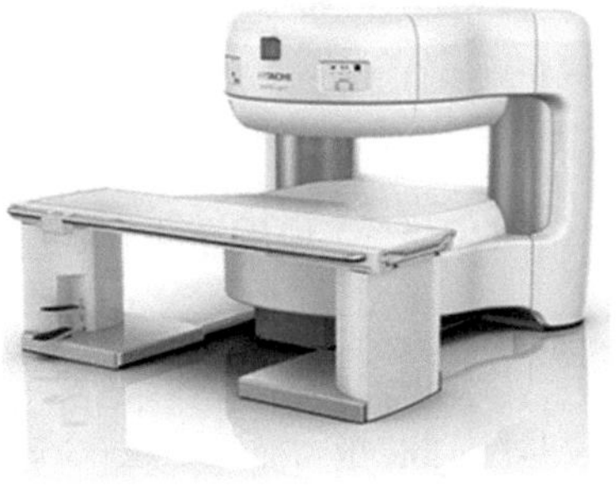

FIGURAS 4.3 y 4.4. Equipos de resonancia de campo abierto Hitachi Oasis 1,2 T y Airis Light 0,25 T con mesa en primer plano.

La sala de exploración está construida de forma que su estructura proporciona blindaje contra las señales exteriores de radiofrecuencia, lo que comúnmente se conoce como *jaula de Faraday*. Este blindaje evita que las diversas señales de RF, procedentes de estaciones de radio y televisión, sean detectadas por las antenas del equipo, así como que los pulsos de RF de alta potencia que se generan desde la sala de tratamiento se irradien por el hospital. Hace unos años se incorporaba a la estructura de la sala un blindaje para reducir el campo magnético en el exterior de la misma pero en los equipos actuales la protección magnética está integrada en la estructura de la propia máquina. En otros casos, si el equipo tiene un rango de campo magnético de fuga pequeño, como ocurre en equipos de campo bajo, es posible que la sala en la que está la resonancia magnética tenga unas dimensiones pequeñas, ajustadas a los mínimos operativos necesarios. Además, puesto que la sala de máquinas no es necesaria, puede ubicarse en un espacio pequeño dentro de la instalación.

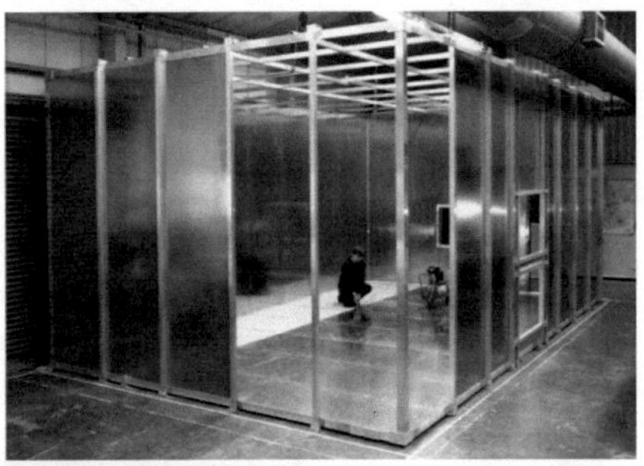
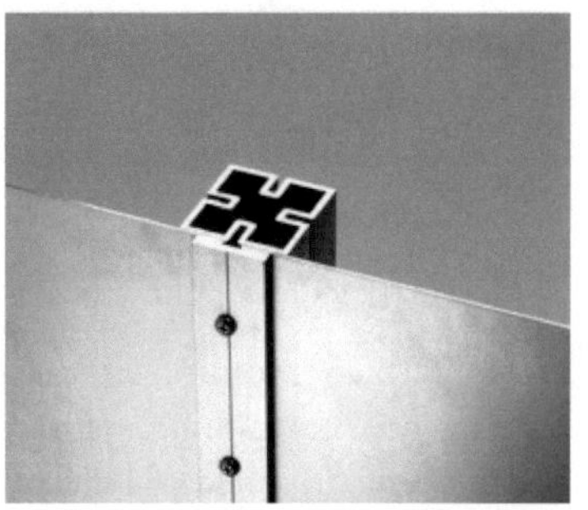

FIGURAS 4.5 y 4.6. Elementos estructurales de la sala de adquisición para un equipo de alto campo (jaula de Faraday) y sala de adquisición y control con un equipo de campo abierto permanente.

El equipo de resonancia está controlado por unidades informáticas de alto rendimiento, que, en cierto modo, son el corazón del equipo. Desde allí se controlan todos los componentes del sistema y se procesa la ingente cantidad de datos que se requieren para generan una imagen. El operador del equipo completa los datos a través de una consola de control. El procedimiento para la obtención de la imagen se selecciona desde una consola de control.

4.2. Tipos de imán en equipos de resonancia magnética

La capacidad tecnológica para construir equipos de resonancia magnética capaces de examinar muestras de pequeño tamaño, por ejemplo, las contenidas en tubos de ensayo, ha estado disponible desde poco después de la segunda guerra mundial. El desafío especial de diseño y construcción de escáneres médicos fue desarrollar un medio operativo para acomodar de forma segura un paciente humano completo.

Los campos magnéticos empleados en los equipos de resonancia magnética se pueden generar mediante el uso de corrientes eléctricas, o bien a través de materiales permanentemente magnetizados. En cualquier caso, resulta muy difícil (o imposible) crear un campo cuya intensidad sea absolutamente uniforme, por lo que para obtener las condiciones requeridas para un estudio de resonancia magnética es necesario que la zona a explorar esté total y efectivamente rodeada por el imán de campo principal, que debe cumplir, además de con una extremada homogeneidad de campo en el espacio y en el tiempo, con otros estrictos requisitos de rendimiento. En la práctica, la variación espacial del campo principal de un equipo de cuerpo entero debe ser menor a 1 a 10 partes por millón (ppm) en una región de aproximadamente 40 cm de diámetro. Para lograr estos altos niveles de homogeneidad se requiere una cuidadosa atención al diseño del imán. La deriva temporal de la intensidad del campo normalmente se requiere que sea menor a $0{,}1\ \text{ppm} \cdot \text{h}^{-1}$.

Estas son algunas de las razones por las cuales el imán de campo principal es el elemento más importante del coste, del rendimiento y de la apariencia de un escáner de resonancia magnética.

En función de las prestaciones del equipo, encontramos cuatro tipos de imanes que se describen a continuación: imanes permanentes, electroimanes, imanes resistivos e imanes superconductores

4.2.1. Imanes permanentes

Los imanes permanentes utilizan materiales magnetizados para producir el campo que se aplica al paciente. En un imán permanente el paciente se coloca en el espacio entre ambos polos, unidos por un núcleo de hierro que conecta las caras polares entre sí y conforma un circuito magnético. El espacio entre las caras del polo debe ser lo suficientemente grande como para contener al paciente, así como el gradiente y las bobinas de radiofrecuencia. Los materiales de imán permanente para su uso en equipos de resonancia incluyen hierro con alto contenido de carbono, aleaciones como Alnico, cerámicas como la ferrita de bario y aleaciones de tierras raras como el samario-cobalto.

Los imanes permanentes tienen algunas ventajas: producen líneas de campo relativamente pequeñas y no requieren fuentes de alimentación. Sin embargo, tienden a ser muy pesados (hasta 100 toneladas) y producen intensidades de campo relativamente bajas, del orden de 0,3 T o menos. También están sujetos a variaciones temporales en la homogeneidad causadas por cambios de temperatura. Si las caras polares están hechas de un material eléctricamente conductor, las corrientes parásitas inducidas en las caras polares por los campos de gradiente pulsado también pueden limitar el rendimiento. Una aleación de neodimio, boro y hierro (generalmente conocida como *hierro de neodimio)* se ha utilizado para hacer escáneres de imanes permanentes más livianos.

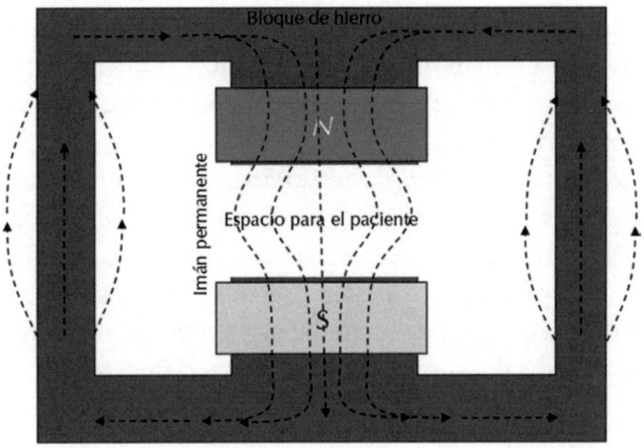

FIGURA 4.7. Esquema de un equipo de resonancia con imán permanente.

4.2.2. Electroimanes resistivos

Los electroimanes resistivos utilizan una configuración similar a los imanes permanentes pero las caras polares están hechas de materiales magnéticos blandos, que se magnetizan solo cuando están sujetos a la influencia de corriente eléctrica que circula por devanados o bobinas enrolladas a su alrededor. Si estas bobinas se distribuyen adecuadamente, se puede crear un campo magnético homogéneo. Los primeros escáneres de cuerpo entero, fabricados a finales de la década de 1970 y principios de 1980, usaron entre cuatro y seis grandes bobinas de alambre de cobre o aluminio que rodeaban al paciente.

La necesidad de alimentación externa supone un consumo de energía elevado (entre 40 y 100 kW · h) con la consecuente generación de calor por resistencia eléctrica de las bobinas al paso de la corriente (efecto Joule), lo que hace necesarios sistemas de refrigeración de gran eficiencia. La necesidad de disipar el calor aumenta rápidamente con la intensidad de campo, lo que hace que no resulte factible la construcción de imanes resistivos que operen con campos mucho más altos de 0.5 T. En la actualidad, los imanes resistivos rara vez se utilizan, excepto en aplicaciones de muy baja intensidad de campo.

Algunas empresas han desarrollado imanes híbridos entre sistemas permanentes y resistivos. Se trata de electroimanes con núcleo de hierro en los que la mayor intensidad magnética del imán resistivo se concentra en el espacio entre las piezas polares de hierro. Estos sistemas alcanzan intensidades de campo de hasta 0,4 T. Su peso varía en un rango de entre 10 y 15 toneladas.

4.2.3. Superconductividad e imanes superconductores

La superconductividad es una propiedad de ciertos metales, aleaciones y cerámicas en la que la resistividad eléctrica, ρ, expresada en ohmios por metro ($\Omega \cdot m$), cae a cero cuando la temperatura se reduce por debajo de un valor crítico o temperatura de transición (T_c). La resistividad eléctrica en un conductor surge principalmente porque los electrones libres que se mueven a través de un material sufren dispersión al interaccionar con la estructura del propio conductor en su desplazamiento. Esta dispersión se debe vibraciones térmicas consecuencia de la temperatura del sistema.

De manera general, un valor alto de resistividad indica que el material es mal conductor, mientras que un valor bajo indica que es un buen conductor. En los materiales conductores (como el cobre), la resistividad eléctrica disminuye a medida que desciende la temperatura, pero no desaparece por completo; mientras que para los *superconductores* (por ejemplo, el mercurio), la resistencia del material al paso de los electrones es realmente cero hasta ese punto crítico (T_c), tal y como refleja el gráfico siguiente.

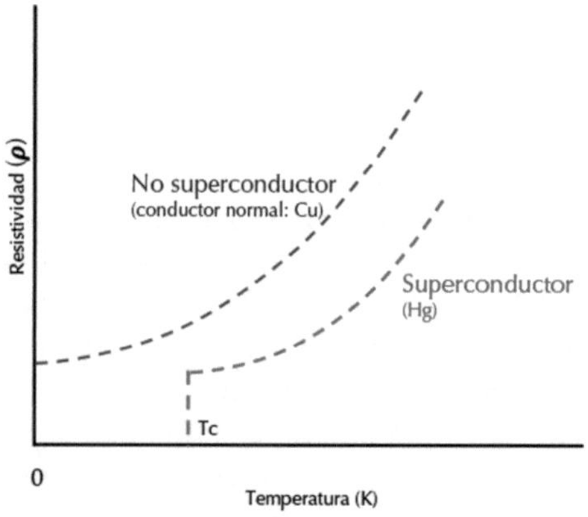

FIGURA 4.8. Gráfico comparativo de la resistividad eléctrica de dos materiales en función de la temperatura.

La base física para esta pérdida completa de resistividad eléctrica la aporta la mecánica cuántica. Una de las explicaciones más ampliamente aceptadas se conoce como la *teoría BCS* (en homenaje a Bardeen, Cooper y Schreiffer), quienes la propusieron en 1950. Un componente clave de este modelo es la disociación de la corriente eléctrica de electrones individuales a pares de electrones *(pares de Cooper).* Estos pares de electrones están a su vez ligados a todos los demás electrones de conducción en el material por una sola función de onda coherente que determina el comportamiento de todos los electrones superconductores. La imagen mental que puede ilustrar la acción de un par de electrones Cooper atravesando la red cristalina de un metal con carga positiva es análoga a los ciclistas que circulan *a rueda,* de manera que el primer electrón distorsiona la retícula al acercar las cargas positivas, facilitando el paso del segundo electrón.

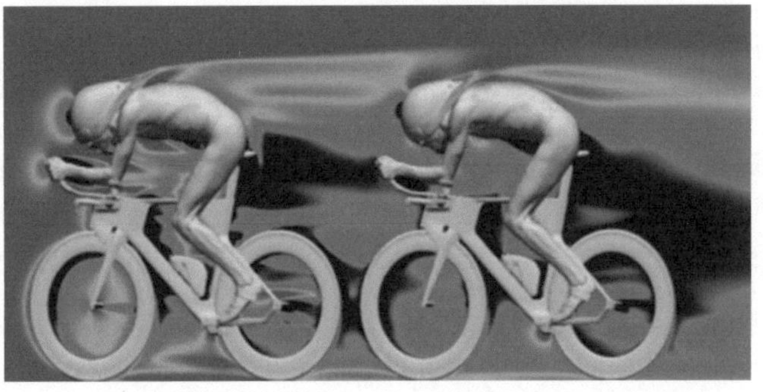

FIGURA 4.9. Analogía de dos ciclistas con electrones Cooper que atraviesan la red del conductor sin apenas resistencia.

Una segunda característica de la superconductividad razonablemente explicada por la teoría BCS es el *efecto Meissner:* consiste en la desaparición total del flujo del campo magnético en el interior de un material superconductor por debajo de su temperatura crítica. Esto crea un estado de diamagnetismo perfecto, con susceptibilidad (χ) = -1, donde las líneas de campo magnético son expulsadas del interior del material. La expulsión del campo magnético del material superconductor posibilita la formación de efectos curiosos, como la levitación de un imán sobre un material superconductor a baja temperatura.

Aunque la superconductividad se conoce desde 1911, no todos los materiales que exhiben este comportamiento pueden ser usados para la construcción de imanes en equipos de resonancia magnética. Algunos de los más comunes, como el plomo (Pb), el estaño (Sn) o el mercurio (Hg), pertenecen a un tipo de superconductor (tipo I) cuyo comportamiento (dependiente de la temperatura crítica, T_c; el campo crítico, H_c; y la densidad de corriente crítica J_c) no es adecuado para la generación campos magnéticos tan potentes como los requeridos en un escáner de resonancia magnética. En la década de 1950, se descubrió una nueva clase de materiales (superconductores tipo II). Estos materiales mantienen la capacidad de superconducción de corriente eléctrica sin pérdidas en campos magnéticos muy altos, lo que los convierte en el material de elección para la construcción de devanados y bobinas.

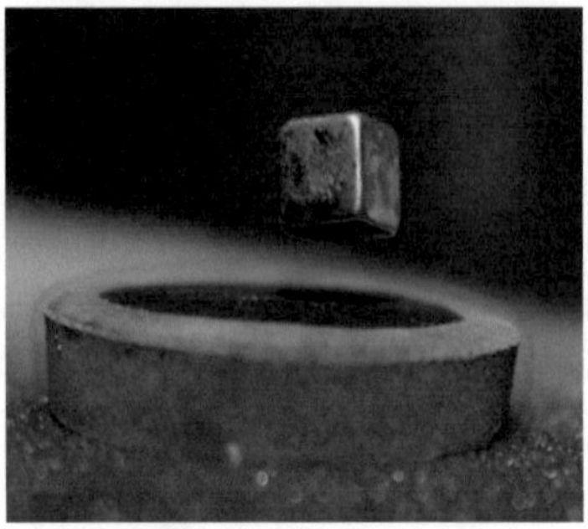

FIGURA 4.10. Imán levitando sobre un material superconductor. Para experimentar los efectos de la superconductividad es necesario enfriar la muestra a muy bajas temperaturas.

Desde principios de la década de 1980, el uso de imanes superconductores ha sido la solución más eficaz al problema en la generación de un campo magnético estático uniforme para los equipos de resonancia magnética. Uno de estos materiales, una aleación de niobio y titanio, se ha utilizado en la mayoría de los miles de imanes superconductores de cuerpo entero que se han construido para su uso en equipos de resonancia magnética, otras opciones son el niobio-estaño y el vanadio-galio.

Las figuras anteriores ilustran la construcción de un imán superconductor de cuerpo entero. En este caso, seis bobinas de alambre superconductor están conectadas en serie y llevan una intensidad de corriente del orden de 200 A, para producir campos magnéticos de 1,5 T en el centro del imán. El diámetro de las bobinas es de aproximadamente 1,3 m, y la longitud total del cable es miles de metros (la literatura habla de unos 65 000 m), en los que no puede haber ningún defecto ni imperfección que interfiera con las propiedades del superconductor. En óptimas condiciones, el imán puede funcionar en modo permanente, es decir, una vez establecida la corriente, los terminales se pueden conectar entre sí, y una corriente constante fluirá indefinidamente siempre que la temperatura de las bobinas se mantenga por debajo de la temperatura de transición superconductora. Esta temperatura es de aproximadamente 10 K para el cable de niobio-titanio.

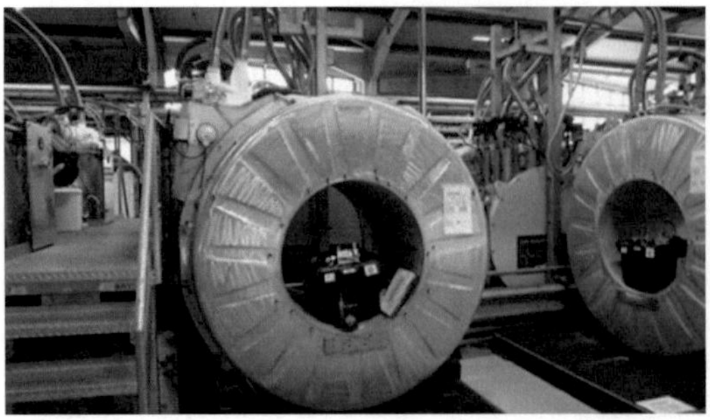

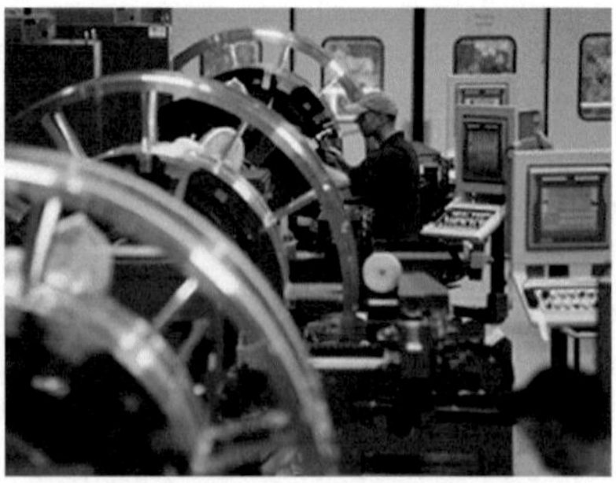

FIGURAS 4.11 y 4.12. Construcción de bobinas de superconductor para equipos de resonancia magnética.

Las bobinas se mantienen a baja temperatura confinándolas en un *dewar* o tanque de doble pared (recipiente adiabático) que funciona como criostato y permite la inmersión de la bobina en helio líquido, en un primer contenedor interno a una temperatura de entre 4,2 y 10 K (entre –263 °C y –269 °C); que a su vez puede estar contenida en nitrógeno líquido que actúa como interfase térmica. La superficie exterior de este tanque externo es la pared del imán como lo ve el usuario, y el espacio entre las dos paredes se evacua para inhibir la transferencia de calor a través de la conducción de gas.

Desde hace unos años, el tanque de nitrógeno líquido fue reemplazado por un *dewar* que se enfría mediante un refrigerador externo de helio líquido, lo que elimina la necesidad de agregar nitrógeno líquido al imán.

La ebullición gradual del helio líquido causado por el calor inevitable y las fugas en el *dewar* requieren que el helio sea reemplazado regularmente. La implantación y mantenimiento de los equipos de resonancia magnética ha tenido repercusiones en el precio del helio, que ha cuadriplicado su precio en un periodo relativamente corto.

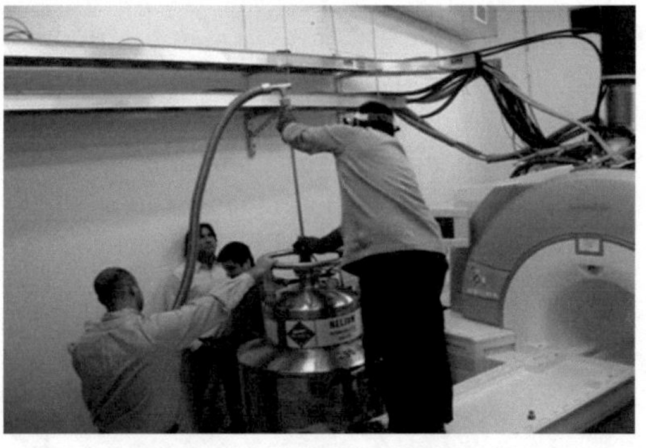

FIGURA 4.13. Procedimiento de recarga de helio en un equipo de resonancia magnética.

Los imanes superconductores en modo permanente muestran una excelente estabilidad temporal, funcionan durante años completamente desconectados de las fuentes de alimentación y mantienen un campo magnético de alta uniformidad sin un consumo excesivo de energía, por lo que se han convertido en el tipo de imán más utilizado en resonancia magnética.

Recientemente se han usado bobinas de *diboruro de magnesio* (MgB_2) que eliminan la necesidad del helio líquido (trabajan a 20 K). Estos superconductores permiten la producción de sistemas de resonancia magnética abiertos de fácil acceso que operan a 0,5 T con un rendimiento similar al de los equipos de alto campo. Las ventajas de estos nuevos sistemas una excelente relación calidad de diagnóstico y costes del equipo, posibilidad de obtener imágenes en cualquier posición, facilidad de instalación y operación, eliminación de la claustrofobia y, en general, mayor operatividad y confort para el paciente.

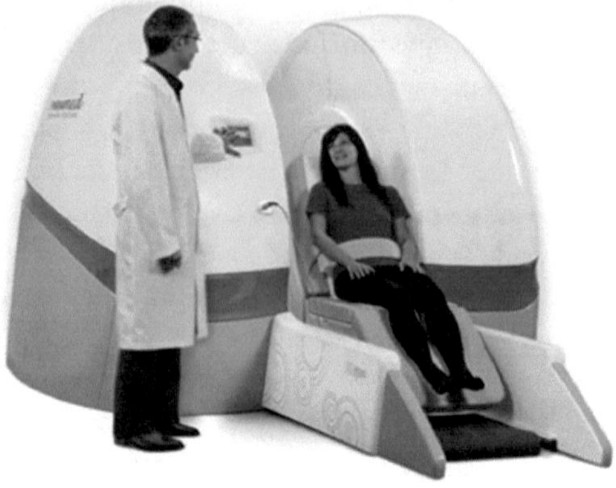

Figura 4.14. Resonancia magnética abierta con superconductor de diboruro de magnesio, sin la necesidad de emplear helio líquido u otro gas criogénico.

El campo magnético de un imán superconductor puede variar de forma importante cuando la bobina pierde su superconductividad accidentalmente. Esto produce un aumento repentino de la temperatura que, a su vez, calienta los gases licuados refrigerantes. En esta situación, los gases entran en ebullición, aumentando su volumen y liberando helio al exterior. Este incidente es conocido como *quench*. Por lo general, durante un *quench* no se producen daños permanentes en el imán, pero este, tiene que volverse a recargar con helio, proceso que puede durar varios días.

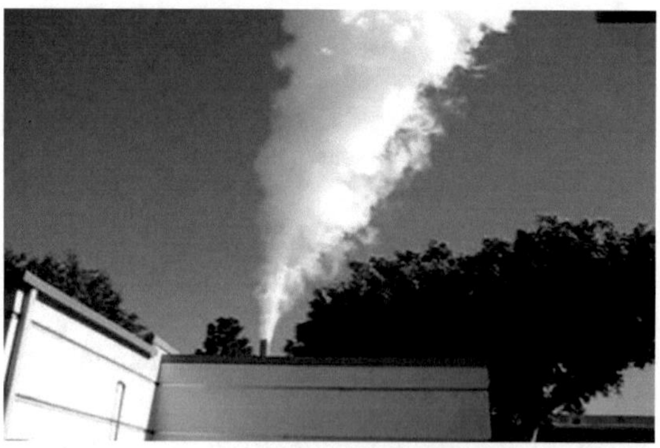

Figura 4.15. *Quench*, en el cual los gases del *dewar* son expulsados al ambiente exterior para evitar dañar al equipo y al personal.

El vapor inerte formado por la evaporación del fluido criogénico puede presentar un riesgo significativo de asfixia para los operadores al desplazar el aire respirable. Las salas destinadas a albergar el equipo de resonancia magnética con imán superconductor deben estar equipadas con mecanismos de alivio de presión y un extractor de aire, además de chimenea de evacuación.

4.3. Homogeneidad del campo magnético

La uniformidad del campo es muy importante para la obtención de la imagen en resonancia magnética. El grado necesario de uniformidad espacial del campo se puede lograr mediante la ubicación espacial precisa de las bobinas. Como se comentó en epígrafes anteriores (véase 2.2.1), la corriente que circula por un bucle de cable producirá en su eje un campo que se dirige a lo largo del eje de la bobina y que, al considerar un número *n* de espiras, se puede expresar como una suma de campos armónicos esféricos. Si bien parte de los valores implicados en el cálculo son constantes, existen otros términos que introducen alteraciones en la homogeneidad del campo. Para mejorar la uniformidad de este se introducen en el diseño bobinas adicionales. Esta solución parte de los experimentos de *Helmholtz,* que desarrolló un sistema de imán de dos bobinas del mismo radio separadas por una distancia igual a este, conocido como par *Helmholtz,* que producía un campo mucho más homogéneo en su centro que el producido por una sola bobina, aumentando la región uniforme del mismo. Este es el método que se usa actualmente en los equipos de resonancia para mantener el campo magnético dentro de los valores adecuados.

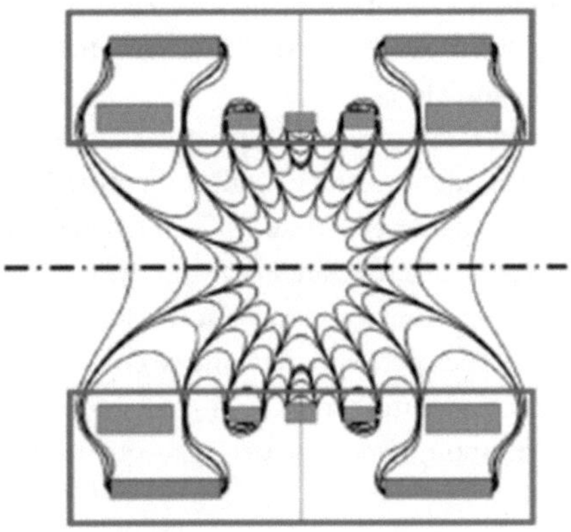

FIGURA 4.16. Configuración típica de bobinas en una resonancia magnética cerrada. Las líneas curvas representan valores de uniformidad de 10, 10^2, 10^3, 10^4 y 10^5 ppm. *Fuente:* "Advances in Whole-Body MRI Magnets". Cosmus TC; Parizh M. *European Superconductivity News Forum (ESNF)*, No. 14, October 2010.

El aumento en el número de bobinas permite una mejora de la uniformidad del imán con la penalización de la complejidad y el costo del mismo. El aumento del pico de campo en las bobinas es otra desventaja de la configuración de múltiples bobinas. En un solenoide largo, el pico del campo en el conductor es aproximadamente el mismo que el campo central, mientras que en la configuración de múltiples bobinas, el pico de campo en el conductor es significativamente mayor. Por ejemplo, en un imán de 1,5 T protegido activamente, el pico de campo en las bobinas puede ser de 5 T o más.

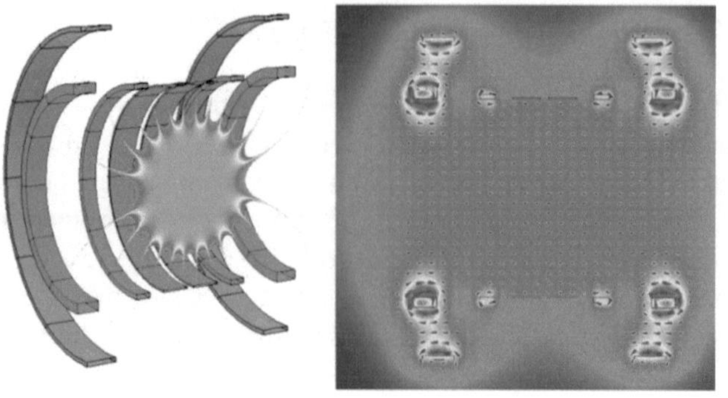

FIGURA 4.17. Distribución del campo magnético en un equipo con blindaje activo.
El color más oscuro indica las regiones de mayor intensidad.
Fuente: Overweg J. Philips Research, Hamburg, Germany.

Las magnitudes de campo máximas se encuentran en la proximidad de las secciones de la bobina, los mínimos se ubican hacia los espacios entre las secciones de la bobina y a lo largo del eje del imán. Dichos patrones definen un volumen de campo con forma de diente de sierra típico de todos los imanes de resonancia magnética, consecuencia directa del hecho de que los campos magnéticos en el espacio libre tienen que obedecer las ecuaciones de Maxwell. Hay que tener en cuenta que el patrón de campo tiene simetría rotacional sobre el eje del sistema de bobina (generalmente llamado eje *z*).

En la práctica, existen perturbaciones de campo causadas por fuentes extrañas, que producen una falta de homogeneidad adicional en la región de obtención de imágenes. Estas alteraciones de campo se reducen mediante el uso de *cuñas (activas o pasivas)* que compensan estos campos adicionales. Cuando se instala el imán, el campo magnético se mapea cuidadosamente, y se ajustan estos campos de compensación para cancelar los campos contaminantes. Para este fin pueden usarse pequeños imanes permanentes que se colocan en las ubicaciones adecuadas a lo largo de las paredes internas del túnel del imán *(cuñas)* o se emplean bobinas adicionales diseñadas para producir un campo magnético particular que homogeniza el campo.

4.4. Campos marginales

Un imán potente produce un fuerte campo magnético, no solo en su interior, sino también en la región que lo rodea. Este campo marginal puede producir efectos indeseables, como borrar bandas magnéticas (por ejemplo, de tarjetas de crédito). También supone un peligro potencial para las personas con dispositivos médicos implantados, como los marcapasos. Por razones de seguridad, es una práctica general limitar el acceso al área donde el campo se vuelve intenso. Un límite convencional es la denominada *5-gaussline* (0,5 mT), que está a unos 10-12 m del centro de un imán de 1,5 T sin blindaje y a 4 m en un equipo que cuente con blindaje. El blindaje magnético, en forma de placas metálicas (protección pasiva) o bobinas externas (blindaje activo), se usa con frecuencia para restringir la región en la que el campo marginal puede causar efectos adversos.

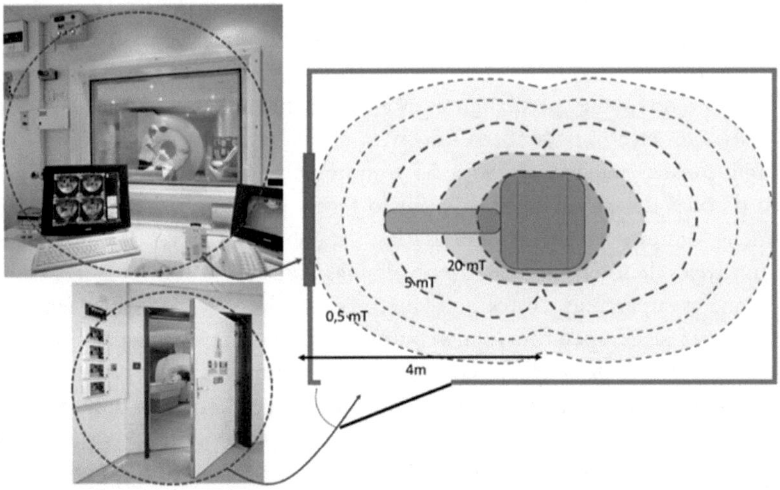

FIGURA 4.18. Representación del campo magnético marginal en una sala de resonancia con detalles de la instalación (acceso y sala de control).

El campo marginal se reduce a 0,5 mT a 4 metros del imán. Esto es importante por razones de seguridad y hace que sea más fácil ubicar el imán de resonancia magnética. El blindaje se logra mediante un segundo conjunto de devanados superconductores, fuera de los principales y con corriente opuesta, que reducen el campo marginal. Es muy importante la seguridad y control de accesos según zonas de proximidad al equipo por el potencial riesgo que produce el campo sobre los objetos ferromagnéticos (véase epígrafe correspondiente de seguridad).

4.4.1. Incidencias operativas del imán

Generalmente, un *apagado* es una incidencia anormal de la operación de imán que ocurre cuando parte de la bobina superconductora entra en estado resistivo, es decir, ofrece resistencia al paso de la corriente. Esto puede ocurrir por cambios en la temperatura, cambios en el campo magnético o ambos. Cuando esto sucede, ese lugar en particular está sometido a un calentamiento rápido por efecto Joule, lo que eleva la temperatura en las regiones circundantes e induce en esas regiones al estado resistivo, lo que genera más calentamiento y finalmente una reacción en cadena. Todo el imán se va volviendo resistivo. En la práctica, los imanes de resonancia magnética tienen dispositivos de seguridad para detener o limitar la corriente cuando se detecta el comienzo de un enfriamiento.

Dado que un enfriamiento produce una pérdida rápida de todos los criógenos en el imán, volver a ponerlo en funcionamiento es costoso y lleva mucho tiempo. Los apagones espontáneos también pueden desencadenarse por un inadecuado llenado de gases criogénicos, presencia de contaminantes dentro del criostato o las perturbaciones extremas magnéticas o vibratorias.

Como medida esencial de seguridad e independientemente del tipo de imán que emplee el escáner de resonancia magnética, es prudente suponer que el campo magnético principal siempre está encendido.

Los escáneres de imanes permanentes están permanentemente encendidos por definición. Los escáneres electromagnéticos resistivos, en teoría, se pueden activar y desactivar. Sin embargo, pueden requerir de 30 a 60 minutos para que sus campos magnéticos se estabilicen después de estar apagados y, por lo tanto, generalmente se dejan encendidos continuamente durante las operaciones diarias. Para ahorrar electricidad, generalmente se reducen sus niveles de intensidad de campo algunas horas.

Los escáneres superconductores permanecen encendidos en todo momento, siempre que se mantengan las temperaturas superconductoras. El campo principal puede reducirse para un mantenimiento controlado, con una pérdida mínima de criógenos en aproximadamente 30 minutos y restaurarse en unas pocas horas, pero esto se realiza solo ocasionalmente. En caso de una emergencia, todos los escáneres superconductores tienen un botón *apagar* que libera helio líquido a la atmósfera y apaga sus campos en unos pocos segundos.

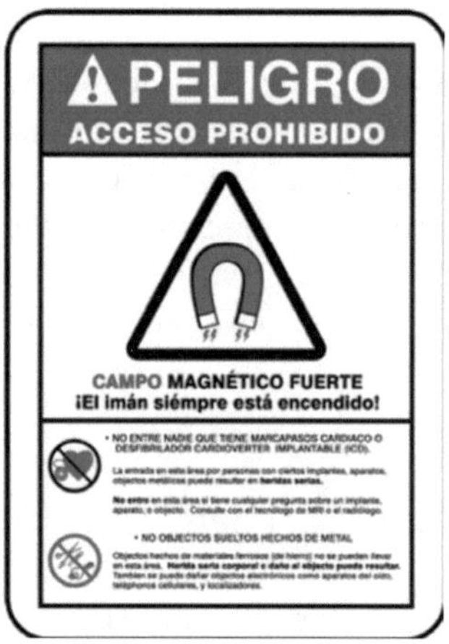
PELIGRO
ACCESO PROHIBIDO
CAMPO MAGNÉTICO FUERTE
¡El imán siémpre está encendido!
• NO ENTRE NADIE QUE TIENE MARCAPASOS CARDIACO O DESFIBRILADOR CARDIOVERTER IMPLANTABLE (ICD).
• NO OBJECTOS SUELTOS HECHOS DE METAL

FIGURA 4.19. Indicación en los accesos a las áreas en las que opera un equipo de resonancia magnética. Obsérvese la advertencia: el imán siempre está encendido.

4.5. Gradientes de campo magnético. Bobinas de gradiente

Los gradientes de campo son una de las grandes aportaciones técnicas en la generación de imagen útil a partir de las señales de resonancia magnética nuclear. La función de los gradientes reside en codificar o diferenciar espacialmente una determinada señal de resonancia magnética en una muestra de manera que, al determinar la ubicación de todas las señales, es posible elaborar un *mapa* de la región explorada.

La codificación mediante gradientes superpone al campo magnético estático B_0, espacialmente uniforme, un segundo campo magnético más débil que variará de posición de forma controlada, generando lo que se conoce como *gradiente de campo magnético*. Así, la potencia del campo adicional será diferente en cada punto de la muestra. La linealidad del gradiente supone que, en un extremo de la muestra, la potencia del campo magnético es máxima y que se irá debilitando a medida que se extiende hacia el otro extremo en una proporción precisa. Dado que la frecuencia de resonancia de los núcleos en un campo magnético externo es proporcional a la fuerza del campo, las distintas partes de la muestra tendrían distintas frecuencias de resonancia. De esta manera, una frecuencia de resonancia determinada podría asociarse a una posición concreta y a una medida del volumen que contiene los núcleos en cada una de las frecuencias. Las variaciones de las señales correspondientes a cada zona pueden utilizarse para representar las posiciones de las moléculas y crear así una imagen.

Actualmente, los equipos de resonancia magnética utilizan tres conjuntos de bobinas de gradiente electromagnético sobre el sujeto para codificar las tres coordenadas espaciales de las señales.

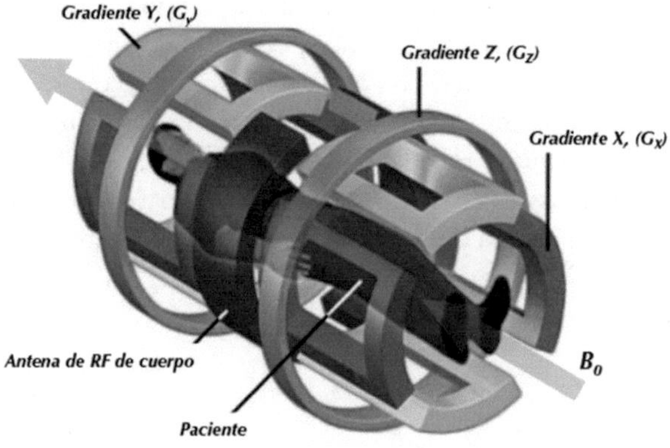

FIGURA 4.20. Distribución de las bobinas de gradiente en un equipo de resonancia magnética.

En los equipos de resonancia magnética se utilizan las bobinas *Helmholtz* como bobinas de gradiente *z*. Este sistema consta de dos bobinas circulares idénticas colocadas simétricamente a cada lado del área de exploración a lo largo de un eje común, separadas por una distancia igual al radio de la bobina. Así, se producen variaciones lineales en el campo magnético principal a lo largo del eje *z*. Las bobinas llevan la misma intensidad de corriente, pero circulan en direcciones opuestas, delimitando una región cilíndrica entre los centros de las dos bobinas en la que se genera un campo magnético espacialmente uniforme de aproximadamente 1/5 del diámetro de las bobinas.

Como hay que codificar la señal en todos los planos, se usan tres campos de gradiente, uno para cada una de las coordenadas cartesianas del sistema (x, y, z). Por lo tanto, los tres campos de gradiente son G_x, G_y, G_z cuya activación se produce secuencialmente y de manera pulsada.

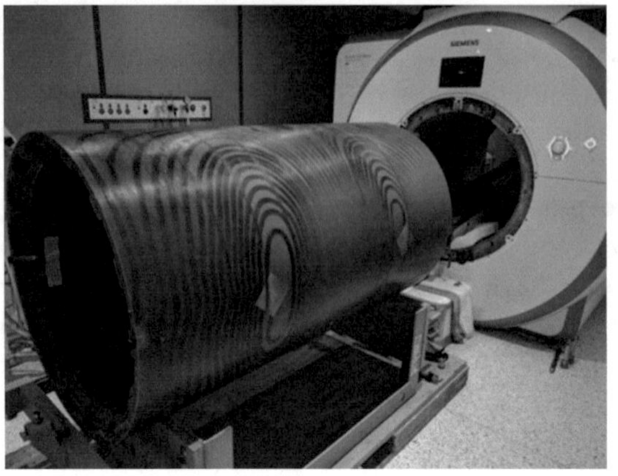

FIGURA 4.21. Bobinas de gradiente antes de ser instaladas en el equipo de resonancia magnética.

Las tres bobinas se encuentran separadas, para cada uno de los campos de gradiente, cada una con su propia fuente de alimentación y control informático independiente. Normalmente, las bobinas de gradiente se construyen con forma de espiral ubicadas dentro del orificio del imán. Como se ha comentado anteriormente, el campo de gradiente *z* puede ser producido por pares *Helmholtz* enrolladas alrededor del cilindro que delimita el túnel. Para producir los gradientes transversales *(x* e *y)* se requiere un patrón más complejo, mediante devanados que utilizan un patrón de corriente de cuatro cuadrantes.

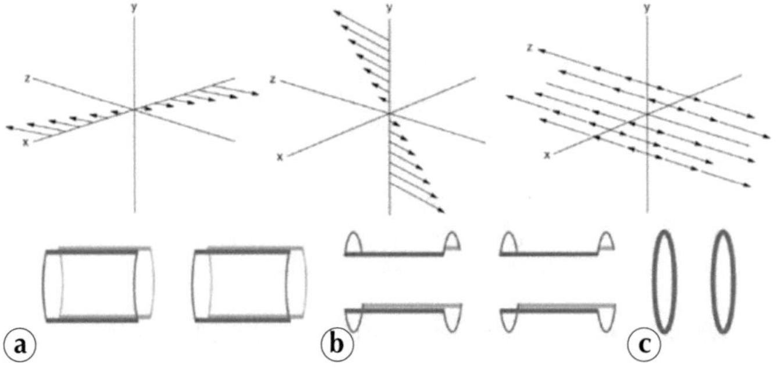

FIGURA 4.22. Diseño de las diferentes bobinas de gradiente y representación de los campos inducidos, *A:* G_x*; B:* G_y*; C:* G_z.

La generación de imágenes requiere la aplicación de una secuencia rápida de campos de gradiente (en los tres ejes). La tecnología de las bobinas de gradiente ha evolucionado considerablemente desde la primera generación. Los primeros sistemas tenían gradientes con una potencia máxima de 10 mT/m y poca velocidad de cambio. Los equipos modernos pueden alcanzar una potencia máxima de 100 mT/m y una mayor tasa de cambio (de 150 mT/m). Estos valores permiten que el sistema pueda obtener cortes de espesores inferiores a 0,3 mm. Debe tenerse en cuenta, que en una resonancia magnética 3D con cortes muy finos (inferiores a 1 mm) disminuyen el volumen de los vóxeles, la cantidad de tejido contenido en cada uno de ellos y también la calidad de la imagen (por una disminución del cociente señal/ruido, *Signal to Noise Ratio).*

La técnica comúnmente utilizada en la adquisición de imágenes utiliza los pulsos de gradiente para producir una variación de la componente longitudinal del campo magnético *(B_z)* en función de la posición *(r)* que puede expresarse de la siguiente forma:

$$B_z = \left|\vec{B}_0\right| + \vec{G}\cdot\vec{r}$$

Donde *G*, es el vector gradiente y *r* es el vector posición con respecto a un origen donde los gradientes no tienen efecto sobre el campo. La variación de la intensidad del campo longitudinal corresponde con una variación lineal de la frecuencia de resonancia con la posición. Estas diferencias de la frecuencia de resonancia son las que se utilizan para determinar la posición en la imagen. El proceso de operación de los gradientes es el siguiente:

- Selección de ancho de corte, G_z, excita selectivamente un plano perpendicular a la dirección del campo magnético principal, B_0 del paciente durante la aplicación del pulso de radiofrecuencia. El gradiente aplicado variará linealmente la frecuencia de resonancia central de cada corte en función de la posición espacial. Inmediatamente después, se aplican las *codificaciones de fase y de frecuencia,* respectivamente:
- La codificación de fase, G_y, se aplica tras la excitación selectiva de los espines. Cuando cesa el gradiente G_y los protones vuelven a sus frecuencias de precesión originales, sin embargo, estos protones se habrán desacompasado temporalmente con respecto a los demás, es decir, habrán ganado o perdido la fase respecto a un estado de referencia.
- La codificación de frecuencia, G_x, proporciona la tercera dimensión requerida para caracterizar la señal de cada vóxel. Tras la aplicación de los gradientes *z* e *y* (G_z, G_y) todos los espines seleccionados en el corte se encuentran precesando a la misma frecuencia, pero en una fase distinta. Con la aplicación del gradiente *x*, G_x, variar la frecuencia de precesión de forma lineal en función de la posición. El principio básico es el mismo que para la selección del ancho de corte, pero ahora el gradiente se aplica en la coordenada *x*.

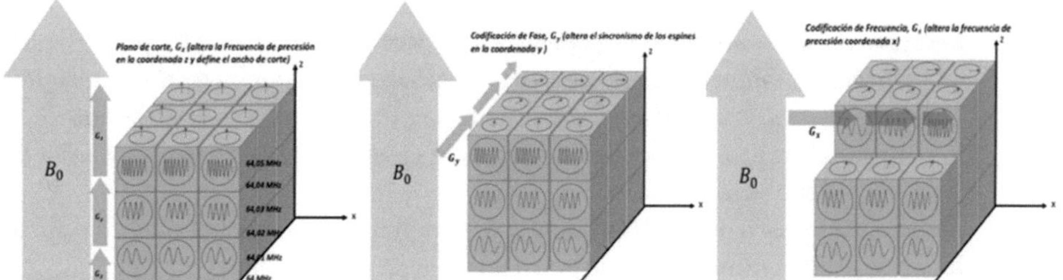

FIGURA 4.23. Efecto de las codificaciones en fase y frecuencia de los distintos gradientes.

Codificar supone diferenciar la información de la señal de resonancia magnética mediante la aplicación de gradientes en direcciones ortogonales. Esto requiere una alta velocidad en la conmutación de las tres bobinas de gradiente. La velocidad a la que se pueden conmutar las corrientes de las bobinas de gradiente es determinante en el rendimiento de un escáner de resonancia magnética (rango de conmutación de $1 \cdot 10^{-4}$ s); lo que significa que la corriente debe cambiar de cero a cientos de amperios en este intervalo, y la tensión instantánea en las bobinas,puede superar 1 kV según las necesidades de la adquisición. Estos potentes pulsos de corriente en las bobinas producen contracciones y expansiones de los materiales de las mismas que se transmiten por la estructura del equipo, generando el ruido característico, similar al de un martillo golpeando, que se escucha durante las adquisiciones en resonancia magnética y que puede llegar a alcanzar los 120 decibelios, equivalente al motor de un avión.

En muchas secuencias de pulsos, el ciclo de conmutación es relativamente bajo, y el calentamiento de la bobina no es significativo. Sin embargo, los protocolos de escaneo rápidos usan gradientes conmutados muy rápidamente en un ciclo de trabajo alto, esto impone una gran demanda de las fuentes de alimentación y del rendimiento en los componentes del equipo.

4.6. Bobinas de radiofrecuencia

Las bobinas de radiofrecuencia (RF) son los componentes del equipo que se utilizan para dos tareas esenciales:

- Producen el campo B_1 que hace rotar la magnetización neta en una secuencia de pulsos, es decir, el campo que cambia la orientación de los momentos magnéticos.
- Detectan la magnetización transversal mientras los momentos magnéticos precesa en el plano *xy* durante la excitación-relajación.

Es decir, su función consiste en transmitir y recibir señales de las frecuencias de resonancia correspondientes de los protones de los tejidos corporales dentro del paciente.

Estas bobinas están ubicadas en el espacio entre el paciente y las bobinas de gradiente. Los equipos cuentan con *escudos* o blindajes para evitar el acoplamiento electromagnético entre las bobinas de RF, los gradientes y el resto del escáner.

Hay distintos tipos de bobinas de RF (en ocasiones, llamadas también *antenas*) que se dividen en clases o categorías generales en base a su funcionamiento:

- *Bobinas o antenas transmisoras-receptoras:* son capaces tanto de emitir los pulsos de RF que generan los campos B_1 como de recoger la señal emitida por los tejidos estudiados.
- *Bobinas o antenas transmisoras* (únicamente): se utilizan para crear el campo B_1, y funcionando junto a una bobina de recepción el sistema puede detectar la señal de los espines del objeto estudiado
- *Bobinas o antenas receptoras* (únicamente): complementan a las bobinas transmisoras aportando la información de la señal generada por el tejido.

Otra forma de clasificar las bobinas o antenas de RF se refiere a su diseño en relación a la superficie corporal sobre la que actúan, así, se definen como:

– *Bobinas de volumen o cuerpo:* son lo suficientemente grandes como para rodear la zona que está siendo explorada. Están diseñadas para producir un campo magnético uniforme en toda la región de la que se van a tomar imágenes. Las bobinas del cuerpo generalmente se construyen en formas de espiral cilíndrica y tienen un diámetro suficientemente grande (50 a 60 cm) para rodear por completo el cuerpo del paciente. La *bobina tipo jaula* es la más común para la obtención de imágenes de cabeza y cerebro y su diámetro es más pequeño.

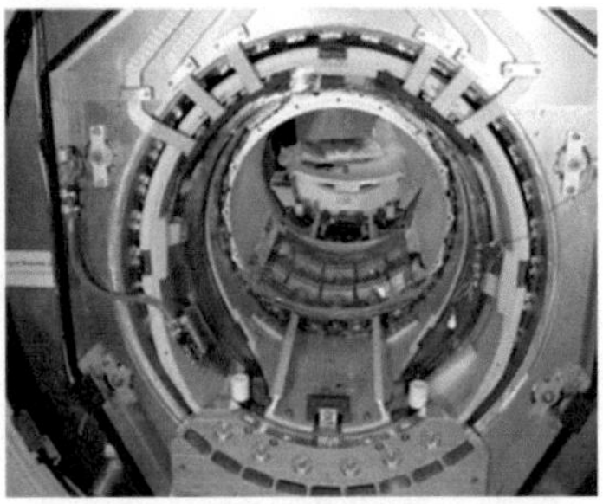

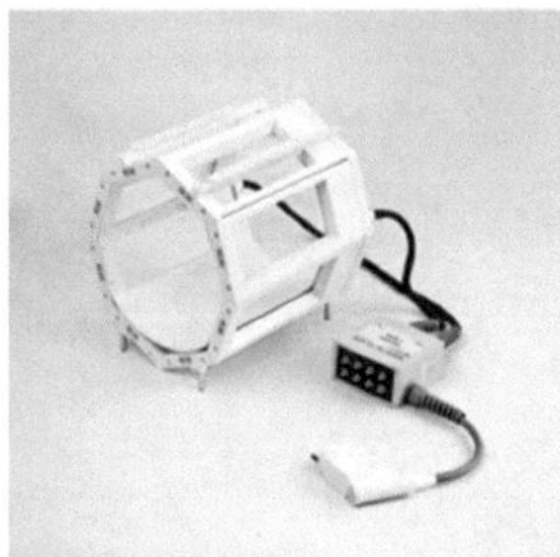

FIGURAS 4.24 y 4.25. Bobina de radiofrecuencia de cuerpo (integrada en el túnel) y tipo jaula.

– *Bobinas de superficie:* presentan amplia variedad de formas y tamaños. Se colocan encima del área objeto de estudio. Son bobinas receptoras únicamente y tienen una buena relación señal/ruido para los tejidos adyacentes a la bobina. En general, la sensibilidad de estas bobinas disminuye considerablemente al aumentar la distancia bobina - tejido a explorar. Debido a su diseño asimétrico, no tienen una sensibilidad uniforme.

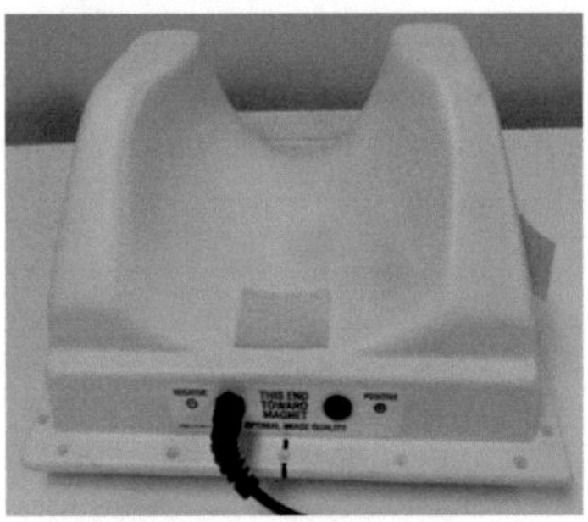

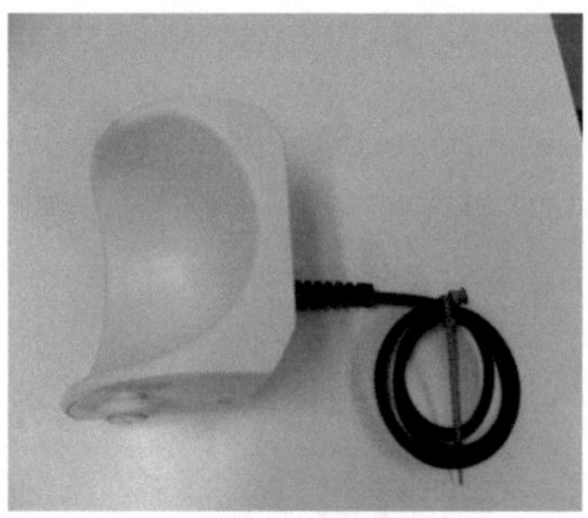

FIGURAS 4.26 y 4.27. Bobinas de radiofrecuencia de superficie: columna cervical y hombro.

– *Bobinas internas* se diseñan para obtener información de regiones externas a la bobina, como la bobina *tipo catéter* que se inserta en un vaso sanguíneo.

Las bobinas o antenas de radiofrecuencia de los equipos de resonancia magnética operan en el campo cercano (la separación espacial fuente-receptor es mucho menor que la longitud de onda) lo que impone diferentes geometrías de diseño para proporcionar eficiencia de interacción con la estructura a explorar.

Idealmente, el campo de radiofrecuencia *(B_1)* es perpendicular al campo magnético principal B_0, que está en la dirección z. Por lo tanto, el campo generado por las bobinas de radiofrecuencia puede estar polarizado linealmente en la dirección *xy (polarización lineal).* Sin embargo, el campo de radiofrecuencia más eficiente resulta de la *excitación circular o en cuadratura,* que requiere una bobina que es capaz de producir campos simultáneos *x* e *y* con un desplazamiento de fase de 90° entre ellos.

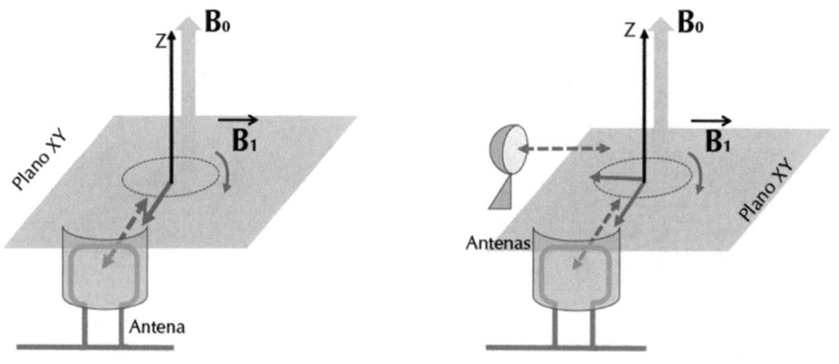

FIGURAS 4.28 y 4.29. Esquemas de funcionamiento lineal y en cuadratura de las antenas de radiofrecuencia.

Un equipo de resonancia magnética debe contar con varias bobinas para cubrir eficazmente la variedad de demandas que pueden surgir en la adquisición de imágenes. Una práctica común es usar bobinas independientes en cuanto a su función de transmisor y receptor. Esto permite el uso de una bobina grande, como la bobina del cuerpo, con un patrón de excitación uniforme como transmisora y una pequeña bobina de superficie optimizada para la región anatómica como receptora. Cuando se utiliza esta configuración de dos bobinas, es importante prever el desacoplamiento electrónico de las dos bobinas (están sintonizadas a la misma frecuencia y tenderán a interaccionar mutuamente).

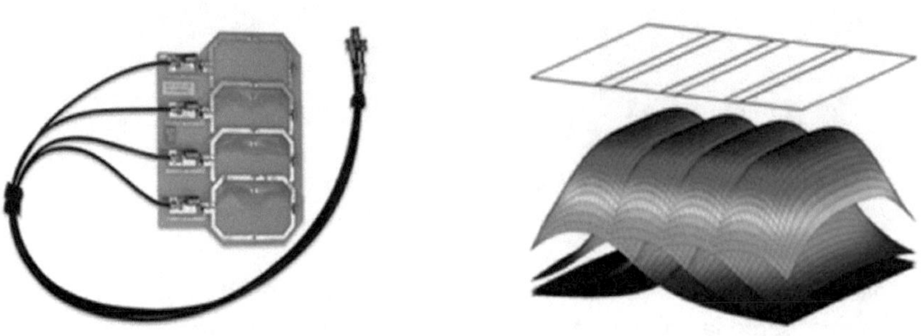

FIGURAS 4.30 y 4.31. Conjunto de cuatro bobinas conformadas en fase con su mapa de sensibilidad.

Otra de las posibles configuraciones es la conocida como *multielemento* o *Phased array*. En este caso, la tecnología de estas antenas permite superponer e interconectar varias antenas pequeñas para formar una más grande. Cada elemento captará y emitirá la señal de manera simultánea e independiente.

Una variante de la *configuración multielemento* son las *conformaciones en paralelo* en las que se ponderan las señales de múltiples pequeñas bobinas superficiales.

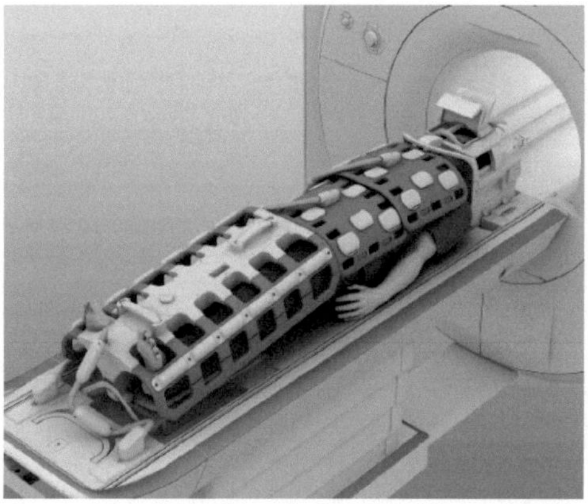

FIGURA 4.32. Disposición en paralelo para estudio vascular.

5

Excitación y relajación nuclear en la magnetización

A lo largo de los epígrafes anteriores se han presentado los componentes y principios físicos del funcionamiento de los equipos de resonancia magnética. La adquisición de una imagen supone la secuencia ordenada de acontecimientos que implican *magnetización neta, excitación* y *relajación* en los cuales, los momentos magnéticos nucleares absorben y liberan energía bajo la influencia de diferentes factores histoquímicos.

5.1. Excitación nuclear

Una vez los núcleos han absorbido la energía de los pulsos de radiofrecuencia durante el proceso conocido como *excitación nuclear,* entran en resonancia. Desde el punto de vista cuántico, los núcleos absorben un valor de energía concreto que modifica su espín de un estado *up* a un estado *down* cuyo valor corresponde con la diferencia de niveles energéticos impuestos por la intensidad del campo magnético (véase epígrafe 4). La inclinación del vector de magnetización respecto a la posición de equilibrio depende, entre otros factores, de la potencia y del tiempo de la emisión de la radiofrecuencia, de manera que un pulso de 90° desplazaría el vector sobre el plano *xy* y un pulso de 180° invertiría respecto a la posición de equilibrio. Es muy importante seleccionar adecuadamente los pulsos e intervalos de tiempo para obtener la mayor cantidad de información de los tejidos en cada exploración. La combinación más conveniente de pulsos y tiempos se organiza en lo que se denominan *secuencias de pulsos.*

Inmediatamente después de un pulso de 90º, la componente longitudinal de la magnetización $(\vec{M}_z)$ es nula, mientras que la componente sobre el plano *xy* $(\vec{M}_{xy})$ es máxima y los espines se encuentran en fase, es decir, precesan acompasados.

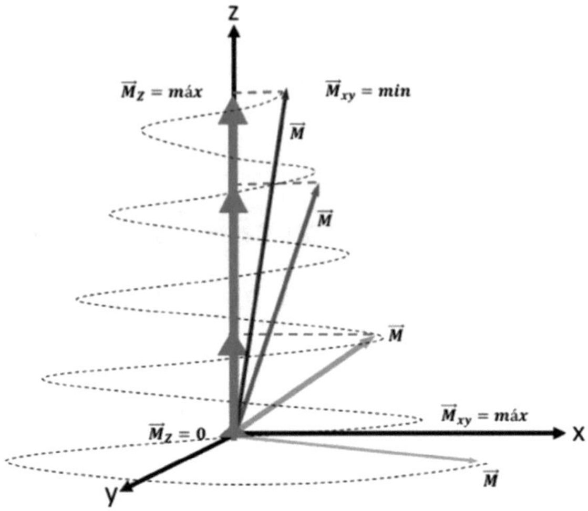

FIGURA 5.1. Representación del vector de magnetización y su componente *z* durante la excitación. Obsérvese cómo disminuye la componente *z* a medida que aumenta la componente *xy*.

En los instantes sucesivos, irán desfasándose, dependiendo de las sensibles diferencias en el campo magnético que afectan individualmente a cada uno de los núcleos del vóxel.

La frecuencia de excitación es la frecuencia en el punto central del vóxel, que corresponde con la frecuencia central del pulso de emisión. Esta dependerá del campo magnético principal (B_0) y del valor adicional del gradiente magnético *(G)*. Junto a la frecuencia de excitación se considera una banda de frecuencias o ancho de banda adecuada al volumen de la región que se desea explorar.

Los núcleos de hidrógeno presentan sutiles variaciones en sus frecuencias de resonancia, incluso dentro del voxel, en función de la molécula a la que pertenecen y su entorno bioquímico, por lo que pueden ser excitados selectivamente.

5.1.1. Magnetizaciones longitudinal y transversal

El término magnetización se refiere a la posición del momento magnético del protón en relación a la posición de equilibrio, es decir, a la inclinación respecto del eje del campo magnético principal B_0. Las dos posiciones límite son la *magnetización longitudinal,* que corresponde con la alineación del momento magnético con el campo B_0, que por convenio coincide con la componente *z,* y la *magnetización transversal* que corresponde con la inclinación del momento magnético sobre el plano definido por las componentes *xy.*

La dinámica en la que se produce la transición del momento magnético en el transcurso de la magnetización y el análisis de la evolución temporal de cada una de las componentes de magnetización son clave en la obtención de contraste entre tejidos durante la relajación nuclear.

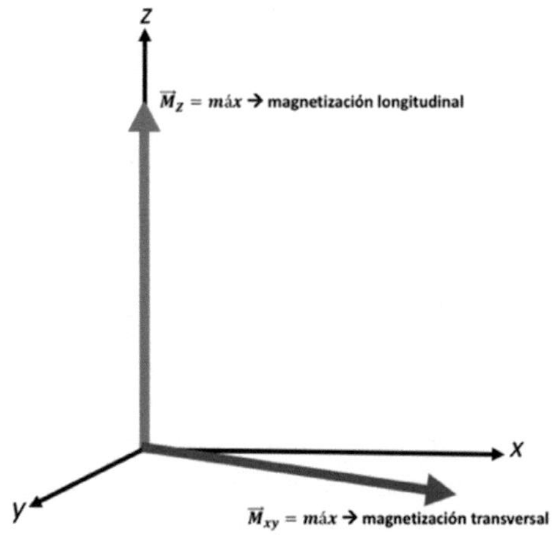

FIGURA 5.2. Representación de las magnetizaciones longitudinal (rojo) y transversal (azul).

5.2. Relajación nuclear. Relajación longitudinal T1 y relajación transversal T2

La *relajación nuclear* describe cómo una magnetización que ha sido alterada por la señal de radiofrecuencia retorna el estado de equilibrio, es decir, cómo va recuperando la magnetización longitudinal impuesta por el campo magnético principal. El manejo y estudio de la relajación de la magnetización a través de las secuencias de pulsos supone la obtención principal de contraste en las imágenes.

Los dos tipos de relajaciones se denominan *relajación longitudinal* T1 (también *espín-red* o *espín-medio),* y *relajación transversal* T2 (también llamada *espín-espín).*

La dinámica de la magnetización se describe mediante las ecuaciones de Bloch, publicadas en 1946. Estas ecuaciones predicen que durante la relajación el momento magnético neto $\vec{M}$ precesará en espiral alrededor de B_0 a la frecuencia de Larmor con la disminución de componentes transversales $(\vec{M}_{xy})$ a cero y el incremento de la componente longitudinal $(\vec{M}_z)$ a su valor máximo original $(\vec{M}_0)$. Debido a que T2 siempre es más corto que T1, las componentes transversales típicamente se descomponen completamente antes de que la magnetización longitudinal se restaure por completo.

En el transcurso de la relajación, los protones devuelven el exceso energético mediante una liberación de ondas de radiofrecuencia. Esta liberación energética induce la señal eléctrica captada por la antena receptora con la que se puede obtener una imagen. T1 y T2 se describen en forma separada para mayor claridad, en realidad, ambos procesos ocurren simultáneamente con la única restricción de que T2 es menor que T1 .

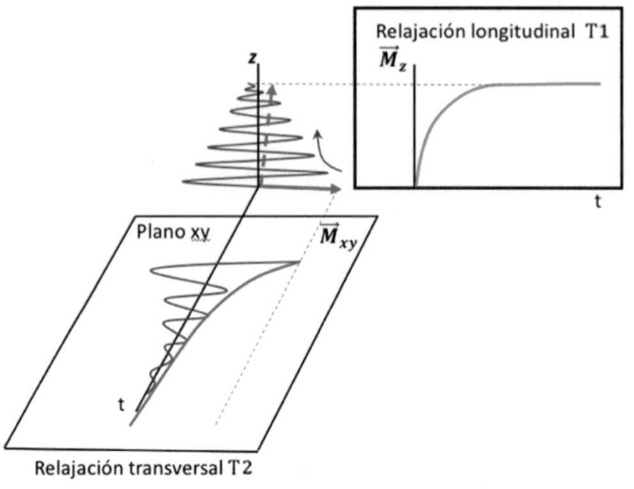

FIGURA 5.3. Representación gráfica del comportamiento de $\vec{M}$ durante la relajación longitudinal y transversal.

5.2.1. Relajación longitudinal T1

La relajación T1 o espín-red describe la *tasa de recuperación de la componente z* de la magnetización hacia el equilibrio después de que haya sido perturbada por pulsos de radiofrecuencia. La relajación longitudinal se representa como una curva exponencial, donde se considera el valor T1 de un tejido cuando se ha recuperado el 63 % de la magnetización longitudinal. Si representamos en una gráfica la magnetización longitudinal en función del tiempo, se obtiene una curva que aumenta con el tiempo y puede expresarse matemáticamente como:

$$M_z(t) = M_0 \cdot (1 - e^{-\tau/\mathrm{T1}})$$

Donde M_z es la componente longitudinal de la magnetización final, M_0 es el valor inicial de la componente longitudinal, τ representa el intervalo de tiempo y T1 es una constante de relajación longitudinal para cada tejido T1 dependiente de la agitación térmica y de otros factores (véase más adelante).

Atendiendo a la dinámica de la curva con relación a la liberación de energía, se afirma que un valor pequeño de T1 (que se expresa en milisegundos, ms) implica una relajación más rápida y por tanto una liberación más rápida de la energía.

La forma en la que esta energía se libera determina el nivel de señal, por lo que existe relación entre tejido, tiempo y nivel de señal. Al variar el nivel de señal

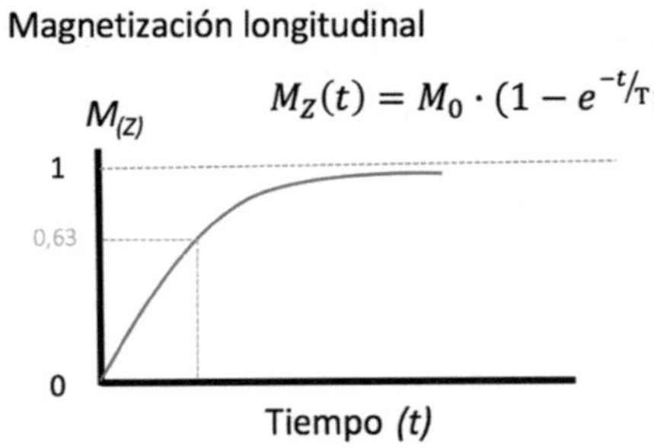

FIGURA 5.4. Representación gráfica y expresión matemática de la relajación longitudinal.

de cada tejido con el tiempo, hay un intervalo *(t_a – t_b, τ)* en el que se produce mayor contraste entre ellos. Los tejidos que aparecen claros en la imagen tienen T1 cortos mientras que los que aparecen oscuros tienen un T1 largo, tal y como se recoge en la figura siguiente.

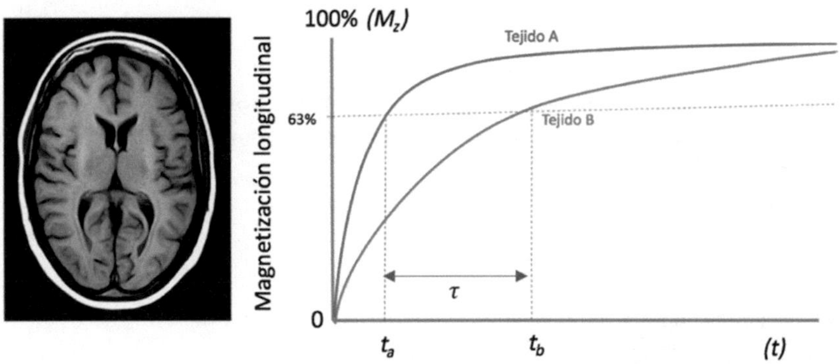

FIGURA 5.5. Comparación de la representación gráfica de dos tejidos con valores de T1 diferentes.

Los valores del T1 de los tejidos dependen de forma directa del campo magnético principal, puesto que este impone el rango de frecuencias de trabajo. Los valores del T1 aumentan con el valor del campo magnético. Así mismo, el valor de T1 depende del tipo y movilidad de las moléculas con las que el hidrógeno interacciona, por lo que según sea el entorno molecular existirá mayor o menor facilidad para que se libere la energía y mayor contraste entre tejidos. La estructura molecular de los lípidos hace que la liberación energética esté facilitada, de manera que los núcleos de hidrógeno liberan la energía como energía cinética en la propia molécula (energía intramolecular), por lo que la grasa tiene un T1 corto y una apariencia clara brillante en la imagen. Por el contrario, en las moléculas de agua la liberación de energía depende de la facilidad para interactuar con otras moléculas.

Así, los tejidos en los que el hidrógeno forma parte de moléculas pequeñas y móviles como el agua libre, dificultan la liberación de energía por parte de los núcleos, mostrando un T1 más largo; sin embargo, cuando el agua forma parte de otras moléculas (agua ligada) su tiempo de relajación se reduce y por tanto, su T1 es más corto. Esta respuesta del agua ante el fenómeno de resonancia es muy interesante desde la perspectiva diagnóstica si se considera que en una gran cantidad de patologías aumenta el agua libre (intersticial) con el consiguiente aumento del T1 del vóxel y la generación del correspondiente contraste en la imagen.

5.2.2. Relajación transversal T2

La relajación T2 (también denominada espín-espín) describe el proceso mediante el cual las componentes transversales de la magnetización $(\vec{M}_{xy})$ decaen exponencialmente, y se representa como una curva exponencial decreciente, donde se considera el valor T2 de un tejido cuando la magnetización transversal pierde a aproximadamente el 63 % de su valor inicial. Su función puede expresarse matemáticamente como:

$$M_{xy}(t) = M_0 \cdot e^{-\tau/\mathrm{T2}}$$

Donde *xy* es la componente transversal de la magnetización final, M_0 es el valor inicial de la componente transversal, τ representa el intervalo de tiempo y T2 es una constante de relajación para cada tejido.

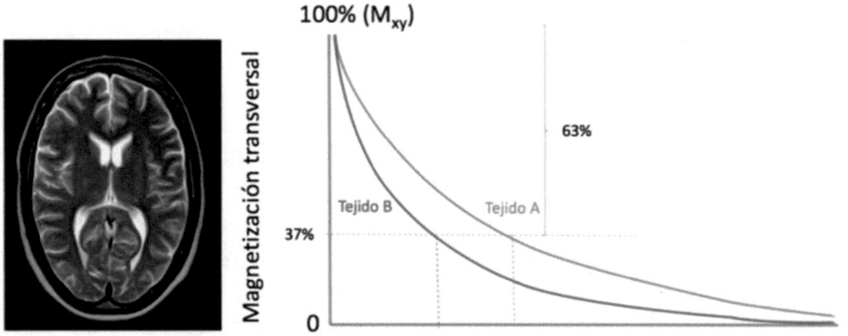

FIGURA 5.6. Representación gráfica de la relajación transversal de dos tejidos.

Durante la relajación transversal la liberación de energía por parte de los núcleos depende en gran medida de los microcampos magnéticos que generan los protones de su entorno, de las heterogeneidades del campo magnético externo y de características químicas del tejido. Estos factores son la causa de la pérdida de fase o desacompasamiento de los espines de los núcleos durante la relajación, lo que genera emisiones de la energía a frecuencias distintas.

Dentro de un vóxel, los espines suelen experimentar distinto grado de interacción entre ellos que puede generar diferencias en la precesión. Aquellos que precesan más rápidamente reducen sus proyecciones sobre el plano transversal más rápido que aquellos que precesan a frecuencias más bajas. Si, por el contrario, dentro del vóxel la relajación es muy coherente, todos los núcleos liberan la energía a frecuencias muy similares, lo que mantiene el sincronismo y reduce el desfase. En consecuencia, el valor de T2 aumentará.

La siguiente figura representa la pérdida de fase de los espines durante la relajación transversal, hay que tener en cuenta que la proyección de los espines sobre el plano transversal inmediatamente después de un pulso de 90° es máxima y que en ese instante todos ellos están en fase. A medida que pasa el tiempo, esta coherencia se va perdiendo, y se produce un desfase progresivo debido a las diferencias en los campos magnéticos que individualmente perciben los núcleos del vóxel.

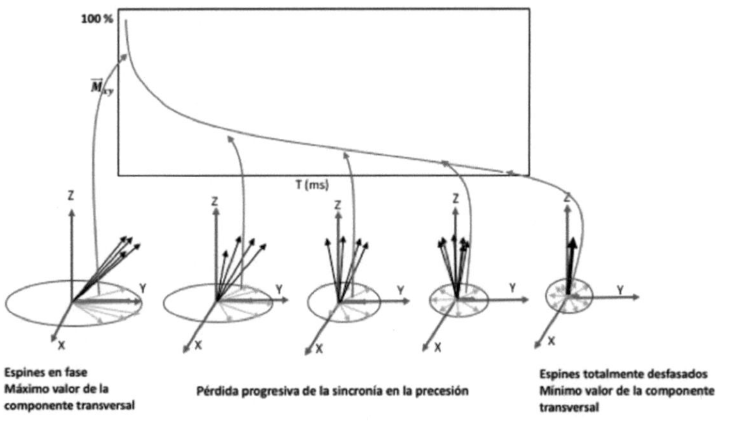

FIGURA 5.7. Representación de la pérdida de fase en la relajación transversal y su relación con la representación gráfica.

Si en la relajación transversal se consideran todos los factores que determinan el desfase de los núcleos (falta de homogeneidad del campo magnético externo como las variaciones locales del campo) la constante de relajación se denomina $T2^*$. Mientras que si al analizar la señal de relajación transversal solamente se tiene en cuenta la influencia entre los espines y las características propias del tejido (obviando la influencia de la falta de homogeneidad del campo magnético externo y las variaciones locales del campo), esta constante se denomina T2. Se puede decir que el tiempo de relajación T2 está afectado por más causas de asincronismo.

Para un valor de campo magnético y para un tejido biológico determinados, el valor de T2 es menor que el valor de T1. A su vez, los valores de $T2^*$ son siempre inferiores a los valores de T2, al tener en cuenta todos los factores que influyen sobre el desfase de los núcleos.

6

Obtención de la imagen en resonancia magnética. Ecuaciones de la señal

La recepción de la señal de resonancia magnética que se genera durante la relajación nuclear permite obtener diferentes tipos de información y potenciarla en función del interés clínico:

- Uno de los tipos de información está relacionado con la cantidad de núcleos de hidrógeno existentes en el vóxel. Es la conocida como *densidad protónica.* A mayor número de protones en una unidad de volumen, mayor vector de magnetización en equilibrio y mayor señal se emitirá en la relajación.
- Las otras dos, que se describieron detalladamente en el epígrafe anterior, están relacionadas mediante los parámetros llamados T1, T2 y $T2^*$, que dependen de cada tejido y determinan la forma en la cual se produce relajación nuclear sobre el eje longitudinal y sobre el plano transversal.

La adecuada programación de secuencias con diferentes pulsos de radiofrecuencia hace que las adquisiciones vayan potenciadas en uno de estos parámetros en función del interés diagnóstico. De forma general, se puede decir que los tejidos con T1 cortos se representan con gran intensidad en tonos claros y, por el contrario, los tejidos con T1 largos tenderán al negro. Los líquidos libres en T2 presentan mayor desestructuración, mayor coherencia en el desfase y tienen una señal alta.

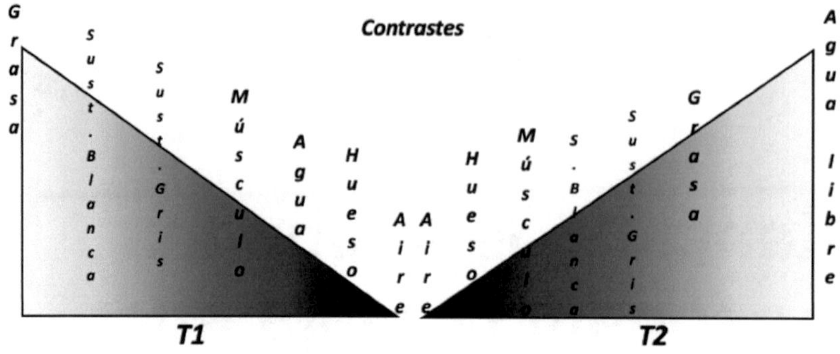

FIGURA 6.1. Representación orientativa de los tonos de diferentes tejidos potenciados en T1 y T2.

6.1. Ecuaciones de señal en resonancia magnética. Transformada de Fourier y espacio *k*

Al finalizar la excitación, suponiendo que se aplicó un pulso de 90°, el vector resultante ya no tiene la dirección de B_0, sino que es perpendicular a él, creándose así una componente transversal que no existía antes *(M_{xy})*. Desde dicha posición, el vector recupera su posición de equilibrio siguiendo un movimiento espiral a la *frecuencia de Larmor (ω_0)*. Para simplificar, tal y como se hizo en los epígrafes anteriores, se suele descomponer dicho movimiento en una componente longitudinal que va creciendo (T1) y una componente transversal que decrece hasta prácticamente cero (T2). Es esta última, la componente transversal llamada M_{xy}, la que al precesar durante la relajación, induce en una bobina receptora una corriente alterna en forma de señal sinusoidal. A esta señal se la conoce como *FID (Free Induction decay* o caída de inducción libre) y se puede utilizar como medida de la magnetización en el plano transversal.

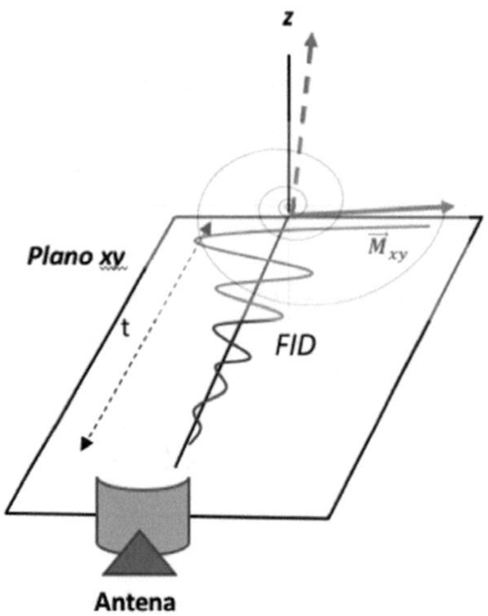

FIGURA 6.2. Representación de la sinusoide amortiguada decreciente o FID en la relajación.

Aunque se puede pensar que la FID solo será consecuencia de la aplicación de un pulso de 90°, lo cierto es que se generará una FID como resultado de pulsos de radiofrecuencia con cualquier ángulo de inclinación, ya que la magnetización siempre presenta algún valor de componente en el plano transversal. La única excepción teórica a esta regla podría ser un pulso de 180°, que en principio solo debería invertir la magnetización longitudinal y no generar componentes transversales. En la práctica, sin embargo, todos los pulsos de 180° son imperfectos, y por lo tanto siempre producen señales FID.

Esta señal FID se complementa con las obtenidas de las codificaciones de generadas por los gradientes, que contienen información sobre la localización espacial de los espines que emiten esas señales y están definidas por las secuencias de pulsos.

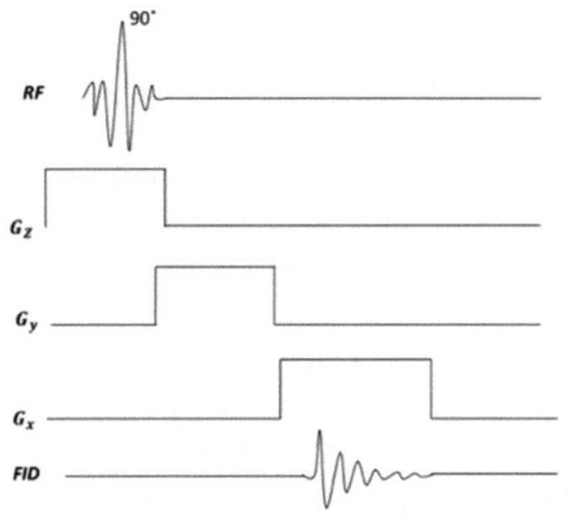

FIGURA 6.3. Obtención de la FID a partir de las codificaciones de gradiente.

El voltaje que registra la antena receptora constituye una señal compleja que puede ser manipulada matemáticamente a través de lo que se conoce como *Transformada de Fourier*, de manera que mediante este cálculo se pueden convertir funciones en el dominio del tiempo (o el espacio) al domino de la frecuencia y viceversa (mediante la *transformada de Fourier inversa).*

6.1.1. La transformada de Fourier

El recurso más utilizado para la reconstrucción de una imagen de resonancia magnética es la *transformada de Fourier*. Esta transformación matemática permite identificar la posición y la intensidad de la señal de la región del corte donde fue emitida. Esta señal, que es básicamente un voltaje eléctrico, está formada por la las señales de todos los elementos de volumen que constituyen un corte y es proporcional a la magnetización en los mismos. Matemáticamente se puede representar esta señal sumando estas contribuciones parciales. Para explicar cómo opera la transformada de forma coloquial, se recurre a compararla con *una máquina imaginaria que permite determinar qué verduras lleva un puré extrayendo cada ingrediente mediante filtros* (matemáticos) y permitiendo su análisis individual. Los filtros aplicados funcionan sobre la base de que todos los movimientos periódicos pueden ser descritos en función de senos y cosenos y pueden separarse en función de frecuencias y amplitudes.

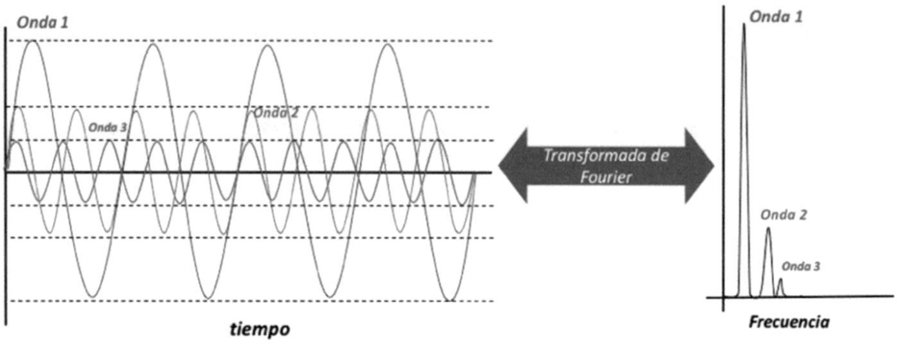

FIGURA 6.4. Representación simplificada del paso de dominio de tiempo a frecuencia.

Se puede pasar, por tanto, de una serie temporal complicada a una suma de ondas y representar esto en un mapa de frecuencias utilizando la frecuencia como medida para diferenciar las diferentes ondas. Este mapa de frecuencias en el que se representan las señales es lo que se conoce como *espacio k,* matriz de datos crudos o dominio de frecuencias. Sobre este mapa de frecuencias se puede ver a simple vista el contenido de las ondas resultado de utilizar la transformada de Fourier, y así, caracterizar la dinámica de la serie temporal y reconstruirla espacialmente.

Matemáticamente, se usa la transformada de Fourier discreta de la señal en el dominio de las coordenadas espaciales al dominio de las frecuencias:

$$S(k_x, k_y) = \sum_{l=0}^{N} \sum_{r=0}^{N} M(x_l, y_r) e^{-i(k_x, x_l + k_y, y_r)}$$

La reconstrucción espacial de la señal puede realizarse utilizando la transformada discreta inversa de Fourier, que asigna el valor de magnetización a cada punto de corte analizado:

$$M(x_l, y_r) = \sum_{l=0}^{N} \sum_{r=0}^{N} S(k_x, k_y) e^{i(k_x, x_l + k_y, y_r)}$$

Donde S corresponde con la señal resultante, M es la magnetización en un punto de la muestra, los subíndices l y r ubican la frecuencia de precesión de la magnetización en una fila y columna, donde k_x, k_y representan la ubicación horizontal y vertical de las frecuencias en el espacio k.

6.1.2. El espacio *k*

Todas las señales de resonancia magnética son analógicas y deben digitalizarse para poder ser almacenadas en un proceso que se denomina *muestreo*. Ya se ha comentado cómo mediante la trasformada de Fourier cada una de las señales de la muestra puede registrarse en un espacio bidimensional denominado espacio *k*. Este espacio consta de un número de filas y columnas, generalmente potencias de 2 (es decir, 128, 256 o 512). Cada una de las filas del espacio *k* está asociada a la fase espacial en la que se encuentra precesando la magnetización transversal, y cada columna a la frecuencia de precesión de la misma. Estos dos términos, frecuencia y fase, están asociados a la forma en que se codifica la información por el método de Fourier.

Las celdas del espacio *k* se representan generalmente como una cuadrícula con los ejes principales k_x, k_y que corresponden a los ejes horizontal *(x)* y vertical (*y*) de la imagen y representan las frecuencias espaciales. Los puntos individuales (k_x, k_y) en el espacio *k* no corresponden uno a uno con píxeles individuales *(x, y)* en la imagen. Cada punto de espacio *k* contiene información de frecuencia espacial y fase de cada píxel en la imagen final.

Aunque no existe correspondencia entre la localización, los puntos de cada línea del espacio *k* y la localización de los píxeles en la imagen final, las diferentes partes del espacio *k* tienen una correspondencia con las frecuencias espaciales en la imagen. Los datos cercanos a las líneas centrales corresponden a frecuencias espaciales bajas y proporcionan información sobre el contraste, contornos y objetos groseros, mientras que las líneas extremas lo hacen sobre el detalle fino y la resolución espacial (véase imagen siguiente).

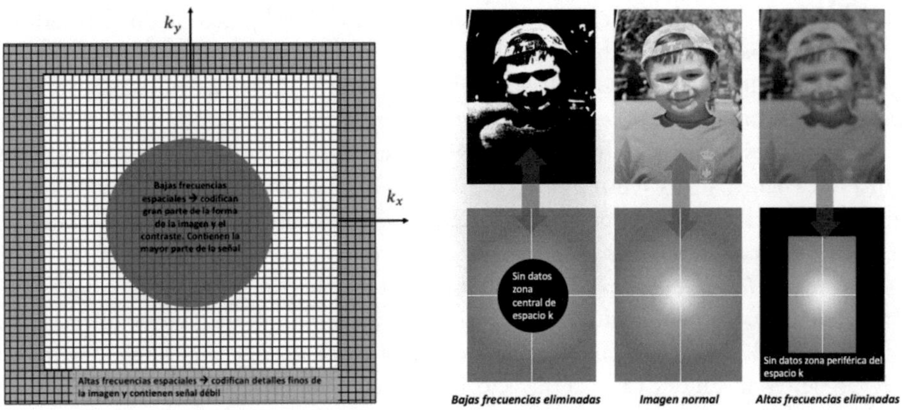

FIGURA 6.5. Correspondencia entre la codificación de la magnetización y su posición en el espacio *k* y ejemplo sobre la calidad de una imagen real.

La elección de una secuencia particular determina la forma en la que se adquieren los datos en el espacio *k* y define aspectos relevantes sobre la calidad de la imagen. De esta forma, una imagen reconstruida a partir de datos de baja frecuencia situados en el centro del espacio *k* presenta baja resolución espacial, mientras que una imagen reconstruida a partir de los datos de la periferia del espacio *k* proporciona información de los detalles de alta frecuencia, es decir, de los bordes de la imagen.

La reconstrucción de la imagen comienza con la información de baja frecuencia espacial en el centro del espacio *k* y añadiendo progresivamente más datos de la periferia. En la reconstrucción mejoramos la resolución de la imagen, pero no el contraste. La resolución espacial de una imagen se define en función del tamaño de sus píxeles, es decir, dado un *FOV (Field of View)* de tamaño $L \times L$ y una matriz de dimensiones $N_x \times N_y$ la resolución espacial de la imagen se define como:

$$\Delta x = \frac{L}{N_x}; \ \Delta y = \frac{L}{N_y}$$

6.1.3. Trayectorias en el espacio *k*

Los datos del espacio *k* se pueden completar de formas diferentes, denominadas "trayectorias". Generalmente se hace referencia a tres trayectorias: *cartesiana, eco-planar* y *radial.*

En general, la *trayectoria cartesiana* (o 2DFT) es la más simple y utilizada. Consiste en la adquisición de datos línea a línea del espacio *k*. Para un valor de k_y fijo se adquieren todos los posibles valores de k_x. Es decir, se aplica una secuencia de pulsos para un determinado valor del gradiente G_y y se adquiere un eco, correspondiente a una línea del espacio *k*. Una vez hecho esto, se aplica de nuevo la misma secuencia de pulsos con un nuevo gradiente de codificación en fase, adquiriendo otra línea diferente a la anterior. Y así sucesivamente. El orden de adquisición de las líneas puede variar en función del objetivo. Se pueden codificar las líneas del espacio *k* de arriba hacia abajo o viceversa, así como alternar líneas comenzando por el centro del espacio *k*. Todo depende del tejido que se desee estudiar o de los aspectos del mismo que se quieran contrastar en la imagen.

Dentro de este grupo de trayectorias se incluyen aquellas en las que se adquiere más de una línea del espacio *k* (correspondiente a varias frecuencias espaciales k_y) con una sola aplicación de la secuencia de pulsos. Las secuencias correspondientes a este modo de adquisición son secuencias rápidas.

Las *trayectorias eco-planares* (o EPI), permiten la adquisición de gran parte del espacio *k (multi-shot acquisition)* o incluso del espacio *k* completo *(single-shot acquisition)* con una sola aplicación de la secuencia de pulsos y en un tiempo de adquisición mucho menor que en el caso anterior. En este caso, la trayectoria sigue un camino zigzagueante.

En las trayectorias eco-planar y cartesiana, los puntos adquiridos se encuentran equidistantes, de forma que tanto las altas frecuencias espaciales como las bajas presentan un mismo peso en la imagen final, facilitando así la reconstrucción de la imagen mediante transformada de Fourier.

Las *trayectorias radiales* recogen datos del espacio *k* correspondientes a líneas que pasan por su centro. Cada una de estas líneas se adquiere mediante una única aplicación de la secuencia de pulsos *(single-shot)* y proporciona información sobre altas y bajas frecuencias del objeto.

Las *trayectorias en espiral* son técnicas radiales que cubren el espacio *k* de forma parcial o completa con una única secuencia de pulsos. La ventaja es que estas trayectorias son muy rápidas. Normalmente, la espiral comienza en el centro del espacio *k*, lo que implica su adquisición temprana. Esta característica y la simetría de los datos respecto al origen permiten la disminución de artefactos debidos al movimiento. La desventaja de este tipo de trayectorias es la presencia de emborronamiento en la imagen debido al número reducido de datos adquiridos y a la interpolación.

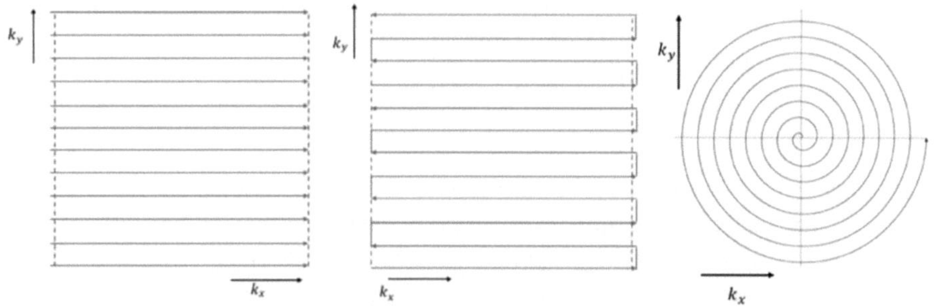

FIGURA 6.6. Representación de distintas trayectorias para muestrear el espacio *k*.

Si, por ejemplo, se adquiere mediante trayectoria cartesiana un espacio *k* de dimensiones 256 × 256 se deben adquirir 256 líneas, correspondientes cada una de ellas a una única frecuencia espacial k_y. En cambio, si se utilizan trayectorias radiales se adquiere un número mucho menor de líneas y se reconstruye el espacio *k* mediante interpolación. De esta forma, se disminuye notablemente el tiempo de adquisición. Además, la organización simétrica del espacio *k* (consecuencia directa de las complejas propiedades de *simetría conjugada o hermitiana* asociadas a la transformada de Fourier) se ha utilizado para disminuir el tiempo de adquisición al adquirir solo la mitad del espacio *k* con la posibilidad de generar una imagen especular de la mitad restante, ahorrando tiempo a expensas de la relación señal / ruido.

6.2. Relación señal/ruido y factores que lo determinan

El ruido se define como un componente no deseado, aleatorio, que se añade a la señal y produce una desviación de sus valores. En la imagen, el ruido aparece como un granulado que afecta a la calidad, deteriorando la resolución de contraste y la resolución espacial.

El origen principal del ruido en las imágenes se debe a las fluctuaciones térmicas dentro de los tejidos conductivos del cuerpo (ruido corporal). Este ruido se presenta con un rango amplio de frecuencias aleatorias y se caracteriza mediante un parámetro denominado *Relación señal-ruido (signal-to-noise ratio,* abreviado *SNR* o *S/N).* Técnicamente, la relación señal-ruido es la relación entre el voltaje de la señal de resonancia magnética y los voltajes que surgen del paciente y de los componentes electrónicos del sistema, considerándose uno de los parámetros clave en las capacidades de rendimiento de un equipo de resonancia magnética. En las imágenes diagnósticas es deseable una relación SNR lo mayor posible. En general la SNR tiene una relación lineal con el campo magnético:

$$SNR \propto B_0$$

Esta relación de proporcionalidad es la razón principal por la que se ha invertido tanto esfuerzo en la producción de imanes de campo alto para sistemas de resonancia magnética. Para el cálculo de la SNR, los niveles de señal están en función de la secuencia de pulsos utilizada y de otros parámetros, y se puede expresar como:

$$SNR = k \cdot dV \sqrt{t_{adquis.}} \text{ ó } SNR = B_0 \sqrt{t_{adquis.} \left(\frac{V_v}{V_n} \right)}$$

Donde k es una constante, dV es el volumen del vóxel a estudiar y $t_{adquis.}$ es el tiempo total de adquisición de la imagen; B_0 es el campo magnético principal, V_v es el volumen del vóxel y V_n es un valor complejo que representa el volumen de ruido efectivo basado en la distribución de corrientes generadas térmicamente. Las ecuaciones sugieren que se puede aumentar la *SNR* aumentando el tiempo de adquisición y el tamaño del vóxel.

La intensidad del eco tiene también una influencia clara en la SNR. Cuanto más intensa sea la señal, más calidad tendrá. Con relación al espacio *k,* los ecos que ocupan las posiciones centrales tienen una gran amplitud y su SNR es mayor, mientras que los ecos que ocupan los extremos son más débiles y presentan una *SNR* menor que los centrales debido a que el ruido es constante, y la señal es menor.

El ancho de banda *(bandwidth, BW)* también determina la *SNR.* El ancho de banda de recepción representa el rango de frecuencias que cruza un vóxel y define las frecuencias que van a ser usadas para codificar la señal. Este número se expresa en kHz como ± un valor desde la frecuencia central. Por ejemplo, si la frecuencia central de una imagen es 100 kHz y la *BW* del receptor es de ± 15 kHz, las frecuencias de trabajo para la codificación de la señal están entre 85 y 115 kHz, anulando todas las señales fuera de este rango.

Matemáticamente, el ancho de banda se expresa como:

$$BW = \frac{N_{Ex}}{t_{muest.}}$$

Donde, N_{Ex} es el número de excitaciones y $t_{muest.}$ el tiempo de muestreo, es decir, el tiempo que permanece abierto el receptor para captar la señal.

Cuando el ancho de banda es grande, existe más ruido en la imagen y la *SNR* disminuye. De manera inversa, los anchos de banda pequeños reducen el ruido e incrementan la *SRN.* La relación entre la *SNR* y el ancho de banda puede expresarse como proporcionalidad inversa:

$$SNR \propto \frac{1}{\sqrt{BW}}$$

En consecuencia, cuanto menor es la *BW* utilizada, mayor (y por tanto mejor) será la *SNR*. De manera general, considerando los factores más relevantes la *SNR* se puede mejorar:

Incrementando la señal:

- Incrementando el tamaño de vóxel.
- Disminuyendo el tiempo TE (tiempo de eco).
- Incrementando el tiempo TR (tiempo de repetición).

Reduciendo el ruido:

- Incrementando el N_{Ex} (número de excitaciones).
- Reduciendo el ancho de banda del receptor.
- Posicionando las bobinas más cerca del paciente.

6.3. Resolución espacial

La resolución espacial permite diferenciar dos puntos muy próximos y muy pequeños en la imagen y se asocia con la nitidez en la visualización de las estructuras anatómicas. Básicamente depende del tamaño del vóxel, y por lo tanto de tres parámetros relacionados con este:

- El tamaño de la matriz.
- El *FOV (Field of view)*.
- El grosor de corte.

La matriz es el número de píxeles que cubren el *FOV* en los ejes *X* e *Y* (en adquisiciones en modo 2D) y *Z* (en adquisiciones 3D). En ella los píxeles se agrupan en filas y columnas, donde las filas suelen corresponder a los pasos de codificación de fase, y las columnas a los de frecuencia. La disminución del número de filas de codificación de fase es utilizado como recurso habitual para acortar el tiempo de adquisición de la secuencia.

Como el vóxel suele tener la dimensión en el eje *Z* mucho mayor que en *X, Y*, la resolución es menor en la dirección *Z*. La resolución se puede mejorar (aumentar) utilizando matrices mayores (512 × 512 en lugar de 128 × 128), disminuyendo el *FOV*, o disminuyendo el grosor de corte, todo ello con el objetivo de reducir el tamaño del vóxel. El efecto indeseado es una considerable disminución de la *SNR*, que exige aumentar el número de adquisiciones. Esto, junto al aumento del número de codificaciones de fase necesario para aumentar la matriz, hace que el tiempo de adquisición en las exploraciones de alta resolución sea largo. Por este motivo, es frecuente la utilización de secuencias rápidas como *TSE (Turbo Spin Eco)* o secuencias híbridas *GraSE (GRAdient Spin Eco)*.

PARTE II

Procedimientos técnicos de resonancia magnética

7

Preparación de la exploración

7.1. Interpretación de la solicitud

Atendiendo a la definición de *prueba diagnóstica / terapéutica* que aparece en el Real Decreto 605/2003 de 23 de mayo, se puede interpretar como solicitud de exploración de resonancia magnética aquella prueba o exploración complementaria a realizar bajo la supervisión de un médico radiólogo en un equipo de resonancia magnética. En dicha solicitud debe aparecer, además de los datos del paciente, una breve información clínica que oriente y justifique la realización de la misma. También aparecerán los datos del médico peticionario y su firma.

Una vez comprobados los datos del paciente, se procederá a la lectura comprensiva de la solicitud para realizar el procedimiento de acuerdo con los protocolos de trabajo establecidos, o siguiendo las indicaciones del médico radiólogo. También se comprobará con el paciente que la información aportada en la solicitud es correcta. A continuación, hay que asegurarse de identificar adecuadamente la zona anatómica a explorar y aplicar el protocolo correctamente.

En caso de no coincidir la información aportada por el paciente con lo que aparece en la solicitud, consultaremos con el radiólogo responsable.

Un protocolo de estudio en resonancia magnética consiste en la realización de varias secuencias de pulsos de radiofrecuencia para adquirir imágenes en diferentes planos anatómicos.

7.2. Contraindicaciones absolutas y relativas

La resonancia magnética, a pesar de ser una prueba bastante segura para el paciente, no está libre de ciertos riesgos debido a las características tanto de la propia técnica de adquisición de imagen, como de la sala de exploración de RM. Existe una serie de contraindicaciones absolutas y relativas que deben ser conocidas por el médico peticionario, radiólogo (responsable de la exploración) y técnico (responsable de la realización de la prueba).

Para garantizar la seguridad del paciente durante el estudio de RM, se realizará un "cuestionario de seguridad" en el cual aparecen una serie de preguntas orientadas a detectar posibles contraindicaciones con la prueba. Estas preguntas también proporcionarán información valiosa para su realización.

En la sala de exploración de RM el campo magnético está siempre activo salvo en aquellos equipos que pueden ser desconectados al finalizar la jornada laboral. La potencia del campo magnético puede variar de unos equipos a otros, siendo diferentes las precauciones que se deben adoptar para que la exploración se realice de una manera segura. Los materiales ferromagnéticos pueden desplazarse sin control al ser sometidos a un campo magnético suponiendo un riesgo para la salud del paciente y trabajadores. También es necesario puntualizar que la presencia de dichos materiales en el interior del paciente puede producir un artefacto en la imagen, el cual podría llegar a dificultar su evaluación.

Existen varios aspectos a tener en cuenta a la hora de valorar la compatibilidad de los dispositivos:

- Potencia del campo magnético estático y gradientes.
- Composición del material.
- Localización dentro del paciente y tiempo que lleva colocado.

Para mayor seguridad, se recomienda consultar las indicaciones del fabricante sobre el dispositivo, donde debe aparecer especificado su compatibilidad con RM. Existen páginas web que sirven de guías orientativas para consultar y obtener más información al respecto como www.mrifafety.com y www.revisemri.com (entre otras), no debe interpretarse la información de las mismas como garantía absoluta de seguridad. Nunca se pondrá en peligro la salud del paciente y debe posponerse o cancelarse la exploración de RM hasta que se aclaren las dudas existentes respecto a compatibilidad de la prueba. Siempre se informará adecuadamente al paciente de las decisiones tomadas.

La potencia del campo magnético condiciona la compatibilidad de algunos dispositivos, de manera que puede haber materiales seguros para una resonancia magnética de bajo campo (por ejemplo 0,3 T) pero no para otro de alto campo (por ejemplo 1,5 T). Por este motivo, y otras causas, no es sencillo hacer una clasificación universal ya que cualquier dispositivo puede contener algún material o componente incompatible inesperado. A continuación, aparece una clasificación de los más frecuentes.

Cuadro 7.1
Compatibilidad general de los dispositivos más frecuentes que puede portar el paciente

Incompatibles	*Valorar compatibilidad*
Marcapasos	Clips vasculares
Neuroestimuladores	*Stent, coils* y filtros
Implantes cocleares	Válvulas cardiacas
Audífonos	Válvulas de derivación
Expansores de mama	Prótesis ortopédicas
Bombas de insulina	Grapas quirúrgicas
	Tornillos quirúrgicos
	Parches de medicación
	Prótesis dentales y otros dispositivos
	Dispositivo Intrauterino

7.2.1. Contraindicaciones absolutas

Los avances tecnológicos y la variedad de nuevos materiales hace necesaria una revisión periódica de la clasificación de dispositivos que puede portar el paciente y su consideración como contraindicaciones absolutas o relativas con RM.

El paciente portador de algún dispositivo incompatible puede sufrir daños causados por desplazamiento, calentamiento y mal funcionamiento del mismo, y estará desaconsejada la realización de la prueba. Todos los implantes activados eléctrica, mecánica o magnéticamente serán considerados como contraindicaciones absolutas. El radiólogo responsable informará al médico que solicita la exploración, y podrá recomendar la realización de otra prueba de imagen que cumpla los requisitos de seguridad para el paciente e idoneidad para el diagnóstico.

A) Marcapasos

Están totalmente contraindicados.

Se están desarrollando marcapasos compatibles con RM, algunos de ellos requieren ser reprogramados después de una exploración de RM. Actualmente son raras excepciones que no deben afectar a la seguridad de nuestra práctica profesional, prevaleciendo el criterio de incompatibilidad para los marcapasos.

Los desfibriladores automáticos implantables, además del riesgo de desplazamiento, calentamiento y alteración de su funcionamiento, puede producir corrientes inducidas cuyos estímulos alteren el ritmo cardiaco.

B) Neuroestimuladores

Es un dispositivo implantado quirúrgicamente que tiene un tamaño aproximado de 3-5 cm. Transmite señales eléctricas suaves al espacio epidural próximo a la columna vertebral o a determinadas áreas del cerebro que controlan el dolor, movimiento, etc.

C) Implantes cocleares

Totalmente contraindicado ya que están fabricados con materiales ferromagnéticos. Pueden producir daños al paciente por calentamiento, desplazamiento y mal funcionamiento del dispositivo. Algunos modelos permiten realizar RM en equipos de bajo campo 0,2 o 0,3 T.

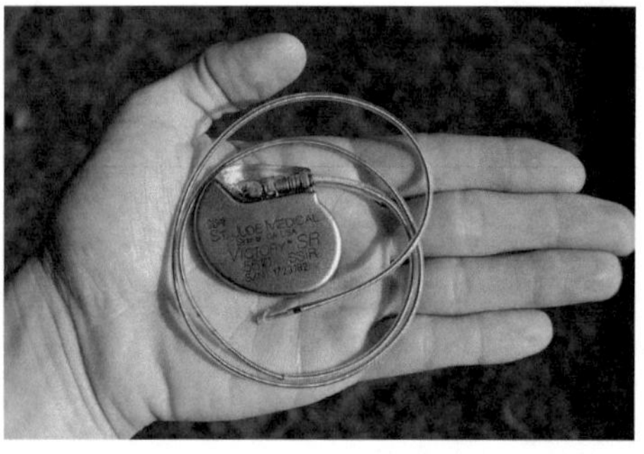

FIGURA 7.1. Marcapasos.

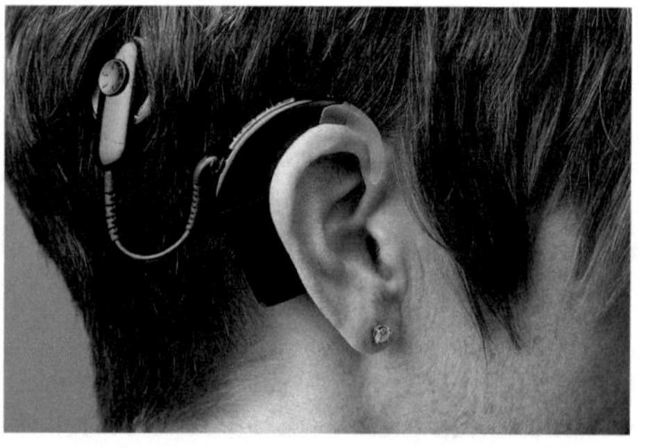

FIGURA 7.2. Implante coclear.

D) Audífonos

Totalmente contraindicado ya que pueden dañarse.

E) Expansor de tejido mamario

Se usan principalmente para la reconstrucción después del cáncer de mama. Suelen tener un imán que regula su funcionamiento. Se implantan temporalmente para estirar el tejido y proporcionar el espacio necesario para la prótesis de mama; son compatibles ya que habitualmente son de silicona o suero.

F) Bombas de infusión farmacológica

Es un dispositivo externo que permite administrar un fármaco (por ejemplo, insulina) de manera continua al organismo por medio de un catéter. Son totalmente incompatibles debido a que pueden causar daños al paciente y verse afectado su correcto funcionamiento.

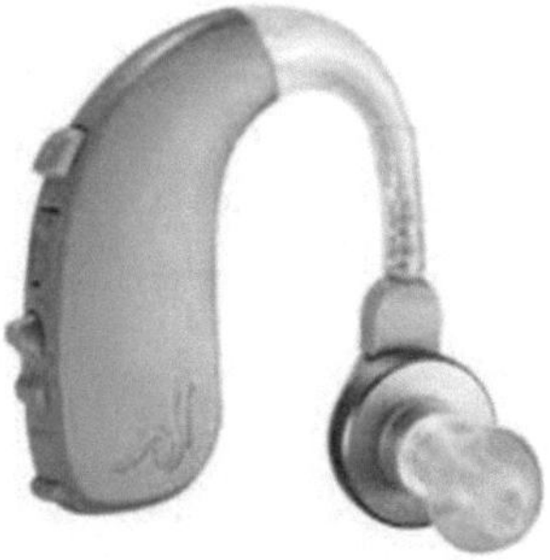

FIGURA 7.3. Audífono.

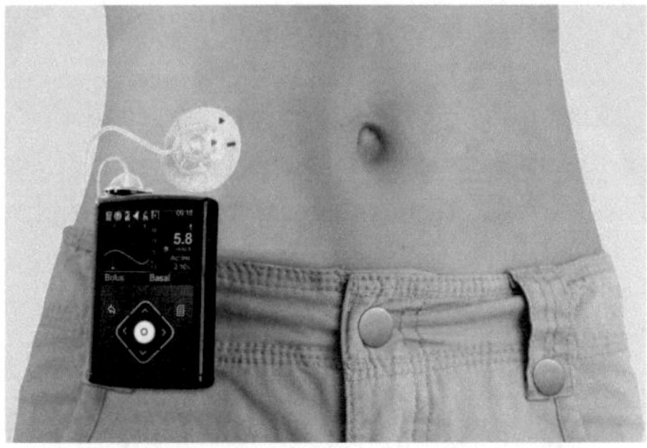

FIGURA 7.4. Bomba de infusión farmacológica.

7.2.2. Contraindicaciones relativas. En función del dispositivo que puede portar el paciente

El paciente puede ser portador de una serie de dispositivos que pueden ser compatibles con la RM en determinadas condiciones. Se informará al radiólogo para que consulte las indicaciones del fabricante y/o su compatibilidad con las guías disponibles en internet.

Estarán contraindicadas cuando exista riesgo de desplazamiento y calentamiento. La mayoría pueden producir un artefacto de vacío de señal en la imagen en la zona donde se encuentran ubicadas.

Se explicará al paciente la necesidad de informar al técnico en caso de notar alguna sensación extraña durante el estudio para adoptar las medidas necesarias o interrumpir la exploración.

A) Clips vasculares

No tienen por qué suponer una contraindicación ya que en los últimos años se están fabricando con materiales compatibles. Es necesario conocer el modelo y antigüedad para comunicárselo al radiólogo y valore su compatibilidad.

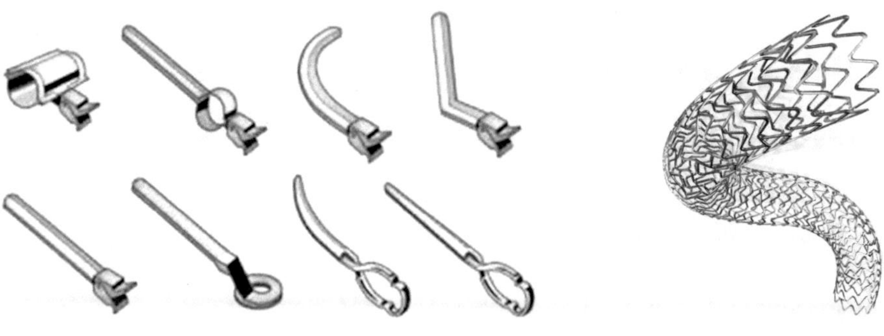

FIGURA 7.5. Diferentes modelos de clips vasculares y endoprótesis vascular *(stent)*.

B) Stents, coils *y filtros vasculares*

Se debe revisar la compatibilidad del dispositivo según la composición del material, potencia del campo magnético (suelen ser compatibles por debajo de 1,5 T) y tiempo transcurrido desde su colocación (normalmente seguros a partir de 4 a 6 semanas).

C) Prótesis valvulares cardiacas

Prácticamente son todas compatibles para 1,5 T y 3 T. Hay que conocer el tiempo transcurrido desde su colocación, si es muy antigua sería necesario consultar las recomendaciones del fabricante e informar al radiólogo.

D) Cables epicárdicos de marcapasos transitorios

Transcurridos 3 o 4 días desde su colocación, suelen ser seguros en equipos de 1,5 T.

E) Endoprótesis aórticas

Son seguras transcurrido cierto tiempo desde su colocación. Importante conocer el modelo debido a la gran variabilidad de tiempo en función del fabricante (1 a 4 meses).

F) Sensores de presión intracaneal (PIC) - Válvulas de derivación

Suelen estar compuestos por uno o dos catéteres y una válvula unidireccional que regula la cantidad, dirección de flujo y presión intraventricular.

A pesar de estar fabricados con material compatible, si son magnéticas, requerirán una revisión inmediata tras la realización de la RM debido a que la válvula puede desprogramarse.

G) Catéteres y vías venosas centrales

Tienen que ser de materiales compatibles con RM para que sean seguros.

H) Alambres de cerclaje esternal

Están fabricados en material compatible con la RM, algunos pueden alterar la señal en la imagen produciendo artefactos de susceptibilidad magnética.

I) *Prótesis ortopédicas*

Actualmente son casi todas compatibles, aunque es necesario conocer el modelo y composición para mayor seguridad. En campos magnéticos inferiores a 1,5 T y 3 T hay menor riesgo de calentamiento y de movimiento si están fijados al hueso. Hay que tener en cuenta el artefacto que producen a la hora de valorar la zona a explorar. Advertir al paciente la necesidad de avisar al técnico si tiene sensación de calor o quemazón durante la exploración.

J) *Grapas quirúrgicas*

Con las grapas internas y los materiales metálicos de sutura en órganos internos, aunque suelen ser compatibles, hay que respetar un tiempo de seguridad desde su colocación para evitar riesgo de desplazamiento. Las grapas externas habitualmente son incompatibles. En ambos casos pueden producir artefacto en la imagen.

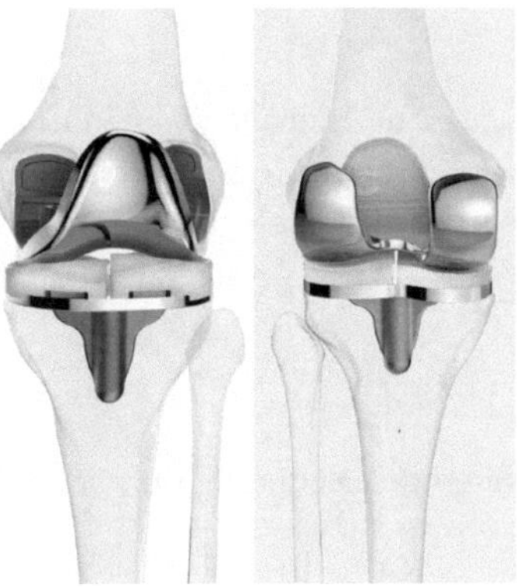

FIGURA 7.6. Prótesis de rodilla.

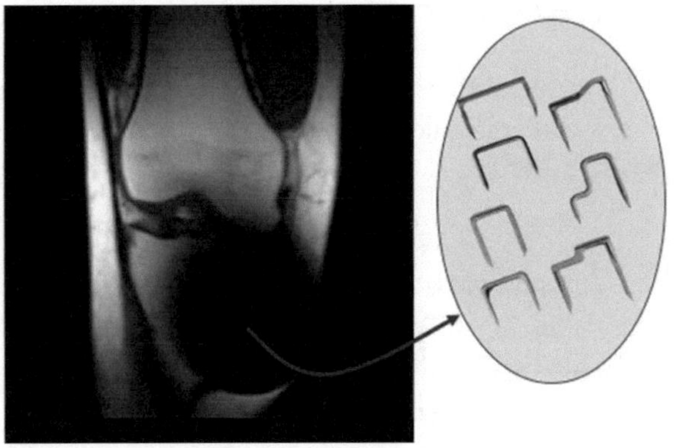

FIGURA 7.7. Artefacto generado por una grapa.

K) *Clavos y tornillos quirúrgicos*

Debemos valorar el tipo de material (suelen ser de titanio) y el tiempo que llevan colocados para determinar compatibilidad. Producen artefacto en la imagen.

L) *Parches de medicación*

Los parches transdérmicos pueden contener materiales (aluminio u otras sustancias ferromagnéticas) que pueden calentarse y producir quemaduras. Si es posible, es aconsejable su retirada para la realización de la RM. Advertir al paciente de la importancia de avisar al técnico ante cualquier molestia en la zona del parche.

M) Prótesis dentales y otros dispositivos

No suponen un problema para la realización del estudio si la valoración de las imágenes no se ve comprometida por el artefacto que suelen producir. En estudios de cuantificación (espectro por RM), pueden alterar los valores si hay deformación de la imagen.

En el caso de las prótesis removibles se deben retirar antes de la exploración.

N) Reservorios subcutáneos

La mayoría son compatibles, aunque hay que conocer el tipo de material para determinar que no existe riesgo de calentamiento.

O) Dispositivo anticonceptivo DIU

Actualmente no suponen un riesgo para la paciente, ya que la mayoría están construidos con materiales compatibles. En caso de duda, la paciente puede someterse a una revisión ginecológica posterior a la RM para asegurarse de su correcta colocación.

P) Maquillaje y tatuajes

Pueden contener partículas ferromagnéticas. Existe riesgo de calentamiento por RF y pueden producir un leve artefacto en la imagen.

Q) Fragmentos metálicos

En ocasiones los pacientes son portadores accidentales de fragmentos metálicos. Es de vital importancia conocer el tipo de material, tiempo desde el accidente y ubicación.

Se extremarán las precauciones porque existe alto riesgo de calentamiento y desplazamiento, aunque con el tiempo la fibrosis puede disminuir este último.

Si el paciente ha sido trabajador del metal cabe la posibilidad de que tenga virutas metálicas subcutáneas. Interrogar detalladamente al paciente para descartar esta posibilidad, especialmente aquellos casos en los que puedan estar alojados en las órbitas. En ocasiones es necesario la realización de una RX de órbitas para asegurar la ausencia de fragmentos metálicos. Pueden producir pequeños artefactos en la imagen.

7.2.3. Contraindicaciones relativas. En función de las características del paciente

A) Paciente embarazada

No es aconsejable la realización de RM a pacientes embarazadas, aunque prevalecerá el criterio médico y decisión de la paciente tras evaluar el riesgo-beneficio.

El protocolo de estudio será el más corto posible ajustando los parámetros para disminuir la tasa de absorción específica (SAR- *Specific Absorption Rate).*

No debe administrarse contraste intravenoso por riesgo de atravesar la placenta y llegar a la circulación fetal.

B) Pacientes inestables

Aquellos pacientes que tengan riesgo de sufrir parada cardiorespiratoria y/o convulsiones, presenten alterada su capacidad cognitiva o problemas para regular la temperatura, requerirán monitorización y vigilancia constante que garantice su seguridad durante la realización de la RM.

C) Pacientes que requieren sedación

Cuando el paciente de manera consciente no tolera la prueba por diversas razones (claustrofobia, paciente pediátrico, etc.), o padece una enfermedad que le impide permanecer inmóvil, se puede recurrir a la sedación para la realización de la RM. La sedación deberá realizarla un médico anestesiólogo.

7.3. Características de la prueba

La RM tiene ventajas significativas sobre los demás sistemas de diagnóstico por imagen empleados en la actualidad. Una de estas ventajas es que no utiliza radiaciones ionizantes sino pulsos de radiofrecuencia (baja frecuencia y energía), y hasta el momento no se han observado efectos perjudiciales significativos para la salud.

Destaca su gran resolución en contraste para tejidos blandos y la capacidad de proporcionar una imagen multiplanar. También se puede utilizar para hacer medidas de flujo directas, así como para obtener imágenes angiográficas sin necesidad de utilizar medios de contraste.

La RM, además de proporcionar imágenes del interior del cuerpo, permite registrar algunos procesos metabólicos a través de un análisis espectrométrico (espectroscopía por resonancia magnética - ERM) y estudiar determinadas funciones cerebrales cognitivas, motoras y sensoriales (resonancia magnética funcional - RMf).

Los estudios de RM presentan ciertos inconvenientes que hay que tener en cuenta. Está contraindicada en pacientes embarazadas, salvo situaciones justificadas. El paciente no puede ser portador de ningún objeto o dispositivo ferromagnético. El tiempo de exploración suele ser largo, puede oscilar entre veinte minutos y una hora. Durante todo este tiempo el paciente debe permanecer inmóvil para la correcta adquisición de las imágenes. Por este motivo hay que valorar la colaboración del paciente, siendo a veces necesaria la sedación de pacientes con deterioro cognitivo, pediátricos, claustrofobia o inestables.

Es aconsejable que un médico radiólogo valore la justificación de las solicitudes recibidas de RM para minimizar la sobreutilización de dicha técnica. A pesar de existir guías de indicaciones para solicitar pruebas de diagnóstico por imagen, en ocasiones, se infravalora la capacidad diagnóstica de otras técnicas de imagen como la radiografía, ecografía o TC. La demanda de exploraciones de RM sobrepasa en exceso la capacidad de respuesta inmediata de los servicios de radiología generando listas de espera, por lo que es necesaria una priorización de las solicitudes, de acuerdo con la patología y gravedad del paciente.

7.3.1. Control de molestias generadas por ruido

El ruido producido durante una exploración de RM se debe a las vibraciones mecánicas de las bobinas de gradiente. Su intensidad es variable en función del campo (son más problemáticos a partir de 0,5 T), diseño de la bobina, secuencia de pulsos y duración de la exploración.

Dentro del túnel, el nivel de intensidad de sonido puede ser superior a 80 dB, por lo que se suelen utilizar protectores auditivos de cera o espuma para paliarlo. Lo ideal es disponer de auriculares que puedan estar conectados a un sistema de audio para escuchar música. En la mayoría de los estudios, ambos dispositivos de insonorización solo consiguen amortiguar el ruido, sin llegar a eliminarlo completamente.

En raras ocasiones los pacientes comentan tener sensación de acúfenos después de realizar la exploración.

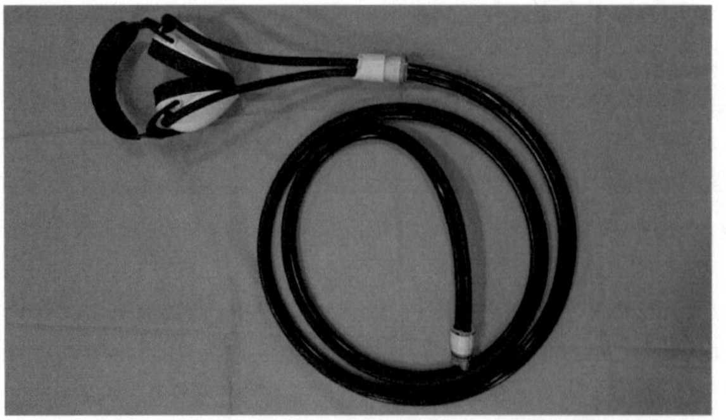

Figura 7.8. Auriculares con sistema de comunicación oral.

7.3.2. Efectos del movimiento sobre los resultados de la prueba

La correcta adquisición de imágenes en RM requiere que el paciente permanezca inmóvil durante toda la exploración. El movimiento voluntario e involuntario produce artefactos en la imagen que dificultan o incluso imposibilitan su diagnóstico. Es necesario instruir correctamente al paciente para evitar el movimiento voluntario. Sin embargo, en ocasiones existe un movimiento fisiológico involuntario en las estructuras de estudio o adyacentes que requiere la utilización de diferentes recursos para reducir el efecto del mismo sobre la imagen. Un ejemplo de este último es la utilización de dispositivos de sincronismo respiratorio para reducir el artefacto producido por la respiración del paciente.

7.4. Consentimiento informado y cuestionario de seguridad en resonancia magnética

El consentimiento informado es el documento con el cual el paciente, como persona en plenas facultades físicas y mentales, autoriza la realización de un procedimiento diagnóstico o terapéutico. El paciente tiene derecho a recibir la información necesaria sobre los posibles riesgos y complicaciones que se pueden derivar del mismo. Las instituciones sanitarias están obligadas a proporcionar la información de manera adecuada para su correcta comprensión. Antes de iniciar la exploración de RM, es necesario asegurarse de que el paciente ha entendido su contenido, y pueda plantear cualquier duda en ese momento para que sea resuelta.

Debe ser entregado por el médico peticionario de la exploración de RM para poder explicar al paciente la necesidad de la misma, o contemplar otras opciones en caso de existir alguna contraindicación para realizarla. Es necesario que el paciente disponga de tiempo suficiente (mínimo 24 horas) para leerlo detenidamente, poder realizar las consultas que crea oportunas y firmarlo.

Es imprescindible que aparezca la fecha y la firma del paciente para su validez. Se exime de ello a los pacientes menores de edad o con alguna discapacidad que le impida hacerlo, en este caso, los padres o tutores legales podrán firmar el documento. Con su firma, el paciente consiente la realización de la RM y la inyección de contraste intravenoso si fuera necesario. Si no estuviera conforme con la inyección de contraste, pero sí accede a la realización de la RM, deberá ponerlo por escrito en el consentimiento y este dato será comunicado al médico radiólogo antes de realizar la exploración. El paciente podrá revocarlo en cualquier momento.

Existen situaciones excepcionales en las que se puede prescindir del consentimiento informado: grave peligro para la salud pública, urgencia vital, requerimiento legal o rechazo manifiesto del paciente a ser informado.

El cuestionario de seguridad es un documento que consta de una serie de preguntas cuyo objetivo es determinar si existe alguna contraindicación para realizar la exploración. Habitualmente suele ir integrado en el consentimiento informado, aunque puede aparecer de forma individual. Pueden tener diferentes diseños debido a que cada organización desarrollará el suyo propio.

Cuadro 7.2
Modelo de consentimiento informado y cuestionario de seguridad

SERVICIO DE RADIOLOGÍA	Etiqueta identificativa del paciente.

CONSENTIMIENTO INFORMADO PARA RESONANCIA MAGNÉTICA

Nombre y apellidos del paciente: ....

Fecha de nacimiento: .... Peso: ....Altura: ....

Nº historia:..............................

Nombre y apellidos del médico que informa: ....

Descripción del procedimiento

La exploración de Resonancia Magnética (RM), consiste en estudiar diferentes partes del organismo a través de un potente campo magnético y ondas de radiofrecuencia. No utiliza radiaciones ionizantes.
El paciente se tumbará en una camilla que se deslizará al interior de un túnel donde permanecerá aproximadamente entre 20 – 60 minutos (dependerá de la exploración).
Es importante permanecer inmóvil y seguir las indicaciones del técnico para que la prueba sea válida. En ocasiones, es necesario inyectar por vía intravenosa un medio de contraste (Gadolinio) para realizar un diagnóstico más preciso. Esta decisión es posible que se tome durante la realización de la exploración y no puede ser prevista con antelación.

Preparación previa

El paciente debe permanecer en ayunas 4 horas antes de la realización de la prueba.
Si es necesario realizar la prueba con anestesia, deberá acudir a la consulta del médico anestesiólogo y seguir sus indicaciones previas a la RM.
Se recomienda acudir a la cita con 15-20 minutos de antelación para su preparación antes de entrar en la sala de exploración.

Riesgos

La presencia del campo magnético puede suponer un riesgo o producir alteraciones en la imagen que dificulten o imposibiliten la realización del estudio. Por este motivo, es necesario conocer algunos antecedentes. Por favor, marque con una cruz si se encuentra en alguna de las siguientes circunstancias:

	Portador de marcapasos
	Portador de implantes cocleares
	Portador de prótesis auditivas
	Portador de clips quirúrgicos
	Portador de prótesis metálicas: Especifique modelo ....
	Embarazo

	Lactancia
	Alérgico
	Trabajador del metal. Posibilidad de tener algún cuerpo extraño alojado en las órbitas.
	Padece enfermedad renal o hepática grave.
	Otros: ....

La inyección de contraste tiene pocos riesgos, entre los que se puede producir:

- Complicaciones leves (baja probabilidad): náuseas, vómitos, dolores de cabeza, irritación o dolor en la zona de punción.
- Complicaciones moderadas (muy baja probabilidad): convulsiones, sensación de ahogo, pérdida de conciencia.
- Complicaciones graves (muy infrecuentes): colapso cardiovascular.

Procedimientos alternativos

La información obtenida con la RM es muy completa. Sin embargo, existen otras exploraciones (radiografía, ecografía, Tomografía computarizada) que pueden ser consideradas como una alternativa si no es posible realizar la RM, aunque ninguna de ellas aporte la misma información.

Declaración del paciente

He comprendido la información recibida sobre el procedimiento. También han respondido a las preguntas realizadas y dudas plantadas.
Autorizo la reproducción, grabación u otro tipo de observación del procedimiento, así como su utilización para divulgación científica, manteniendo siempre anónima mi identidad, de acuerdo con la L.O.P.D. 15/1999 de diciembre.
Acepto la administración de contraste intravenoso si fuera necesario.

Negación a la administración del contraste

	No autorizo la administración de contraste intravenoso, pero si acepto la realización de la resonancia magnética sin contraste (marcar la casilla con una X).

Fecha y firma del paciente

Fecha y firma del paciente:	Nombre completo del representante legal (si fuera necesario) Fecha y firma:

Revocación del consentimiento

Anulo el consentimiento para la realización de la resonancia magnética.

Fecha y firma del paciente:	Nombre completo del representante legal (si fuera necesario) Fecha y firma:

7.3.1. Entrevista de seguridad

El primer contacto que tiene el técnico con el paciente antes de iniciar la exploración de RM es durante la entrevista de seguridad. En este momento el paciente entregará el consentimiento informado debidamente cumplimentado, y el volante o petición de realización de la prueba donde especifica la "clínica" del paciente que justifica su realización.

Se debe comprobar el nombre del paciente y contrastar la información que aparece en la petición. En caso de existir cualquier contradicción (ejemplo: paciente refiere dolor en la rodilla derecha y en la petición se solicita la rodilla izquierda), se consultará al radiólogo.

En la entrevista de seguridad se realizarán una serie de preguntas al paciente para comprobar que no hay ninguna incompatibilidad para realizar la RM.

A) Posibilidad de embarazo

Por razones de respeto a la intimidad, en privado se preguntará a la paciente si se encuentra embarazada o alberga la sospecha de poderlo estar.

Está desaconsejada la realización de RM a mujeres embarazadas. Como en la mayoría de los actos médicos, existen situaciones que requieren una evaluación del riesgo-beneficio por parte del facultativo y la paciente. En caso de embarazo y necesidad de realización de RM, se entregará el consentimiento adecuado e informará de los riesgos.

B) Realización de RM anterior

Si el paciente ya se ha realizado esta exploración con anterioridad y conoce el procedimiento básico de la misma, hay mayores probabilidades de que lo realice con éxito. Sin embargo, no se puede presuponer que el paciente carezca de dispositivos incompatibles, ya que la compatibilidad de los dispositivos que el paciente puede portar depende de la intensidad del campo magnético.

C) Portador de dispositivos u objetos metálicos (ferromagnéticos)

Informar al paciente sobre la necesidad de quitarse todos los objetos o dispositivos metálicos (reloj, pendientes, audífonos, etc.). También le preguntaremos si ha sufrido algún tipo de accidente (coche, trabajo, caza, infancia, etc.) en el que haya podido quedar alojado en su cuerpo algún fragmento metálico. Prestar especial atención a los trabajadores del metal que puedan tener algún cuerpo extraño metálico en los ojos. Ante cualquier duda del paciente al respecto, se realizará una radiografía de órbitas para descartar esta posibilidad.

D) Intervenciones quirúrgicas previas

Guiar la información para detectar si es portador de algún dispositivo incompatible con la RM (prótesis, válvulas cardiacas, grapas, tornillos, etc.). Si es portador nos aseguraremos de su compatibilidad con la exploración para no comprometer la salud del paciente ni la calidad del estudio.

E) Preguntar sobre alergias, tratamiento actual o patologías importantes

Es importante conocerlas en caso de administrar contraste o medicación si fuera necesario.

Existen patologías graves renales o hepáticas que pueden condicionar el protocolo de exploración al estar desaconsejado inyectar contraste intravenoso.

Si se produce una reacción alérgica, debe quedar registrada en el libro de incidencias o sistema de control de calidad. Algunos de los datos que deben registrarse son: fecha, datos del paciente, lote del vial de contraste, cantidad y vía de administración, tipo de reacción y resolución de la misma.

F) Motivo de realización de la exploración

Comprobar la coincidencia entre la información clínica verbal aportada por el paciente y la que aparece en la solicitud de exploración. Ambas ayudarán a orientar los protocolos de estudio y a disminuir posibles errores en la realización de la prueba.

La finalidad de la entrevista, además de recoger el consentimiento informado y comprobar que el paciente no es portador de ningún dispositivo incompatible, permite evaluar el estado físico y emocional (ansiedad) del paciente. Durante la misma le explicaremos en qué consiste la prueba y la importancia de su colaboración para favorecer la calidad del estudio y el bienestar del paciente. Mostrar empatía, además de un trato respetuoso y cercano con el paciente durante la entrevista, contribuye a disminuir la ansiedad del paciente y la probabilidad de sufrir un episodio de claustrofobia durante la realización de la RM.

7.5. Material necesario para la prueba

La instalación de un equipo de RM implica la creación de tres espacios diferenciados.

7.5.1. Sala técnica

Es el lugar donde se alojan los equipos técnicos que dan soporte a la RM. En ella podemos destacar la presencia de los armarios de gradiente y suministro de corriente eléctrica, así como el compresor. En ella también se establece el control de la refrigeración del equipo de RM, aspecto crucial para su correcto funcionamiento.

7.5.2. Sala de control

En ella se ubica la consola de control de la RM y el operador. Se comunica con la sala de exploración a través de una ventana de gran tamaño que permite visualizar al paciente dentro del túnel.

Existen otros elementos alojados en esta sala: sistema de archivo de imágenes, consola de inyección de contraste, sistema de comunicación y monitor de visualización del paciente, ordenador conectado al sistema de registro de imágenes (RIS-PACS) e historia electrónica del paciente.

Al igual que en la sala de exploración, también se aloja un interruptor de emergencia de desconexión del imán.

7.5.3. Sala de exploración

Es el lugar en el que se ubica el equipo de RM y donde se introducirá al paciente para la adquisición de las imágenes. Las dimensiones de la sala de exploración deberán ser adecuadas para el equipo de acuerdo con las especificaciones de la casa comercial. La ubicación del equipo dentro de la sala debe permitir atender al paciente, como mínimo, por tres lados.

El acceso se delimitará mediante barreras estructurales y carteles que avisarán de la influencia del campo magnético dentro de la sala, limitando claramente el acceso a personas con material o dispositivos que puedan contener material ferromagnético (marcapasos, prótesis, audífonos, etc.).

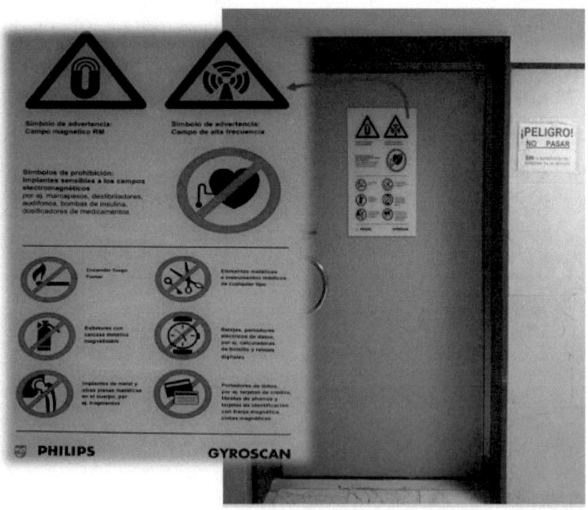

FIGURA 7.9. Carteles de aviso en el acceso a la sala de exploración.

La sala de exploración está protegida por una jaula de Faraday frente a cualquier influencia de radiación electromagnética externa, como por ejemplo las ondas de radio utilizadas en radiodifusión y banda de FM, ya que ambas frecuencias son similares. La jaula de

Faraday es un cerramiento de paredes, suelo, techo, puertas y ventanas mediante placas de aluminio o cobre. Todos los elementos de construcción utilizados no pueden ser ferromagnéticos para evitar alterar el campo magnético e influir en las ondas de RF.

Cualquier canalización que se realice desde el exterior (cableado, circuito de refrigeración, etc.) estará correctamente sellado para mantener eficiente la jaula de Faraday.

El elemento principal de un equipo de RM es el imán, el cual genera el campo magnético estático. Su intensidad puede variar entre 0,1 T a 3 T en el ámbito sanitario, sin embargo, puede alcanzar los 20 T en investigación. Existen diferentes clasificaciones de los equipos de RM atendiendo a criterios de diseño, intensidad y funcionamiento del campo magnético principal como ya se ha explicado.

El equipo de RM favorece la comunicación oral entre técnico y paciente a través del timbre de seguridad y los auriculares, los cuales además contribuyen atenuar el ruido que se produce durante la exploración. En ocasiones también es posible un control visual del paciente con una cámara instalada en el interior del túnel.

Existen circunstancias en las que es necesario realizar la RM con anestesia o sedación. Será necesaria la presencia de un médico anestesiólogo durante la exploración. Los equipos de anestesia y monitoreo que se vayan a utilizar dentro de la sala de exploración deben ser compatibles. No deben tener componentes ferromagnéticos para no alterar la imagen de RM, ni verse comprometido su correcto funcionamiento. Se ubicarán lo más alejados posible del campo magnético, y se recomienda no movilizarlos una vez iniciado el estudio por cuestiones de homogeneidad del campo magnético.

Es necesario que haya tomas de oxígeno, vacío y protóxido (sistema de anestesia) para proporcionar asistencia aquellos pacientes que lo necesiten.

En un lugar visible se encuentra el interruptor de emergencia de bajada del campo magnético. Solo se utilizará en caso de riesgo vital, ya que volver a restablecerlo conlleva un considerable coste económico.

A) Bobinas (antenas)

Las *antenas o bobinas de gradiente* (gradientes), alojadas dentro del *gantry,* producen un campo magnético adicional al campo magnético principal que se traduce en una variación

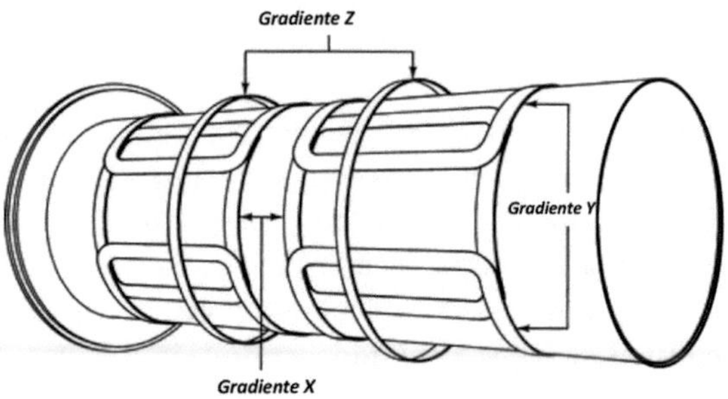

FIGURA 7.10. Representación esquemática de las bobinas de gradiente.

de la intensidad de dicho campo en una dirección espacial, definiendo un plano y grosor de corte. Son necesarias dos bobinas de gradiente por plano para producir la variación del campo en una dirección, por tanto, son necesarias seis bobinas para graduar el campo en las tres direcciones del espacio.

Las *bobinas de gradiente* están alojadas dentro del *gantry*, generan un campo magnético mil veces más pequeño que el campo magnético principal para seleccionar el plano y grosor de corte. Los núcleos que están bajo la influencia de ese campo de gradiente precesan a una frecuencia diferente delimitando de esta manera la zona de estudio. Los gradientes se activan y desactivan muy rápidamente, con pulsos de radiofrecuencia cuya duración es del orden de milisegundos. Esta rápida conmutación de los gradientes produce vibración en las bobinas de gradientes y en su soporte, causando el ruido característico de la RM.

El *sistema de radiofrecuencia* está compuesto por dos tipos de antenas o bobinas encargadas de la emisión y recepción de la señal de radiofrecuencia y tienen diferente ubicación:

- *Antena de cuerpo o gantry.* Se encuentra alojada en el interior del *gantry*. Su diseño en forma de cilindro favorece la producción de pulsos de RF de manera uniforme y homogénea, además de tener la capacidad de generar un campo magnético perpendicular (B_1) al campo principal B_0. Esta antena, generalmente, es la encargada de emitir la señal cuando se utilizan antenas externas para la recepción de la señal de los tejidos. También es necesaria su utilización para estudiar zonas del cuerpo de gran longitud, como por ejemplo el abdomen, cuando no se dispone de bobinas específicas de gran cobertura. En este último caso actúa como emisora y receptora.

  También se dispone de *antenas externas* que pueden ser transmisoras y receptoras, aunque lo habitual es que solo sean receptoras. Se colocan directamente sobre el paciente, presentan diferentes tamaños y diseño en función de la zona que se vaya a estudiar. Tienen menor capacidad de detección en profundidad de la señal y son menos homogéneas que la antena de cuerpo. Sin embargo, tienen mejor relación señal/ruido, aspecto determinante para obtener imágenes con mejor resolución. La utilización de estas antenas supone un procesamiento de la señal complejo que requiere de convertidores analógico-digitales y un espectrómetro para recibir y analizar la señal.
- Si se dispone de antenas externas específicas para determinadas zonas anatómicas, es recomendable su utilización porque permite colocar la estructura a estudiar lo más próxima posible a la bobina. La calidad de la imagen depende en gran medida de una óptima colocación de la antena.

Durante la emisión del pulso de RF se pretende conseguir una excitación lo más homogénea posible de la zona a estudiar, mientras que durante la recepción se capta la señal procedente de los tejidos que han sido excitados. Esta señal es muy débil, por lo que la bobina encargada de recibir la señal debe tener la mejor relación señal/ruido y disponer de un amplificador de señal para su posterior cálculo y representación de la imagen.

La potencia de emisión de RF se determina en función del peso del paciente y de la antena emisora, para obtener los ángulos de excitación deseados. La ganancia del receptor también se ajusta para recibir una óptima señal de la zona a explorar.

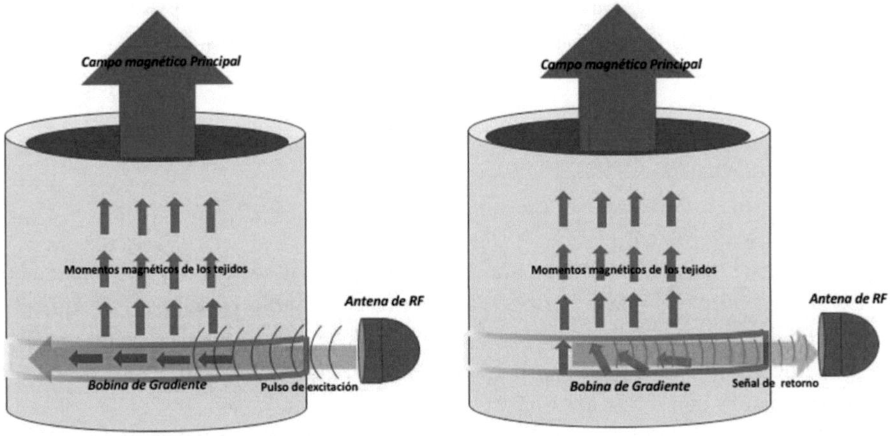

FIGURA 7.11. Representación esquemática del funcionamiento de las antenas y los gradientes.

B) Elementos de inmovilización y posicionamiento

La adquisición de imágenes de calidad en RM requiere de una total inmovilidad por parte del paciente. Por esta razón se prestará especial atención en proporcionar una posición confortable durante la realización de la exploración.

En la sala de exploración se dispone de diferentes elementos para este fin como por ejemplo cuñas, rodillos, sábanas, almohadas, etc. que se adapten a la anatomía del paciente.

Los materiales con los que se construyen las bobinas son muy variados en función de su especificidad. La mayoría cuenta con una parte rígida que da soporte a la propia bobina, y una parte más blanda que la recubre en la zona de contacto con el paciente. De esta manera posibilita la colocación del paciente de una manera más cómoda.

También es necesario una serie de elementos de sujeción e inmovilización que ayuden al paciente a mantener la posición sin moverse. Cintas de sujeción de diferentes tamaños y los sacos de arena, son elementos de gran utilidad para una correcta colocación de las bobinas y paciente.

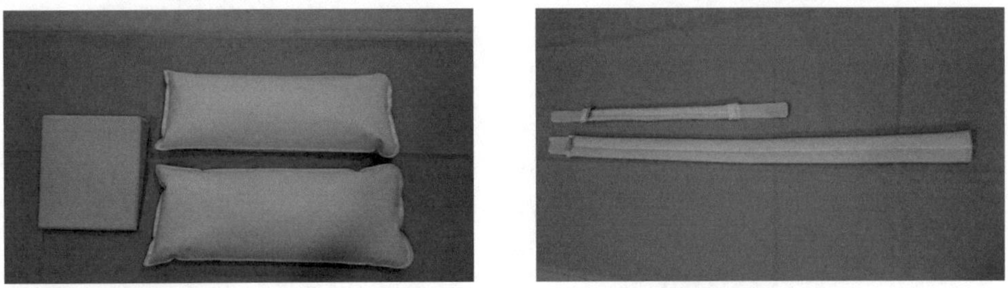

FIGURA 7.12. Cintas de sujeción, sacos de arena y cuñas de espuma.

Existe material de traslado para pacientes con dificultad de movilidad: tablas de PVC para el traslado de la cama del paciente a la camilla de exploración, así como una camilla portátil compatible con la RM.

C) Material básico

- Material de higiene

  Es el material utilizado para cumplir las normas básicas de higiene. Está compuesto principalmente por batas de tela (o desechables) y calzas, para que el paciente se cambie de ropa en la cabina antes de entrar en la sala de exploración. Se utilizarán sábanas para cubrir las antenas y camilla de exploración, las cuales se cambiarán con cada paciente.

  La sala de exploración contará con guantes de látex o vinilo y contenedores de material desechable.
- Material sanitario y emergencia

  Dentro de la sala de exploración solamente debe estar el material sanitario imprescindible. Se dispondrá de manera ordenada en cajas clasificadoras debidamente identificadas. El material básico mínimo que debe estar disponible dentro de la sala es: esparadrapo, gasas, alcohol de 70º, antiséptico (povidona yodada), jeringas de diferentes tamaños (2, 5, 10, 20 y 50 cc), agujas (intravenosas e intramusculares), catéteres (abocat), llaves de tres pasos, manguito para medir la tensión arterial, mascarillas y gafas de oxígeno.

  En la sala de preparación del paciente se dispondrá de mayor cantidad de material como por ejemplo: viales de contraste intravenoso y oral, sistemas de suero, medicación (adrenalina, actocortina, atropina, urbasón, polaramine, válium, buscapina, etc.), electrodos de ECG, sensor de frecuencia respiratoria, carro de parada o anestesia con ambú y desfibrilador. Este material forma parte del carro de parada.

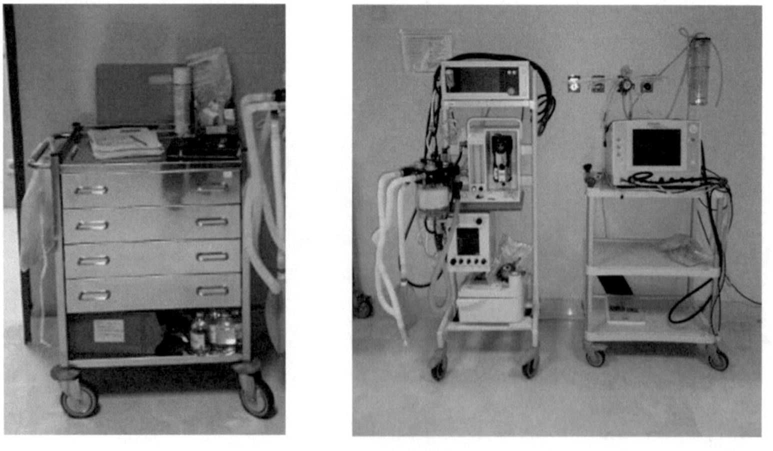

FIGURA 7.13. Carro de parada. Carro de anestesia y equipo de monitorización.

- El carro de parada es una estructura portátil formada por diferentes cajones y bandejas en las cuales se encuentran medicamentos y dispositivos necesarios para proporcionar asistencia rápida ante una parada cardiorespiratoria u otra emergencia médica. Su contenido en RM es similar a los habituales, debemos tener especial cuidado con su compatibilidad dentro de la sala. Por precaución deberán estar siempre fuera de la sala de exploración, pero lo más próximo posible a la misma.
- Carro de anestesia

  La inducción de una anestesia general consiste en provocar en el paciente, de manera controlada y reversible, un estado de depresión del sistema nervioso central, pérdida de conciencia y reflejos, sensibilidad táctil, así como relajación muscular.

  El carro de anestesia es un conjunto de elementos que sirven para administrar los gases medicinales y anestésicos durante la anestesia. El paciente puede ser mantenido en ventilación espontánea o controlada. El equipo de anestesia estará conectado a la fuente de suministro fija en la pared, la cual le proporciona el gas comprimido para crear una mezcla de gas de volumen y composición determinada.

  Cuenta con un sistema de monitorización de funciones vitales, sistemas de alarma y protección. Dispone de un sistema complejo de control de flujo y presión, lo cual hace necesario un médico anestesiólogo para su manejo seguro.

  Conviene comprobar con regularidad el correcto estado y funcionamiento de la toma de oxígeno, sistema de aspiración, dispositivos utilizados en anestesia y carro de parada.

D) Bomba de inyección de contraste

Dentro de la sala de exploración también se encuentra el inyector mecánico de contraste. Algunos protocolos de exploración requieren sincronizar la inyección de contraste y la adquisición de imágenes. En este caso el contraste se carga en un sistema de inyección para su posterior administración vía intravenosa. Es posible seleccionar el flujo y el volumen de contraste a inyectar atendiendo a las indicaciones del radiólogo.

7.6. Estado del paciente

Durante todo el tiempo que el personal técnico esté en contacto con el paciente, proporcionará una atención humanizada y personalizada a través de una comunicación efectiva y cordial. Se debe prestar especial cuidado tanto al lenguaje verbal, lo que se dice y cómo se dice, como al lenguaje gestual, el cual también transmite mensajes positivos o negativos.

La entrevista de seguridad se realizará en la sala de preparación del paciente proporcionándole las explicaciones y aclaraciones necesarias, y se le hará partícipe de la importancia que tiene su colaboración para el éxito de la prueba. Sin embargo, dicha colaboración estará condicionada por el estado físico, psíquico y la edad. Si las características del paciente lo condicionan para permanecer inmóvil durante la exploración, será necesario evaluar la posibilidad de realizar la RM con anestesia o sedación. En este momento se recogerá el consentimiento informado cumplimentado por el paciente. El médico peticionario debería haber entregado este documento previamente al paciente cuando le solicitó la exploración.

A continuación, y respetando su intimidad, se le darán instrucciones para cambiarse de ropa y quitarse los objetos metálicos en la cabina. En ella encontrará batas desechables y calzas. Se aconseja retirar cualquier tipo de maquillaje para evitar irritación de la piel y artefactos en la imagen.

Finalmente, accederá a la sala de exploración acompañado del técnico, el cual realizará una inspección visual del paciente, y se asegurará de que ha seguido correctamente las instrucciones dadas.

Una vez dentro de la sala del imán, se procederá a la colocación de la antena y el paciente en la posición adecuada. Es de vital importancia que esté cómodo y pueda permanecer sin moverse todo el tiempo que dura la adquisición de imágenes. El tiempo de exploración es variable.

Si la zona de estudio se encuentra en el tórax o abdomen, será necesario colocar dispositivos de sincronismo cardiaco y/o respiratorio. Además, se instruirá al paciente para realizar apneas durante la realización de algunas secuencias.

Además de advertirle del ruido que produce la máquina, se proporcionarán auriculares o tapones para amortiguarlo. También se le dará un timbre que podrá usar en caso de no encontrarse bien o necesitar comunicarse con el técnico. Para que esté más tranquilo, le informaremos de que en todo momento estará vigilado visualmente por el técnico que realiza la exploración desde la sala de control. Esto es posible gracias a una ventana de cristal y/o monitor de videovigilancia que transmite una imagen constante. También se dispone de un intercomunicador que permite comunicación oral.

Habitualmente la RM no requiere de una preparación previa, aunque en ocasiones será necesario acudir en ayunas por si fuera necesario inyectar contraste intravenoso. Para algunas exploraciones abdominales (entero RM, uro RM, etc.), tendrán que realizar una preparación específica.

La inyección de contraste i.v. se realizará en un momento determinado de la exploración en función del protocolo de estudio. Durante y después de la inyección de contraste, hay que prestar atención a cualquier tipo de reacción alérgica que pueda producirse.

Una vez finalizada la exploración, se sacará al paciente del túnel y se le ayudará a incorporarse. Antes de ponerse de pie, debe permanecer un momento sentado en la mesa de exploración para garantizar que se encuentra bien. En ocasiones, permanecer tumbado, el ruido y estar en ayunas, hace que los pacientes se encuentren un poco aturdidos y puedan sentir un leve mareo al incorporarse bruscamente. Hay que acompañarle a la cabina e indicarle que se puede vestir.

Cuando haya terminado, le informaremos de que los resultados se enviarán al médico peticionario y le indicaremos que ya puede marcharse.

7.6.1. Ansiedad y claustrofobia. Definiciones

Algunas personas sufren ansiedad a la hora de enfrentarse a una prueba de RM. La ansiedad se puede considerar como una respuesta normal y adaptativa ante la percepción de una amenaza, real o imaginaria, en la que el organismo se prepara para reaccionar ante una situación de peligro. Cuando se experimenta ansiedad ante un estímulo específico (ascensor, avión, oscuridad, etc.) suele denominarse "miedo".

Las sensaciones más comunes que puede tener el paciente durante la realización de la exploración son palpitaciones, sudores, náuseas y malestar general.

Cuando el paciente accede a la sala de exploración y es introducido dentro del imán para iniciar la adquisición de imágenes, también existe la posibilidad de que sienta claustrofobia. La claustrofobia se define como el miedo intenso a permanecer en un espacio cerrado. Realmente no suelen tener miedo a la situación en sí misma, sino a las posibles consecuencias negativas de estar en ese lugar.

Algunos de los síntomas de la claustrofobia son comunes a la ansiedad, no obstante, en la claustrofobia podemos añadir también: falta de aire, hiperventilación, temblor, mareo, dolor u opresión en el pecho, etc.

Todos estos síntomas se ven reducidos si el paciente previamente es informado del procedimiento, realiza técnicas de respiración y relajación (tanto antes como durante la exploración), y si está acompañado de un familiar cuando se encuentra dentro del túnel.

7.6.2. Alergias

Algunos procedimientos de RM requieren la administración de un medio de contraste que aumenta la señal de los órganos estudiados y facilita la interpretación de las imágenes. En estos casos, es necesario explicar al paciente lo que se va hacer y asegurase de que lo ha entendido.

Los agentes de contraste habituales pueden administrase por vía oral o intravenosa.

Hay que revisar la historia del paciente para conocer: función renal, reacciones adversas previas a los medios de contraste, o si presenta alergia algún medicamento. También es necesario comprobar que el contraste esté en buenas condiciones. Es recomendable que el paciente esté en ayunas.

- Si la administración es oral, hay que indicarle cómo tomarlo correctamente (cantidad y tiempo).
- En caso de ser administrado por vía endovenosa, hay que canalizar una vía con cánula de plástico tipo "Abbocath". Preferentemente se utilizará la parte anterior del antebrazo próxima a la flexura del codo. Antes de la inyección de contraste, se comprobará su permeabilidad inyectando 20 cc de suero fisiológico (isotónico) de forma manual en embolada. Durante la inyección de contraste, se observará el estado del paciente, permaneciendo alerta ante cualquier signo de reacción alérgica. Al finalizar la misma, se comprobará la ausencia de extravasación y el correcto estado del paciente.

La retirada de la vía es aconsejable realizarla cuando el paciente esté vestido y se disponga a abandonar el servicio de RM. De esta manera podrá comprimir de manera constante, durante 5 minutos, la zona de punción para evitar la aparición de hematoma.

Las reacciones adversas a los agentes de contraste pueden clasificarse en función de su gravedad en:

A) Leves

Náuseas, vómitos, sofocos, microurticaria, dolor en la zona de inyección, rash cutáneo no-articular. No suelen precisar tratamiento.

B) Moderadas

Prurito, urticaria, cefalea, dolor torácico y abdominal, broncoespasmo, angioedema, fiebre y pérdida de conciencia.

Responde bien al tratamiento.

No se considera una situación de riesgo vital.

C) Severas

Convulsiones, *shock,* edema de glotis y pulmonar, arritmia y parada cardio-vascular.

Se considera situación de riesgo vital.

7.6.3. Pacientes con características especiales

Son pacientes que requerirán atención y cuidados especiales durante el tiempo que permanezcan en la RM.

A) Pacientes con oxigenoterapia

La oxigenoterapia es la administración de oxígeno a una concentración mayor que la existente en el aire ambiente (21 %) para evitar una saturación de oxígeno en sangre menor de 92 % (hipoxemia). Durante la realización de la RM, el paciente podrá continuar con el tratamiento de oxigenoterapia prescrito por su médico, si fuera necesario. La técnica para administrarlo será la siguiente:

- Realizar higiene de manos.
- Conectar el caudalímetro a la fuente de suministro de oxígeno de la pared y comprobar su correcto funcionamiento abriendo la rueda de control. Bajo ningún concepto se podrá introducir dentro de la sala de exploración una botella de oxígeno.

- Conectar el humidificador al sistema de administración de oxígeno.
- Atendiendo a la prescripción hecha por el médico, se regulará el flujo (litros/minuto).
- Colocar el sistema de administración de oxígeno al paciente. Los sistemas de bajo flujo utilizados son: gafas nasales/cánulas (1 a 4 litros/minuto) o mascarilla con reservorio (superior a 7 litros/minuto para mantener la bolsa inflada). Respecto al sistema de alto flujo, se podría utilizar mascarilla sistema Venturi.
- El sistema de conexión debe ser lo suficientemente largo para cubrir la distancia desde la conexión de la pared, y la posición del paciente en el interior del túnel.

B) Pacientes sondados

No se puede olvidar que los pacientes pueden tener colocados distintos tipos de sondas en su cuerpo. Aunque la mayoría de las sondas son perceptibles a simple vista, en caso de sospecha se deberá preguntar al paciente o, de manera poco invasiva, hacer una prospección. Siempre es necesario asegurarse de la compatibilidad entre la sonda y la RM.

- Sonda vesical. Consiste en una sonda que va desde la vejiga hasta una bolsa exterior de almacenamiento de orina. Durante la colocación del paciente y la realización de la prueba, hay que pinzar la sonda para evitar que el contenido de la bolsa pase al interior del paciente.
- Sonda nasogástrica. Es una sonda que se introduce por la nariz y llega hasta el estómago permitiendo la alimentación del paciente. No debe colocarse al paciente totalmente en decúbito supino por riesgo de broncoaspiración. Es necesario colocar al paciente con cierta incorporación.
- Gastrostomía. Es un tubo o sonda de alimentación implantada directamente en el estómago con un extremo anclado a la piel del paciente.

C) Pacientes inconscientes

Son pacientes que tienen alterada la capacidad de mantener un control motor voluntario sobre su cuerpo, impidiéndole mantener un contacto verbal con el medio y ausencia de respuesta a estímulos sensoriales.

Requerirán monitorización de constantes vitales con material de soporte compatible con la RM.

D) Pacientes inmovilizados y politraumatizados

Algunos pacientes, por diferentes motivos (accidente, enfermedad terminal, etc.), se ven obligados a permanecer inmóviles en cama o silla de ruedas. La movilización de estos pacientes se hará con todo el personal necesario para colocarlo en la mesa de exploración. En el caso de estar encamado, es recomendable utilizar una tabla de PVC para hacer el traslado a la mesa de exploración.

Un paciente politraumatizado puede ver comprometida su vida por alguna de sus lesiones o que estas le produzcan secuelas irreversibles. Se debe prestar especial cuidado para realizar una correcta movilización que no agrave las lesiones del paciente.

En ambos casos utilizaremos todos los recursos disponibles para colocar al paciente de la manera más confortable y que posibilite la realización de la exploración.

En algunas ocasiones no es posible colocar determinadas antenas externas, realizándose la adquisición de imágenes con la antena de cuerpo ubicada en el *gantry*.

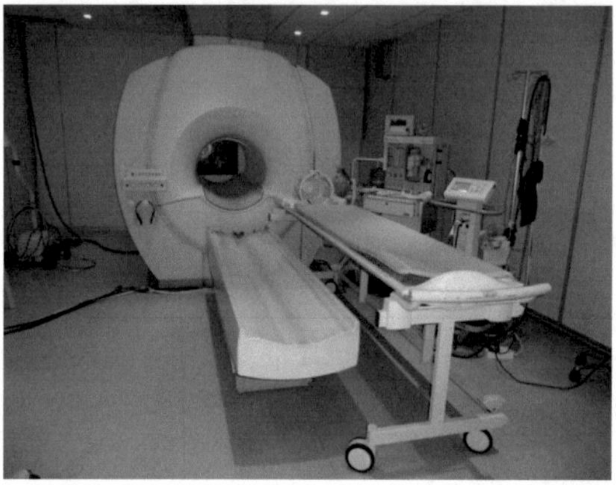

Figura 7.14. Camilla de traslado compatible con RM.

E) Pacientes pediátricos

Teniendo en cuenta las peculiaridades de la prueba y las características del paciente pediátrico, en ocasiones se puede hablar de una preparación del paciente en tres momentos distintos para ayudarle a afrontar la prueba cuando se realiza sin anestesia.

- Antes: explicar con antelación al paciente pediátrico en qué consiste la prueba, darle la oportunidad de visitar la sala de exploración, escuchar el ruido y realizar técnicas de respiración para controlar la ansiedad, etc., aumentan considerablemente las posibilidades de que la prueba se realice con éxito.
  Al realizar la entrevista de seguridad, hay que dirigirse tanto al paciente pediátrico como a sus familiares. Las explicaciones se darán en un lenguaje sencillo y se le preguntará si tiene dudas o quiere hacer alguna pregunta.
- Durante: el paciente pediátrico podrá estar acompañado de un familiar durante la adquisición de las imágenes. Es recomendable que el técnico le dé refuerzo positivo durante el tiempo que permanece en el túnel, informándole de cómo lo está haciendo y el tiempo que falta.
- Después: al finalizar la exploración, lo felicitaremos por haber conseguido realizarse la prueba. Seguiremos en la línea del refuerzo positivo centrando la información dada hacia sus logros, aunque si se ha movido durante el estudio, se lo comunica-

remos para que la próxima vez intente corregirlo. Esta información se dará desde una perspectiva positiva y optimista.

La edad y las características del paciente pediátrico suelen ser factores que determinan su colaboración para la realización de la RM, y es necesario realizarla bajo anestesia con bastante frecuencia.

F) Pacientes obesos

El diseño de la RM y las dimensiones del túnel limitan el tipo de pacientes que pueden realizarse la exploración. Aquellos pacientes cuya morfología impide que puedan ser introducidos dentro del túnel deben consultar la posibilidad de realizarse la prueba en una RM abierta. En su diseño, el *gantry* presenta una apertura lateral donde la mesa de exploración se desplaza lateralmente para colocar al paciente en su interior.

Se tendrá siempre en cuenta el límite que soporta la camilla en la que se coloca al paciente (habitualmente, 125 kg) y las diferentes opciones de posicionamiento (pies primero, colocación de los brazos, etc.) para realizar la prueba sin riesgo para el paciente.

G) Pacientes embarazadas

Realizar una exploración de RM a una paciente embarazada no es habitual. El médico peticionario, la paciente y el radiólogo evaluarán el riesgo-beneficio de la realización de la misma. Se informará a la paciente de los posibles riesgos y se entregará un consentimiento informado específico. La exploración durará lo menos posible y se ajustarán algunos parámetros para reducir el SAR *(Specific Absortion Rate)* en las secuencias. El calor excesivo puede provocar alteración morfológica o funcional al feto.

Se evitará realizarla en el primer trimestre de embarazo debido al riesgo general de aborto espontáneo. Tampoco se utilizará contraste intravenoso (gadolinio) debido a que atraviesan la placenta y se incorporan a la circulación fetal.

La paciente debería comunicar al técnico durante la entrevista de seguridad la posibilidad de estar embarazada. Esta pregunta ha de realizarse en privado para respetar la intimidad de la paciente y garantizar una respuesta sincera.

7.7. Prevención de riesgos laborales

La Ley de Prevención de Riesgos Laborales 31/1995, del 8 de noviembre, promueve la seguridad y salud de los trabajadores desarrollando las medidas y actividades necesarias para prevenir cualquier riesgo o daño derivado de la actividad laboral.

Por daños derivados del trabajo, se entienden aquellas enfermedades, patología o lesiones sufridas en el trabajo. Las condiciones laborales deberán minimizar los posibles riesgos para la seguridad y salud del trabajador.

7.7.1. Riesgos potenciales de la RM

Los pacientes y profesionales que están en contacto con equipos de RM, además de estar expuestos a los riesgos propios del ambiente sanitario (entorno y contacto con pacientes), se ven afectados por los siguientes riesgos asociados al manejo de equipos de resonancia magnética que serán desarrollados más adelante.

- Influencia del campo magnético estático (*Fringe Field*).
- Influencia del campo magnético de gradientes.
- Influencia de los campos de radiofrecuencia.
- Exposición a ruidos.
- Exposición a líquidos criogénicos.

El Instituto Nacional de Seguridad e Higiene en el Trabajo (INSHT) establece una serie de recomendaciones sobre la exposición laboral a los campos electromagnéticos. El organismo internacional que inspira estas recomendaciones es el International Commission on No-Ionizing Radiation Protection (ICNIRP) mediante la elaboración de unas guías sobre los límites de exposición a los campos magnéticos (1994). Sin embargo, no existe una ley que regule la interacción del trabajador con los campos magnéticos.

7.7.2. Riesgos derivados de la movilización y traslado de pacientes

La movilización de los pacientes incluye una serie de técnicas para su correcta colocación y movilización, así como su traslado en silla de ruedas, camilla o la propia cama. Estos movimientos deben efectuarse siguiendo unos pasos básicos establecidos con el objetivo de disminuir los riesgos y favorecer la mayor comodidad para el paciente y el personal sanitario.

La mayoría de los pacientes que acuden a realizarse una RM, suelen ser pacientes que pueden moverse por sí mismos. Sin embargo, para aquellos pacientes que tengan alterada su capacidad motriz, seguiremos una serie de pautas para ayudarles o movilizarlos completamente teniendo en cuenta la presencia del campo magnético dentro de la sala de exploración:

- Antes de movilizar al paciente, es necesario conocer su enfermedad o lesión para valorar los medios disponibles y compatibles con la RM.
- Proporcionar al paciente una vestimenta adecuada para la realización de la exploración, realizando el cambio de la misma fuera de la sala de exploración.
- Tener en cuenta el peso del paciente. Si supera nuestras posibilidades, solicitar ayuda a personal sanitario o un compañero.
- Cuando colaboran varias personas en su movilización, acordar quién dirige las maniobras. Se dará una orden única, clara y precisa para que entre todos se realicen los movimientos de manera sincronizada.
- Explicar al paciente los movimientos que vamos a realizar y solicitar su colaboración.
- El traslado del paciente al interior de la sala de exploración deber realizarse en silla de ruedas o camilla compatible con el campo magnético.

8

Aplicación de técnicas de administración de los medios de contraste

La utilización de los medios de contraste incrementa la capacidad diagnóstica de la RM en determinadas exploraciones de manera considerable. Afectan directamente al tiempo de relajación T1 y T2, aumentando el contraste entre los tejidos. Los más utilizados son los que están basados en gadolinio (Gd) de distribución extracelular.

8.1. Clasificación de los medios de contraste

Existen varias clasificaciones posibles de los medios de contraste debido a que pueden tenerse en cuenta diferentes criterios de clasificación:

8.1.1. Contrastes positivos y negativos

Respecto a la intensidad de señal pueden clasificarse en positivos (Gd y Mn), porque aumentan la señal, o negativos (USPIO y SPIO) cuando la disminuyen. Se debe tener en consideración su concentración y potenciación de la secuencia, ya que ambos aspectos afectan a la señal.

8.1.2. Contrastes paramagnéticos y superparamagnéticos

Los medios de contraste administrados vía endovenosa están formados por un componente iónico metálico (responsable del contraste entre los tejidos) y una sustancia quelante. Esta unión es necesaria debido a la toxicidad en estado libre de los iones metálicos.

Atendiendo al metal utilizado como principio activo y su comportamiento ante el campo magnético principal, los contrastes pueden clasificarse en:

- *Paramagnéticos* (gadolinio y manganeso), refuerzan la señal de los tejidos.
- *Superparamagnéticos* (óxido de hierro), generan una heterogeneidad en el campo magnético local que disminuye la señal.

8.1.3. Contrastes extracelulares no específicos e intracelulares específicos

Según el mecanismo de distribución de los medios de contraste en el organismo pueden ser:

a) *Distribución extracelular,* basados en quelatos de gadolinio. Estos, a su vez, se clasifican en:

- *Lineales o cíclicos*, en función de la configuración de la molécula. Las moléculas cíclicas necesitan menor cantidad de quelato y tienen mayor vida media de disociación, esto suele producir menos efectos adversos.
- *Iónicos o no iónicos,* atendiendo a su carga iónica. Las moléculas iónicas son de mayor estabilidad, en ellas se produce la unión de átomos (a través de la captación de electrones) para formar un compuesto simple, en lugar de fusionarse.

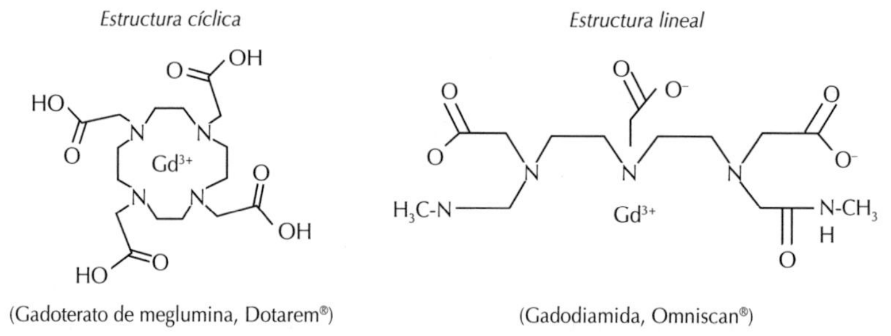

FIGURA 8.1. Estructura molecular de diferentes compuestos de gadolinio.

b) *Distribución intracelular,* cuya base son quelatos de manganeso.
c) *Distribución mixta,* tanto extracelular como intracelular, aunque en ambos casos son basados en gadolinio.

También se pueden añadir dos clasificaciones adicionales que podrían interpretarse como distribución extracelular inespecífica:

a) *Distribución intravascular.* Específicos para *angio-RM* al permanecer en sangre durante mayor periodo de tiempo que los extracelulares inespecíficos.
b) *Contrastes enterales.* Permiten la visualización del sistema digestivo y pueden administrarse por vía oral o rectal.

En momentos puntuales también pueden utilizarse otras vías de administración y medios de contraste, como por ejemplo la utilización de gel ecográfico vía vaginal y/o rectal.

- Clasificaciones de los medios de contraste
  - En función del efecto del contraste sobre la señal
    - Positivos. Aumentan la señal: Gd y Mn
    - Negativos. Disminuyen la señal: *USPIO* y *SPIO*
  - En función del metal utilizado y comportamiento en el campo magnético
    - Paramagnéticos
    - Superparamagnéticos
  - En función del mecanismo de distribución orgánica
    - Extracelular: no específicos
      - En función de la estructura molecular
        - Lineales
        - Cíclicos
      - Atendiendo a su carga iónica
        - Iónicas
        - No iónicas
    - Intracelular: específicos
    - Mixta: extracelular e intracelular

FIGURA 8.2. Diferentes criterios para clasificar los medios de contraste.

8.2. Propiedades y distribución de contrastes por el organismo

Las secuencias realizadas tras la inyección de contraste suelen ser Spin Eco (SE) y Eco de Gradiente (EG) potenciadas en T1, ya que permiten analizar mejor los cambios de intensidad que provocan los medios de contrastes paramagnéticos. Los parámetros de adquisición pueden ser modificados en función de la zona anatómica y características del equipo de RM.

- Las secuencias SE-T1 están indicadas no solo para diferenciar el estado sólido o quístico de una masa, sino también para caracterizar y analizar el alcance de lesiones de naturaleza inflamatoria e infecciosa.
- Las secuencias EG-T1 se realizan en estudios dinámicos ya que tienen mayor resolución temporal que SE. Permite analizar la cinética del contraste en fase arterial, parenquimatosa y tardía. Es necesario adaptar el tiempo de adquisición de las fases en cada exploración. Las secuencias dinámicas preferentemente se obtienen en modo 3D para poder realizar reconstrucciones multiplanares del volumen adquirido.

Ambas secuencias pueden incorporar la técnica de supresión grasa para mejorar la evaluación de la captación de contraste de las lesiones y su extensión.

8.2.1. Positivos de distribución extracelular (gadolinio)

El gadolinio (Gd) es un contraste paramagnético inespecífico del espacio extracelular. Son hidrófilos y no se unen a proteínas ni a receptores. No atraviesan la barrera hematoencefálica (BHE) ni membranas intactas. Tras permanecer un corto periodo de tiempo intravascular, se difunde rápidamente al espacio intersticial y termina excretándose totalmente por vía renal. Su vida media en plasma oscila entre los 15 y 30 minutos, con una eliminación completa del organismo a las 6 h de su administración. Son prácticamente inocuos.

Tiene la capacidad de acortar tanto el tiempo de relajación T1 como T2. Sin embargo, tiene distinto efecto sobre la imagen ya que en las secuencias potenciadas en T1 se produce mayor aumento de la señal que en la potenciadas en T2.

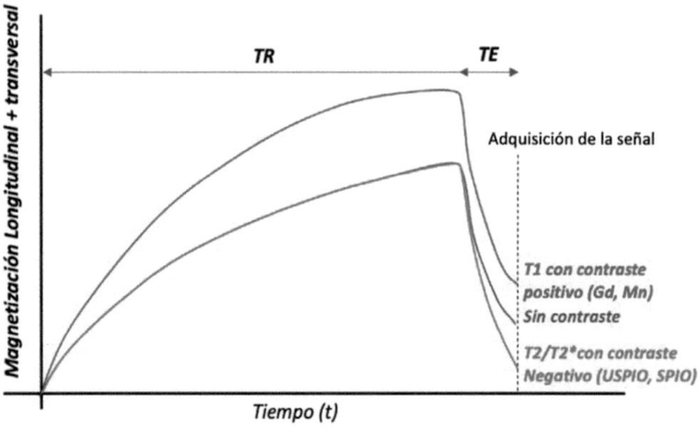

Figura 8.3. Efecto del contraste sobre la magnetización longitudinal y transversal.

Habitualmente, los viales comercializados tienen una concentración de 0,5 M (molar), siendo la dosis de administración de 0,1 mmol/kg de peso, lo cual equivale a 0,2 mL/kg de contraste. Si se duplica la concentración de gadolinio aumenta la señal.

Los agentes de contraste inespecíficos de distribución extracelular basados en el Gd más habituales son los siguientes:

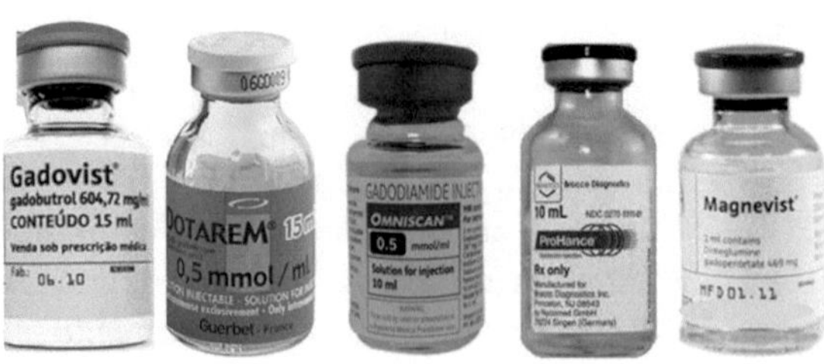

Figura 8.4. Viales de contraste extracelular.

Cuadro 8.1
Agentes de contraste inespecíficos de distribución extracelular basados en Gd

Nombre comercial	*Denominación genérica*	*Observaciones*
Gadovist ®, Shering	Gadobutrol (Gd-BT-DO3A)	No iónico y configuración cíclica.
Dotarem ®, Guerbet	Gadoterate meglumina (Gd-DOTA)	Carga iónica y configuración cíclica. Mayor estabilidad.
Omniscan ®, GE Healthcare	Gadodiamina (Gd-DTPA-BMA)	No iónico y configuración lineal. Menor estabilidad.
Prohance ®, Bracco	Gadoteridol (Gd-HP-DO3A)	No iónico y configuración cíclica.
Magnevist ®, Shering	Gadopentetato de dimeglumina (Gd-DTPA)	Carga iónica y configuración lineal.

8.2.2. Positivos de distribución intracelular y mixta

A) Intracelular

El manganeso (Mn) es un metal paramagnético y, al igual que el Gd, debe ir unido a un agente quelante o ligado para paliar su toxicidad.

Suponen un recurso muy útil en el diagnóstico de lesiones hepáticas y estudios de la vía biliar. Son específicos para RM de hígado ya que son captados parcialmente por los hepatocitos y posteriormente eliminados vía renal y hepato-biliar. También se utilizan en exploraciones de páncreas, glándulas suprarrenales y riñones.

Produce un aumento generalizado de la señal en el hígado sano mientras que las lesiones aparecen con menor intensidad. Disminuye el tiempo de relajación T1, sin embargo, apenas tiene efecto significativo en T2.

El parénquima hepático alcanza su máxima intensidad de señal alrededor de los 15-20 minutos tras la inyección, con una duración posterior de hasta 4 horas. Permite un amplio periodo de adquisición de imagen.

Puede producir una leve sensación de calor durante su administración, que desaparece en pocos minutos.

Está contraindicado en casos de función renal o hepática gravemente reducida, alteración de la barrera hemato-encefálica (BHE), feocromocitoma, enfermedad cardiaca grave, embarazo y lactancia.

Se puede destacar entre los más utilizados:

Cuadro 8.2
Medio de contraste positivo intracelular

Intracelular (hepatobiliar)		
Nombre y casa comercial	***Denominación genérica***	***Observaciones***
Teslaescan ®, GE Healthcare	Mangafodipir trisódico Mn-DPDP	Discrimina entre lesiones de naturaleza hepatocitaria (captan contraste) de las no hepatocitarias, ya sean malignas o benignas. No muy adecuado para exploraciones dinámicas, aunque posibilita estudio morfológico y determinadas alteraciones de la vía biliar al ser eliminado por la bilis. Actualmente no comercializado en España.

B) Mixta (hepatobiliar/extracelular)

El Gd suele ser el medio de contraste más utilizado cuando interesa combinar ambas opciones.

Cuadro 8.3
Medio de contraste positivo de distribución mixta

Mixta (hepatobiliar/extracelular)		
Nombre y casa comercial	***Denominación genérica***	***Observaciones***
Multihance ®, Bracco&Rovi	Gadobenato de dimeglumina Gd-BOPTA	Fue el primer medio de contraste basado en Gd que combinaba las propiedades de los contrastes inespecíficos extracelulares y los contrastes específicos intracelulares conjuntamente en la misma molécula.
Multihance ®, Bracco&Rovi	Gadobenato de dimeglumina Gd-BOPTA	Doble vía de eliminación, principalmente a través de la orina, y en menor proporción por vía biliar. Conlleva un aumento del tiempo de relajación T1. Posibilita la obtención de imágenes dinámicas propias de los contrastes de distribución extracelular (fases: arterial, portal, venosa y equilibrio), e imágenes específicas del hígado y vía biliar. El periodo óptimo de obtención de imagen del parénquima hepático y eliminación de la vía biliar está alrededor de los 40-60 minutos. Carga iónica y estructura lineal. Limitación: no diferencia entre lesiones hepatocitarias malignas y benignas.

[.../...]

Cuadro 8.3. *(Continuación)*

Primovist®, Shering	Gadoxetato disódico Gd-EOB-DTPA	Tiene características similares a *multihance*. Sin embargo, después de las imágenes dinámicas solo hay que esperar 15 o 20 minutos desde la inyección de contraste para obtener imágenes específicas hepatocelulares y de eliminación biliar. Lo que supone una ventaja al poder reducirse el tiempo de exploración.

8.2.3. Positivos de distribución intravascular

Permanecen en sangre más tiempo que el resto de contrastes inespecíficos extravasculares, dando como resultado un incremento de la señal de la sangre en los vasos.

Su tiempo en sangre se incrementa porque el agente de contraste (Gd) se une a la albúmina, evitando su difusión inmediata al espacio intersticial. Además, el tamaño de la molécula de Gd aumenta, lo que provoca un enlentecimiento en su paso a través del entodelio capilar.

Se están desarrollando diferentes contrastes para RM basados en Gd de distribución intravascular que proporcionan una amplia ventana de tiempo para adquirir las imágenes permitiendo mejorar la resolución espacial. Hasta el momento, el resto de contrastes obligaba a sacrificar resolución espacial en virtud de resolución temporal en las secuencias angiográficas.

Es posible realizar una adquisición convencional en fase arterial temprana, y a continuación, una adquisición de mayor resolución espacial en la fase de equilibrio al mantenerse el contraste en los vasos durante mayor tiempo. Es necesario realizar un procesado posterior de las imágenes para separar sistema arterial del venoso y realizar reconstrucciones selectivas con proyecciones de máxima intensidad (MIP).

Las aplicaciones más relevantes de este tipo de contrates son en *fleboangio-RM* y *angio-RM* de cuerpo completo.

Uno de los contrastes que se ha empezado a comercializar es Gadofosveset trisódico. No es metabolizado por el organismo, por lo que se elimina principalmente por orina.

8.2.4. Contrastes enterales (positivos, negativos y bifásicos)

La utilización de la RM para evaluar el tracto digestivo es bastante frecuente en pacientes a los que se intenta minimizar todo lo posible las exploraciones con radiaciones ionizantes, por ejemplo, a pacientes pediátricos, embarazadas y aquellos pacientes jóvenes con enfermedad inflamatoria intestinal que requieren controles frecuentes.

En algunos casos los contrastes pueden ser administrados por vía oral o rectal. En estos estudios el contenido gastrointestinal se mezcla con el contraste y producen una variación de la señal. En ocasiones pueden aparecer artefactos producidos por movimiento intestinal, para minimizarlos se utiliza glucagón y/o escopolamina-buscapina.

Los contrastes enterales se consideran positivos (Gd y Mn) si producen un aumento de la señal. Acortan los tiempos de relajación produciéndose un aumento de la señal en T1. Están indicados para detectar un posible engrosamiento de la pared intestinal en asas patológicas, ya que estas aparecen hipointensas frente a la hiperseñal del contenido dentro del asa. Se pueden utilizar quelatos de gadolinio y manganeso principalmente.

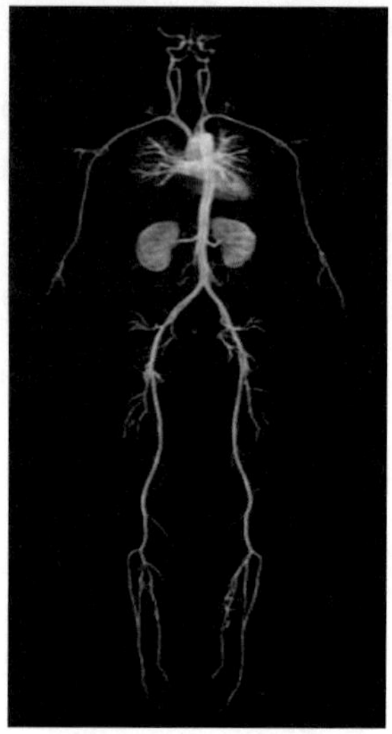

FIGURA 8.5. Angio-RM cuerpo completo.

Si por el contrario se utilizan contrastes negativos (óxido de hierro superparamagnético), también provoca un acortamiento de los tiempos de relajación en T1 y T2, pero en este caso se produce ausencia de señal intraluminal. Las lesiones en la pared intestinal (cambios inflamatorios o neoplásicos) aparecen hiperintensos en secuencias con supresión grasa y contraste endovenoso tanto en potenciación T1 como T2.

Sin embargo, los más utilizados son los bifásicos porque se pueden comportar como positivos o negativos dependiendo de la concentración y/o parámetros de adquisición utilizados. Producirán una intensidad de señal alta en T1 y T2 cuando la concentración del contraste es baja. Y una intensidad de señal baja en secuencias potenciadas en T2 en concentraciones elevadas (similar al óxido de hierro superparamagnético). No hay consenso sobre las proporciones y tipo de contraste a utilizar, siendo lo más habitual un 1200-1500 mL de agua y manitol al 10%. El contraste contribuye a que el agua perdure más tiempo en el tránsito intestinal al retrasar su absorción. El paciente dispone de un margen de tiempo entre 30-60 minutos para ingerirlo en función de su tolerancia.

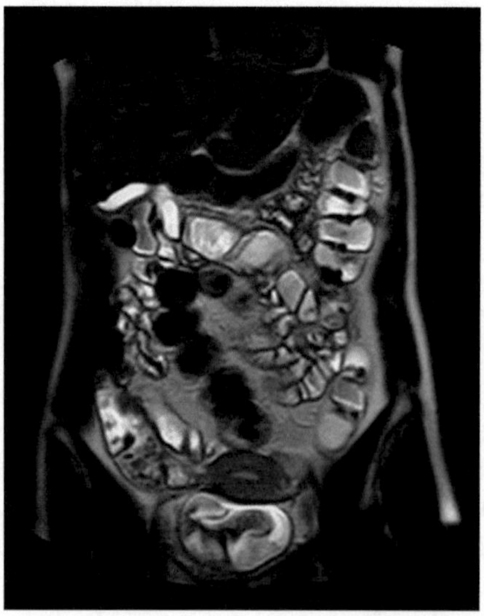

FIGURA 8.6. Entero-RM: Secuencia coronal TSE T2.

8.2.5. Negativos superparamagnéticos

Están compuestos por partículas de óxido de hierro recubiertas de un material biodegradable. Su contenido férrico genera una heterogeneidad en el campo magnético que disminuye la señal en la imagen, por lo que se utilizan secuencias potenciadas en T2 y T2* que evidencian mejor su efecto que en T1.

La vida media en sangre y su distribución en el organismo depende del tamaño de las partículas. Dicho tamaño también se utiliza para clasificarlos:

- USPIO (*Ultrasmall Superparamagnetic Iron Oxide)*
  Partículas de óxido de hierro muy finas, alrededor de 20-50 nm.
  Permanecen más tiempo en sangre. Cuando son fagocitadas se dirigen al hígado, bazo, nódulos linfáticos sanos y médula ósea.
- SPIO (*Superparamagnetic Iron Oxide)*
  Son partículas de óxido superparamagnéticas con un tamaño superior a 50 nm.
  Cuando se encuentran en el torrente sanguíneo, son fagocitadas rápidamente por las células SER *(Kupffer)* y eliminadas de la sangre aproximadamente en una hora. Su vida media es de 5 a 15 minutos. También tienen mayor efecto sobre las secuencias potenciadas en T2 que en T1.

8.3. Vías de administración e indicaciones de uso

El médico radiólogo decidirá la necesidad de administrar un medio de contraste considerando el riesgo-beneficio que aporta su utilización, así como las posibles alternativas que proporcionen la misma información diagnóstica, y supervisará su administración por parte del TSID o DUE.

El paciente debe autorizar su administración a través de la firma del consentimiento informado, una vez haya conocido por el médico de los posibles efectos adversos al contraste. También se resolverá cualquier duda que tenga al respecto.

Existen varias vías de administración para los medios de contraste utilizados en RM, en función del protocolo de estudio y las indicaciones de la casa comercial.

8.3.1. Vías de administración

Los medios de contraste deben ser administrados de manera segura y correcta para obtener los beneficios que aporta su utilización. Para ello es necesario:

- Poseer una adecuada formación.
- Conocer la manera correcta de administración y los equipos de inyección mecánica.
- Saber aplicar el protocolo de actuación ante una reacción alérgica al contraste. Los contrastes pueden administrarse por vía endovascular (normalmente intravenosa), oral y articular.

A) Administración endovascular

Es necesaria la canalización de una vía endovenosa, excepcionalmente se podría canalizar una vía arterial. Se utilizará para ello un catéter de venopunción del calibre adecuado en función del paciente y flujo necesario para la inyección del contraste. Se desaconseja la utilización de agujas "palomilla" por tener una parte metálica. Una vez canalizada la vía, se inyectará un bolo de suero para comprobar el correcto funcionamiento de la vía. La vía se retirará cuando haya finalizado el estudio, el paciente se encuentre bien y fuera de la sala de exploración. La inyección de contraste puede ser:

- Manual. Se administrará el contraste lentamente mediante una jeringa. Es recomendable inyectar aproximadamente 10 cc de suero después del contraste para asegurar su correcta administración y mantener limpia la vía.
- Inyector mecánico. Se conectará a la vía a través de un sistema de alargadera flexible. Esto posibilita la inyección de contraste sin tener que sacar al paciente del interior del túnel. Consideraciones importantes:
  - El sistema debe estar bien purgado sin burbujas en su interior.
  - No debe haber torsiones ni tensión en el sistema .
  - Asegurarse de que las llaves de paso están abiertas antes de la inyección.
  - Se comprobará la permeabilidad y resistencia de la vía introduciendo suero con el mismo flujo que el inyector.
  - Si se utiliza una vía central, consultar las indicaciones del fabricante.

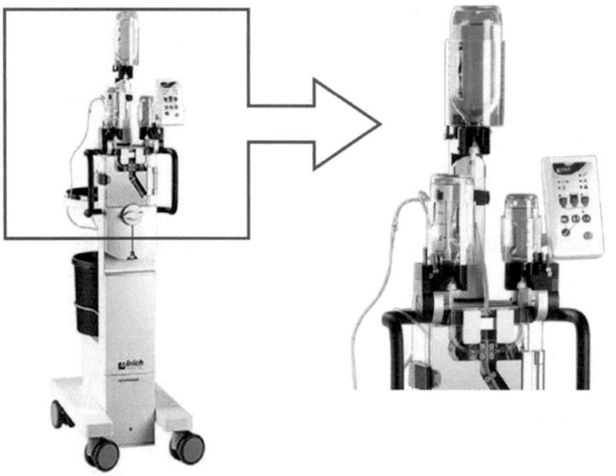

FIGURA 8.7. Inyector mecánico de contraste. Ulrichmedical ®

Este sistema permite inyectar una o varias cantidades determinadas de contraste a un flujo alto, manteniendo el bolo de contraste compacto y homogéneo. Es clave en los estudios dinámicos, perfusión y angiográficos.

Se pueden utilizar jeringas precargadas o cargar el sistema manualmente. La mayoría de los inyectores cuentan con doble cabezal que permite alternar la inyección de contraste con la de suero inmediatamente. De esta manera se asegura la inyección íntegra del contraste evitando la acumulación de restos en el sistema de inyección.

B) Contrastes enterales

La exploración de *entero-RM* se realiza para evaluar el tracto digestivo. Consiste en rellenar el tracto gastrointestinal con un medio de contraste. Como ya se comentó antes, actualmente los más utilizados son los contrastes bifásicos, agua o agua con manitol, con una proporción de 1 200-1 500 mL de agua y manitol al 10 %. De esta manera, se puede diferenciar mejor las estructuras adyacentes al intestino, permitiendo visualizar algunas patologías intrínsecas del mismo.

8.3.2. Indicaciones de uso

A) Medios de contraste de distribución extracelular

En RM clínica se utilizan habitualmente los medios de contraste basados en Gd de distribución extracelular, para mejorar su capacidad de detección y caracterización de diferentes patologías posibilitando un diagnóstico más preciso.

La dosis administrada por vía intravenosa depende de la concentración del contraste. De manera estándar se inyectan 0,2 mL/kg (0,1 mmol/kg) cuando la concentración es 0,5 M (molar.) Sin embargo, en los estudios de angiografía la dosis podrá ser hasta de 0,4 mL/kg (0,2 mmol/kg).

La inyección de contraste puede realizarse de forma manual, o con inyector mecánico a una velocidad de 2-3 mL/s habitualmente, incrementándose hasta 3-5 mL/s en los estudios cardiacos o angiográficos. En cualquier caso, la inyección de contraste se finalizará con 20 mL de suero salino.

Este tipo de contrastes son los más utilizados en la práctica clínica:

- Estudios musculoesqueléticos.

  La utilización de contraste es fundamental para la estadificación tumoral de partes blandas y lesiones pseudotumorales. También es necesario para valorar la respuesta a la quimioterapia neoadyuvante en tumores óseos y detectar el grado de necrosis intratumoral. Además, permite discriminar entre una recidiva tumoral u otro tipo de lesión (hematoma o absceso).

  Otras de las indicaciones a tener presente son el estudio de artropatías infecciosas e inflamatorias, así como patologías articulares más específicas (lesión postoperatoria del menisco de rodilla, fibrocartílago triangular de la muñeca, inestabilidad glenohumeral, síndrome de atrapamiento en el tobillo, etc.).

La realización de artrografía mediante RM de manera directa o indirecta requiere también la inyección de contraste basado en quelatos de Gd, aunque se realice con técnicas diferentes para cada una de ellas.

Existe una tendencia bastante extendida a disminuir la administración de contraste de forma rutinaria, realizándose únicamente cuando es estrictamente necesaria.

- Estudios de abdomen y pelvis.

  La inyección de medios de contraste en este tipo de exploraciones aumenta la capacidad diagnóstica de la RM en la detección y caracterización de lesiones abdominopélvicas.

  El estudio de RM hepatobiliar debe incluir secuencias sin contraste y estudio dinámico con fase arterial, portal, equilibrio y tardía. Está indicada para diferenciar lesiones hepáticas focales benignas (quistes, hemangioma, adenoma, hiperplasia nodular focal y lesiones nodulares hepáticas relacionadas con hepatocarcinoma), lesiones focales malignas primarias (hepatocarcinoma y colangiocarcinoma) y lesiones focales malignas secundarias (metástasis). También permite visualizar la vascularización y sistema de eliminación tanto hepatobiliar como pancreático.

  La RM pancreática se realiza mayoritariamente para la detección de lesiones tumorales y su caracterización. Al igual que en RM de hígado, se realizan secuencias sin contraste y secuencias dinámicas.

  En la exploración de RM renal y vías urinarias se utiliza para caracterizar diversas lesiones (tumores o defectos de perfusión) o evaluación del sistema urinario (urografía). La urografía por RM se presenta como una alternativa a la urografía convencional en pacientes con alteración de la función renal, alérgicos al contraste yodado o paciente pediátrico. Cabe destacar la limitación que tiene la Uro-RM en la detección de litiasis.

  El análisis de las diferentes estructuras alojadas en la pelvis suele requerir la administración de contraste intravenoso para la estadificación de tumores (útero y órganos anejos, vejiga y próstata).

- Estudios de tórax.

  La RM tórax suele estar limitada a la evaluación de diferentes patologías que afectan al mediastino y pared torácica; las lesiones tumorales, la hipertensión pulmonar y enfermedades cardiovasculares son las más frecuentes.

- Estudios de corazón.

  Es una técnica que permite un amplio estudio del sistema cardiovascular con algunas ventajas sobre otros métodos diagnósticos.

  Existen diferentes protocolos de exploración, en ocasiones incluyen secuencias que requieren la administración de contraste intravenoso en bolo o con inyector mecánico: estudios de viabilidad miocárdica y necrosis, caracterización tisular, angio-RM y estudios de provocación de isquemia miocárdica.

Está indicado en cardiopatías congénitas, enfermedades adquiridas de los grandes vasos, enfermedad de arteria coronaria, enfermedades valvulares, y enfermedades del pericardio, miocardio, masas y tumores.

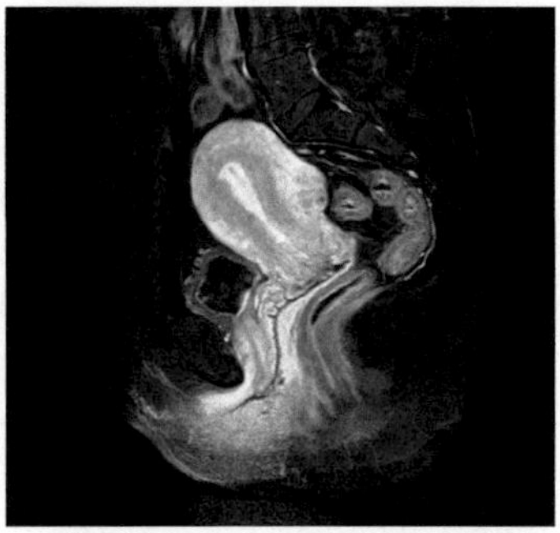

FIGURA 8.8. RM de pelvis. Secuencia TSE T1 SPIR con inyección de contraste (Gd).

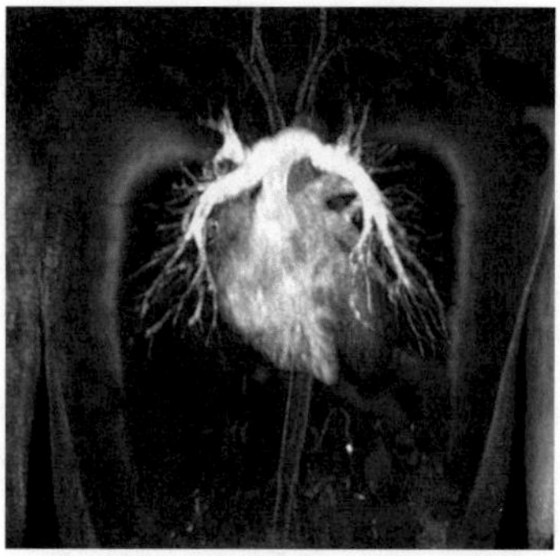

FIGURA 8.9. Angio-RM de venas pulmonares. MIP coronal.

– Estudios de mama.

Es una técnica de diagnóstico complementaria a la mamografía y ecografía, en la detección y caracterización del carcinoma de mama, recidivas y respuesta a quimioterapia neoadyuvante.

Requiere la utilización de secuencias sin y con contraste (dinámicas).

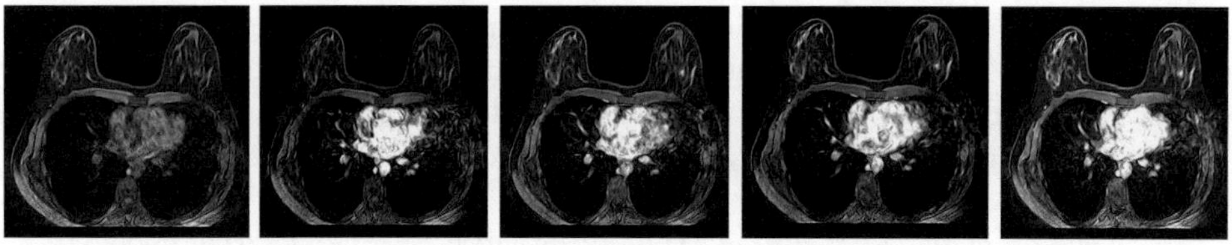

FIGURA 8.10. Secuencia THRIVE adquirida en cinco fases: basal, 1, 3, 4 y 5 minutos respectivamente.

B) Medios de contraste de distribución intracelular y mixta (extracelular e intracelular)

Los medios de contraste de distribución intracelular (hepática), y mixta (intracelular y extracelular) son una herramienta muy útil en el diagnóstico de las lesiones hepáticas y en los estudios de la vía biliar. Mejoran la capacidad de detectar y caracterizar algunas lesiones focales hepáticas. Se utilizan de forma habitual secuencias potenciadas en T1.

Destacan los siguientes agentes de contraste:

- *Mangafodipir trisódico (Mn-DPDP, Teslascan®, GE Healthcare).* Distribución intracelular.

  Solamente captan este tipo de contraste las lesiones que contienen hepatocitos, tanto benignas como malignas (adenoma hepático, hiperplasia nodular focal y hepatocarcinoma principalmente).

  No se puede utilizar en secuencias dinámicas, sin embargo, al ser eliminado a través de la bilis ofrece la posibilidad de estudiar la vía biliar.

  Actualmente no se comercializa en España.
- *Ácido gadobénico (Gd-BOPTA, Multihance®, Braco & Rovi).* Distribución mixta.

  En 1998 se autorizó en Europa, siendo el primer contraste de uso clínico basado en quelatos de Gd que ofrecía las ventajas de los contrastes inespecíficos extracelulares y los específicos intracelulares en la misma molécula. Principalmente destaca su utilidad clínica para realizar estudios hepáticos dinámicos.

  Se caracteriza por aumentar la relajatividad en T1 al tener una interacción débil y reversible con las proteínas plasmáticas, y una doble vía de eliminación (orina y bilis).

  Es posible realizar secuencias dinámicas con fase arterial, portal y venosa, como en los contrastes inespecíficos extracelulares. Además, una fase tardía similar a la de los contrastes específicos intracelulares (Mn-DPDP). La máxima intensidad de señal del parénquima hepático se produce transcurrida una hora desde la inyección de contraste, permaneciendo hasta dos horas. Lo cual proporciona una amplia ventana para la adquisición de imágenes en fase celular.

  Habitualmente se utiliza inyector mecánico para realizar una embolada rápida (2mL/s) de contraste seguida de 20 mL de suero. La dosis más frecuente es de unos 0,1 mL/kg a 0,5 molar.

  Está indicada en estudios de lesiones hepáticas focales, vía biliar y para diferenciar lesiones de naturaleza hepatocitaria de forma tardía. Transcurrida una hora desde la inyección de contraste se produce la máxima intensidad de señal del parénquima hepático. No diferencia entre lesiones hepatocitarias malignas y benignas.
- *Gadoxetato disódico (Gd-EOB-DTPA, Primovist®, Shering). Distribución mixta.*

  Su utilización clínica más común es para la realización de estudios hepatobiliares.

  Presenta similares características, dosis y ventajas del contraste *Gd-BOPTA (Multihance®)*. Sin embargo, en este caso el parénquima hepático alcanza su máxima intensidad de señal aproximadamente a los 20 minutos desde la inyección de contraste aunque se mantienen los mismos tiempos para la adquisición de imágenes en fase arterial, portal, equilibrio y tardía.

  Su principal ventaja sobre otros contrastes de distribución mixta es la realización del estudio en menor tiempo (aproximadamente 25 minutos). Debido a que en este tiempo es posible la adquisición de la fase tardía y la visualización de la vía biliar.

8.4. Efectos adversos de los contrastes usados en RM

8.4.1. Reacciones alérgicas

Las dosis de contraste administradas en RM son bastante bajas si se comparan con los medios de contraste yodados. Por esta razón, la carga osmolar de los medios de contraste basados en Gd no tienen un papel muy relevante en el desarrollo de reacciones adversas. Sin embargo, su toxicidad es mayor que en los contrastes yodados.

Las reacciones por hipersensibilidad se relacionan con determinados factores de riesgo que aumentan la probabilidad de una reacción anafiláctica:

- Alergia. Haber tenido algún episodio previo de alergia al contraste.
- Asma.
- Enfermedad cardiaca significativa.
- Insuficiencia renal.
- Ansiedad. Es aconsejable favorecer un ambiente que ayude al paciente a estar relajado y tranquilo.

Atendiendo al momento en el que se manifiestan los síntomas de una posible reacción al contraste, se pueden clasificar en reacciones inmediatas o tardías.

A) Inmediatas

Son aquellas que se producen en la primera hora desde la inyección de contraste. Su incidencia es bastante baja para las dosis habituales de gadolinio (0,1 a 0,2 mmol/kg). Atendiendo a su gravedad, las reacciones pueden clasificarse en:

Cuadro 8.4
Tipos de reacción alérgica inmediata al contraste de gadolinio

Leves	Son la mayoría de las reacciones que se producen (0,07 % y el 2,4 %). Incluyen sensación de frío o calor, náuseas con o sin vómitos, cefalea, mareos, urticaria y picor.
Moderadas	Son menos frecuentes que las leves (0,004 % - 0,7 %). Los síntomas más habituales son vómitos severos, urticaria marcada, broncoespasmo, edema laríngeo y crisis vasovagal.
Graves	Son bastante menos frecuentes (0,001 % - 0,1 %). Se incluyen en esta clasificación el *shock* hipotensivo, parada cardiorespiratoria y convulsiones.

Para prevenir reacciones adversas inmediatas es aconsejable conocer algunos factores que aumentan la probabilidad de que se produzcan:

- Haber tenido una reacción previa a compuestos de Gd. La segunda reacción puede ser incluso de mayor gravedad.
- Haber presentado una reacción adversa por hipersensibilidad inmediata a contrastes yodados.
- Pacientes con alergias alimentarias o medicamentosas.
- Pacientes asmáticos.

La precaución con pacientes de riesgo es, principalmente, la reorientación de la prueba diagnóstica para evitar la administración de Gd. En caso de ser imprescindible su administración, se recomienda utilizar un compuesto diferente al que provocó la reacción adversa.

B) Tardías

Se consideran reacciones tardías cuando los síntomas se producen entre la primera hora y una semana desde la inyección de contraste. Cuando la sintomatología se produce después de una semana, son consideradas como muy tardías.

En ambos casos, el tipo de reacción que se produce es la Fibrosis Sistémica Nefrogénica (FSN). Actualmente no tiene un tratamiento efectivo, aunque una mejora en la función renal del paciente puede reducir la progresión de la enfermedad. Se describe en el año 2000 como una enfermedad que produce aumento de formación de tejido conectivo en la piel y puede extenderse de forma sistémica afectando a diferentes órganos (pulmones, hígado, corazón y músculos), en pacientes con insuficiencia renal grave. En el año 2006 se empieza asociar a la administración de contraste de Gd en pacientes con insuficiencia renal. La clínica que puede presentar el paciente es un engrosamiento y rugosidad de la piel en algunas zonas del cuerpo, disminución de la movilidad articular, debilidad y contracturas musculares.

Se desconoce con exactitud el mecanismo fisiopatológico por el cual los contrastes basados en Gd favorecen el desarrollo de esta enfermedad. Parece estar relacionado con las propiedades fisicoquímicas y estabilidad de los contrastes, ya que puede producirse un aumento de la cantidad de Gd libre en la circulación que finalmente se depositaría en los tejidos e inducir la FSN.

La agencia española del medicamento publica en el año 2009 una clasificación de los medios de contraste en función del riesgo que tienen de provocar la FSN:

Cuadro 8.5
Clasificación de medios de contraste en función del riesgo de provocar FSN

Riesgo alto	*Magnevist®, Optimark®, Omniscan®*
Riesgo medio	*Vasovist®, Primovist®, Multihance®*
Riesgo bajo	*Dotarem®, Prohance®, Gadovist®*

Teniendo en cuenta algunos factores de riesgo como la insuficiencia renal grave, aguda o crónica, determinadas patologías vasculares (alteraciones en la coagulación, trombosis venosa profunda o haberse sometido recientemente alguna cirugía vascular) o disfunción reciente de un injerto renal, se establecen una serie de recomendaciones:

- Contraindicado administrar contrastes de riesgo alto a pacientes con insuficiencia renal severa (tasa de filtración glomerular < 30mL/min/1,73 m^2), o aquellos que se han sometido o van a recibir un trasplante hepático o renal.
- Contraindicación de administrar contraste de riesgo alto en pacientes que van a recibir o ya han tenido un trasplante hepático o renal.
- Contraindicación para administrar contraste de riesgo alto en niños menores de 1 año ya que tienen una función renal inmadura.
- Precaución en pacientes mayores de 60 años, con hipertensión y diabetes por riesgo a que la función renal se deteriore.
- Valoración del riesgo-beneficio en pacientes cuya tasa de filtración glomerular es menor que 30 mL/min/1,73 m^2. No superar la dosis de 0,1 mmol/kg.

Se recomienda encarecidamente utilizar siempre la menor dosis posible y nunca superior a los 0,2 mmol/kg de peso. Tampoco dos o más RM con contraste en una misma semana. La RM en pacientes de hemodiálisis, sería conveniente lo más próxima posible a la siguiente sesión.

8.4.2. Situaciones especiales: embarazo y lactancia

Actualmente no existe información suficiente que asegure la inocuidad de los medios de contraste durante el embarazo. Se aconseja evitar la administración de quelatos de Gd a mujeres embarazadas ya que atraviesan la barrera placentaria y pasan al interior del organismo del feto. Exclusivamente se utilizará cuando no se pueda sustituir por otra prueba diagnóstica, y se haya valorado el riesgo-beneficio que supone. Será necesario que la paciente autorice su administración.

La naturaleza hidrosoluble de los contrastes de Gd hace que menos de 1% del contraste administrado pueda pasar a la leche materna. Además, menos del 1% del contraste que pueda ingerir el lactante será absorbido en el tubo digestivo. A pesar de ello, algunos autores y las propias casas comerciales de los agentes de contraste recomiendan suprimir la lactancia durante 24 horas.

8.5. Equipos de administración automática de contrastes

La administración puede realizarse de forma manual (en bolo) o con inyector mecánico. El estado del paciente, vía de acceso y tipo de examen, determinarán el procedimiento más adecuado. Cada protocolo de estudio de RM tiene sus propias especificaciones respecto al volumen, velocidad, fases y duración de administración del contraste. Es necesaria su coordinación con la adquisición de imágenes. Los equipos de inyección automática deben ser compatibles con el equipo de RM. Componentes principales:

- Soporte.
- Sistema de inyección con una o dos jeringas independientes para la inyección de contraste y suero. Conectores flexibles de plástico desde las jeringas hasta el catéter de venopunción del paciente.
- Panel de control dentro y fuera de la sala.
- Sistema de conexión a la red eléctrica y panel de control remoto.

Cada vez son más utilizados porque proporcionan una inyección homogénea y continua de contraste. Se puede seleccionar detalladamente la dosis, caudal y fases de administración de contraste y suero. El control remoto desde fuera de la sala de exploración hace que no sea necesaria la presencia física en su interior durante la inyección.

Su utilización no está libre de riesgos. Hay mayor probabilidad de extravasación por el flujo de inyección y la falta de supervisión personal (visual o táctil) durante la misma. Tanto las jeringas como los sistemas de conexión deben estar correctamente purgados de aire para no provocar una embolia gaseosa. Deben mantenerse perfectamente limpios y utilizar el material estéril necesario para evitar infecciones y contagios.

Se debe prestar especial cuidado al caudal cuando se utiliza una vía central para inyectar el contraste. Se limpiará y comprobará su permeabilidad al finalizar la exploración.

8.6. Equipos y fármacos de emergencia

Una emergencia médica debe ser atendida por un médico para decidir sobre los fármacos, oxigenoterapia y sueroterapia que se debe administrar al paciente. Así como la utilización de equipos específicos de reanimación para realizar las maniobras de RCP avanzada si fuera necesario. El carro de emergencias debe estar ubicado en una zona próxima a la sala de exploración y dotado con material suficiente para atender este tipo de situaciones.

Algunos de los fármacos más utilizados son: adrenalina, dopamina, vasopresina, dobutamina, defenhidramina, hidrocortisona, prednisona, atropina, salbutamol, glucagón, etc.

Para completar información respecto a protocolos de actuación ante una emergencia médica, se recomienda consultar las tablas 11.3 y 11.4 del capítulo 11 de este libro.

8.7. Protocolo de actuación ante la extravasación de contraste

La extravasación del contraste es una incidencia leve que puede ocurrir durante la inyección. Las pautas recomendadas pueden resumirse de la siguiente manera:

- Detener la inyección de contraste y retirar la vía.
- Elevar, si es posible, el miembro afectado por encima del corazón.
- Se aplicará frío en la zona afectada durante 10-15 minutos aproximadamente para favorecer la vasoconstricción. Las bolsas de gel frío o hielo se envolverán en un paño seco.
- Monitorización si se detecta cualquier complicación.

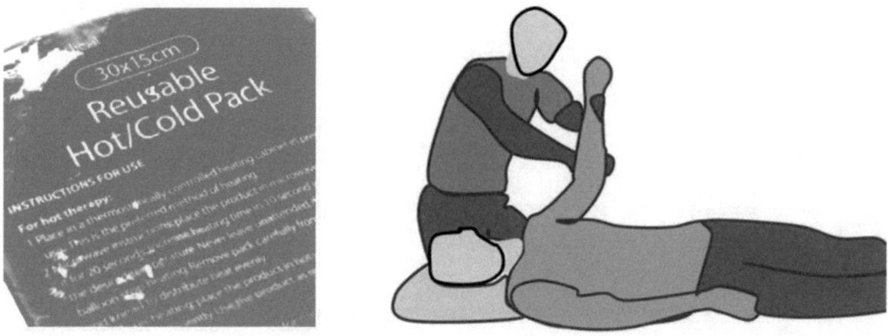

FIGURA 8.11. Elevación del miembro afectado.

8.8. Pautas después de la inyección de contraste. Recomendaciones generales

Toda prueba diagnóstica que requiera material de contraste puede suponer un posible riesgo para la vida del paciente si se produce una reacción por hipersensibilidad y no se cuenta con la infraestructura y personal adecuadamente capacitado. Por este motivo es importante:

- Disponer de forma claramente visible los teléfonos de contacto del personal de emergencia para solicitar su intervención.
- La canalización de la vía endovenosa debe garantizar su utilización no solo durante la exploración que requiere la inyección de contraste, sino también si fuera necesaria para atender una situación de emergencia posterior. Se mantendrá permeable y correctamente fijada.
- Vigilar al paciente durante la inyección de contraste y los 20 minutos posteriores. Se puede solicitar confirmación verbal sobre su estado a través del intercomunicador.
- Disponer de un carro o botiquín de emergencias con el material necesario para poder proporcionar una adecuada permeabilidad de la vía aérea, oxigenoterapia, administración de fluidos y fármacos endovenosos, controlar la presión arterial y frecuencia cardiaca. Requiere revisiones periódicas para garantizar su correcta utilidad.

Una vez finalizado el estudio con contraste, se retirarán todos los dispositivos utilizados (excepto el catéter endovenoso) para que el paciente pueda abandonar la sala de exploración y cambiarse de ropa en su cabina. Es aconsejarle indicarle que se levante despacio para evitar sensación de mareo o aturdimiento provocado por haber permanecido tumbado, el ayuno previo necesario para la prueba, la influencia del campo magnético, etc. Si nota cualquier sensación extraña fuera de lo habitual deberá comunicarlo.

Cuando se haya vestido y se disponga a marcharse, es el momento de retirar la vía endovenosa si todo está correcto.

Es recomendable beber bastante agua para favorecer la eliminación del contraste.

9

Realización de la prueba

9.1. Interpretación de la solicitud de exploración

La solicitud de exploración es el documento a través del cual el médico especialista solicita la realización de una RM. En ella aparecerán los datos del paciente y médico peticionario, así como la clínica que presenta el paciente y justificación de la prueba. Con esta información, el médico radiólogo valorará prioridad, protocolo de estudio, etc.

En ocasiones, se infravalora la capacidad diagnóstica de otras técnicas de imagen como la radiografía, ecografía o TC. La demanda de exploraciones de RM sobrepasa la capacidad de respuesta inmediata de los servicios de radiodiagnóstico, siendo necesaria una priorización de las solicitudes atendiendo a su patología y gravedad.

Antes de iniciar la prueba, es necesario leer e interpretar adecuadamente toda la información que aparece en la solicitud. El radiólogo decidirá el protocolo más adecuado y la zona de exploración comunicándoselo al técnico. El cual deberá conocer y saber aplicar los diferentes protocolos, así como los requisitos de preparación y colocación del paciente y bobinas.

9.1.1. Información clínica

Se puede definir como todo dato que aporta información valiosa sobre el estado físico y salud de una persona, la forma de preservarla, mejorarla o recuperarla.

La petición de RM se puede considerar como un medio de comunicación entre el médico peticionario y el radiólogo. En ella aparecerá, de forma breve, la información necesaria sobre la clínica o patología que presenta el paciente para determinar el protocolo de estudio más adecuado.

9.1.2. Justificación de urgencia y preferencia

La prioridad de las peticiones de RM se clasifican en urgente, preferente y ordinaria. Para cada una de ellas se puede establecer un periodo de tiempo variable acordado entre el médico peticionario y el servicio de resonancia magnética. De esta manera, se puede determinar un tiempo aproximado de realización de la RM urgente en un tiempo inferior a 24 o 48 horas. Ante una petición preferente el tiempo puede variar entre 2 y 20 días. Para las peticiones clasificadas como ordinarias, será el servicio de RM el que gestionará su realización, intentando que sea siempre lo más pronto y razonablemente posible.

Desde los servicios de urgencia se demanda con mayor frecuencia la inclusión de la exploración de RM como una opción diagnóstica más, al igual que ocurre actualmente con la ecografía y TC. Sin embargo, existe cierta controversia para determinar con claridad las indicaciones para su realización, de forma generalizada se pueden incluir entre ellas:

- Compresiones medulares agudas.
- Ictus cerebrales. Proporciona información sobre la causa de los síntomas y permite decidir sobre la posibilidad de un tratamiento trombolítico.
- Tromboembolismo pulmonar o patología aórtica aguda en pacientes alérgicos a contrastes yodados.
- Embarazadas con patología abdominal o pélvica aguda no visible en ecografía.

9.1.3. Estudios previos

En el caso de que el paciente se haya realizado una RM con anterioridad por un episodio clínico similar, debe reflejarse en la solicitud de exploración de RM ya que dicha información puede ayudar a orientar y decidir sobre el protocolo de exploración a aplicar.

9.1.4. Alergias conocidas

La entrevista de seguridad que se realiza al paciente antes de acceder a la sala de exploración incluye preguntas sobre posibles alergias. Es importante conocer esta información ante la necesidad de inyectar contraste intravenoso (gadolinio), o si se produce una situación de emergencia médica en la cual es necesario tratamiento farmacológico.

9.2. Posicionamiento del paciente en la mesa de exploración

Todos los estudios de RM se realizan con el paciente tumbado encima de la mesa de exploración. La posición habitual es en decúbito supino ya que es la más cómoda para el paciente. Sin embargo, hay algunas exploraciones que requieren colocar al paciente en decúbito prono siempre y cuando el paciente lo tolere.

Siempre que sea posible, se recomienda introducir al paciente en el túnel con los pies primero para minimizar la sensación de claustrofobia, aunque en algunas exploraciones será la cabeza.

Como ya se explicó en capítulo 7 de este libro, en la sala de exploración existen una serie de elementos (cintas de sujeción, cuñas, etc.) para colocar al paciente en una posición cómoda, así como para la sujeción de las bobinas secundarias.

9.3. Utilización de bobinas de radiofrecuencia

Las bobinas de radiofrecuencia son las responsables de la transmisión y recepción de la señal de los tejidos, como ya se explicó en el capítulo 4 de este libro. En el interior del *gantry* se aloja la bobina de cuerpo. Tiene la capacidad de actuar como emisora-receptora de radiofrecuencia y puede considerarse como la bobina principal.

También existe una serie de bobinas externas o secundarias utilizadas para explorar zonas anatómicas de menor tamaño. Aunque la mayoría de ellas actúan solo como receptoras, también es posible que sean emisoras-receptoras aunque actualmente tienen mayor coste en el mercado y son menos habituales. Se comercializan para zonas anatómicas específicas (cráneo, rodilla, etc.) aunque la mayoría de ellas son bastante versátiles, pudiendo utilizarse para cualquier parte del cuerpo que se adapte a su diseño. Deberá ser lo más ajustada posible, pero garantizando la cobertura total de la zona de exploración. Es necesario ajustar el centro de la antena con la región de interés teniendo en cuenta que la señal será más débil a medida que se aleja del isocentro de la misma.

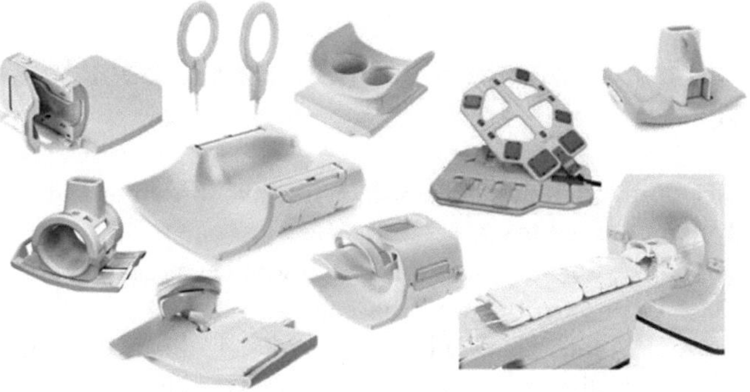

Figura 9.1. Bobinas de radiofrecuencia secundarias o externas.

9.3.1. Características

La elección de la antena se hará cuidadosamente aplicando el criterio "tan pequeña como sea posible y tan grande como sea necesario". También es conveniente conocer algunas de las características que determinan la calidad de una antena:

a) Relación señal-ruido. Es la proporción que hay entre la potencia de la señal transmitida y el ruido que la altera. Viene determinada por:

- El volumen de la zona de exploración. Mayor volumen mejorará la relación señal-ruido.
- Proximidad de la antena a la zona a estudiar.
- La frecuencia de RM a la que el núcleo puede excitarse y detectarse, es dependiente de la potencia del campo magnético externo.

b) Factor de calidad *Q*. Es la capacidad de discriminación entre las frecuencias que debe o no recibir la antena. Cuanto mejor discrimine, mayor será su factor de calidad *Q*.
c) Sensibilidad. Hace referencia al mínimo nivel de señal que es capaz de detectar la antena. Tendrá mayor sensibilidad cuando detecta señales más débiles.
d) Homogeneidad. La señal de los tejidos debe ser homogénea en toda la imagen. Depende de la geometría de la propia antena. Existen parámetros en las secuencias de pulsos que corrigen pequeños defectos de homogeneidad de la señal.
e) Factor de llenado. Está relacionado con una correcta elección de la antena atendiendo a la zona a explorar. Es la relación entre el tamaño de la zona a estudiar y el volumen de la antena. A mayor factor de llenado, mejor relación señal-ruido.
f) Rango efectivo. Es el área de cobertura que proporciona una antena. A mayor rango efectivo, dispondrá de mayor área en la que puede transmitir o recibir la señal, pero la relación señal-ruido será menor. La antena que tiene mayor rango efectivo es la antena de cuerpo.

9.4. Centrado y colocación definitiva en la posición de exploración

La clave para obtener imágenes de calidad se basa inicialmente en una adecuada colocación del paciente, elección de la bobina y centrado de ambos.

El equipo dispone de una luz láser de centrado sobre la mesa de exploración. Hay que hacerla coincidir con el centro de la antena para introducirla posteriormente de forma automática al centro del túnel. Un estudio de RM requiere de dos sistemas de referencia o centrado. El primero se realiza en la antena sobre la mesa exploración. Y el segundo, consiste en centrar y orientar los cortes en los tres planos del espacio al programar las secuencias sobre las imágenes que aparecen en el monitor.

Para la realización de cualquier exploración se tendrán en cuenta las siguientes consideraciones:

- La colocación del paciente sobre la mesa de exploración, y los diferentes dispositivos necesarios (bobinas, sincronismo cardiaco o respiratorio, catéter endovenoso, etc.), deben proporcionar el mayor confort posible para que el paciente permanezca inmóvil hasta el final. Si es posible, le pondremos una cuña debajo de las rodillas para tener la espalda recta y aliviar la tensión que se puede acumular por la posición. A medida que vamos realizando todos estos pasos, es aconsejable preguntar al paciente si está cómodo, para poder realizar el ajuste necesario y ayudarle a no moverse durante la adquisición de las imágenes.

- En la sala de exploración habrá diferentes recursos para el posicionamiento del paciente y bobinas: cintas de sujeción, cuñas, almohadas, sacos de harina o arena, espumas con tamaños y formas variadas, etc.
- Prestar atención a las zonas del cuerpo que pueden tener contacto entre sí, o con otros elementos utilizados (brazos y piernas separadas) para evitar zonas de mayor depósito calórico que podrían suponer riesgo de quemadura.
- Las partes de la bobina que son susceptibles de calentamiento (intensificador de señal y cableado) no pueden estar en contacto directo con el paciente. Deberán colocarse lo más centrado posible en el túnel, y no presentar ningún bucle o torsión en su trayecto.
- Se proporcionará aislamiento acústico por medio de auriculares o tapones de cera.
- Entregar el "timbre de seguridad" para que pueda ponerse en contacto con el técnico si lo necesita.
- Tapar al paciente con una sábana debido a que habitualmente la temperatura de la sala de exploración es bastante baja para garantizar el correcto funcionamiento del equipo de RM.
- Diferenciar entre los dos tipos de centrado mencionados anteriormente.
- Al programar la secuencia en un plano concreto, por ejemplo: axial, será necesario ajustarlo correctamente en los tres planos siguiendo determinadas referencias anatómicas.

9.5. Parámetros de estudio

Los protocolos de exploración están formados por una serie de secuencias de pulsos *Spin Eco*, *Eco de Gradiente* y sus variantes. Ambas admiten, en mayor o menor medida, potenciaciones de la imagen en T1, T2 y DP (solo SE). De una manera muy simplificada se puede afirmar que los parámetros principales que afectan al contraste en la imagen y determinarán cada una de ellas son el TR, TE, TI y ángulo de inclinación. La cobertura de cada secuencia viene definida por el *FOV*, espesor de corte y distancia entre ellos. Todos estos parámetros están ajustados previamente en cada secuencia, pero admiten manipulación por parte del técnico para modificar la resolución espacial, temporal o de contraste.

9.6. Protocolos de exploración

Están compuestos por varias secuencias de pulsos en los planos axial, coronal, sagital u oblicuos. Existen diferentes protocolos de estudio para cada zona anatómica y patología.

Sin embargo, la comunidad radiológica ha establecido una serie de protocolos estandarizados, los cuales pueden presentar variaciones atendiendo al lugar de trabajo, equipo de RM, características del paciente y preferencias del radiólogo que interpretará las imágenes.

En los estudios que requieren administración de contraste intravenoso, es recomendable la canalización de una vía antes de iniciar la exploración para evitar que el paciente se mueva durante el procedimiento.

Todos los protocolos de exploración se inician con:

a) Secuencia localizador *o survey*. Es la primera secuencia que se realiza en todos los protocolos. Características:

- Se obtienen aproximadamente 15 cortes en los tres planos (axial, coronal y sagital). Las imágenes corresponden al isocentro de la zona anatómica que se encuentra en la antena.
- Se sacrifica calidad de imagen en virtud de una rapidísima adquisición de las mismas.

b) Secuencia de referencia (sense o refscan). Será necesaria cuando se utilicen antenas multielemento para que los diferentes segmentos que la componen ajusten la señal respecto al centro de la estructura a estudiar.

Se realiza después del *survey* o *localizador.*

A continuación, se presentarán algunos de los protocolos más habituales en forma de fichas de exploración.

9.6.1. Protocolos de cabeza

La mayoría de los protocolos de cabeza comparten las siguientes especificaciones:

Cuadro 9.1
Especificaciones para protocolos de cabeza

Bobina o antena	Cráneo multielemento
Posición del paciente	Supino. Cabeza primero.
Centrado en la bobina	Hacer coincidir el nasion con el centro de la bobina.

A) RM cráneo

Es una de las exploraciones más habituales ya que está indicada su realización ante cualquier sintomatología neurológica inespecífica (cefaleas, deterioro cognitivo, posibles infartos, lesiones tumorales, etc.).

Cuadro 9.2
Protocolo para RM craneal

Secuencias		N.º cortes	Grosor /Esp. cortes	*FOV*
Sagital	*TSE* T1	15-20	5 mm/0,5-1 mm	240 mm
Axial	*TSE* T2	20-25		
	FLAIR			
	Difusión			
Coronal	*TSE* T2	15-20		

Observaciones:
Se puede completar el protocolo con secuencias:
Axial FFE T2 ante la sospecha de hemorragia o alteración de la sustancia blanca.
Axial TSE T1 (sin y con C.I.V.) para el estudio de lesiones tumorales. Puede realizarse en otros planos atendiendo a la localización de la lesión.

Referencias en la imagen para la planificación de cortes axiales:

Axial: *FOV* cubra toda la zona anatómica. 240 mm.

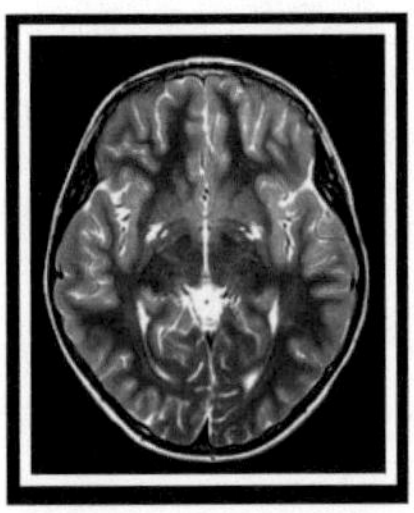

Coronal: angular los cortes respecto a la línea que une ambos CAIS (conductos auditivos internos).

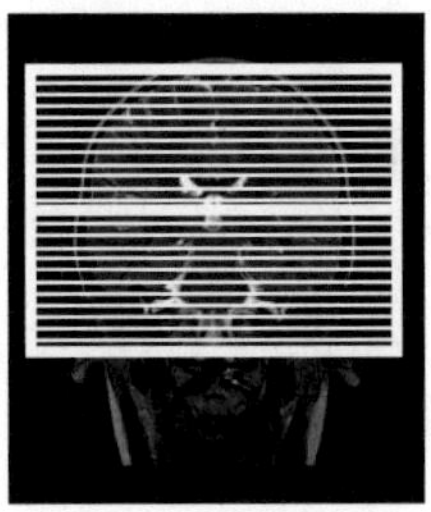

Sagital: angular los cortes siguiendo la línea CA-CP (comisura blanca anterior y posterior). Variante: orientación del cuerpo calloso.

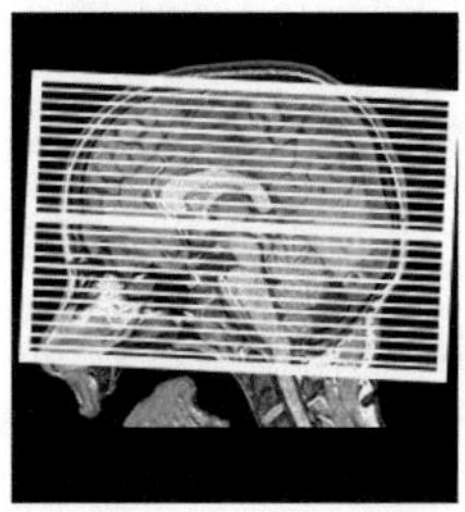

Referencias en la imagen para la planificación de cortes coronales:

Axial: angular los cortes siguiendo la línea que une los CAIS.

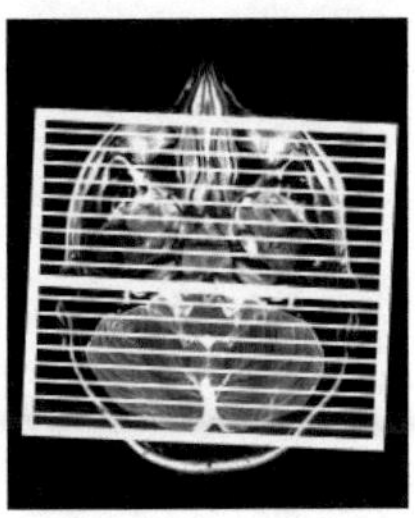

Coronal: *FOV* cubra toda la zona anatómica, 240 mm.

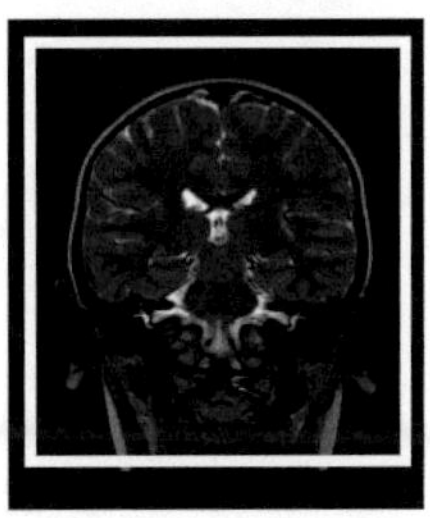

Sagital: cortes perpendiculares a la línea CA-CP.

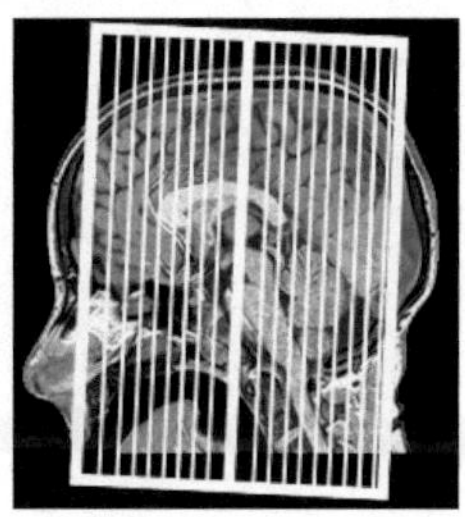

[.../...]

Cuadro 9.2. ***(Continuación)***

Referencias en la imagen para la planificación de cortes sagitales:

Axial: orientado respecto a la línea media de cerebro.	Coronal: orientado respecto a la línea media del cerebro.	Sagital: *FOV* cubra toda la zona anatómica. 240 mm.
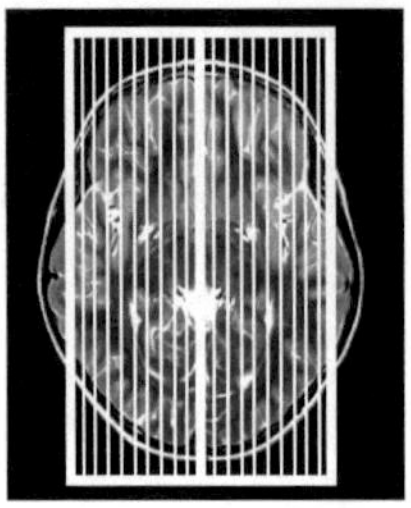	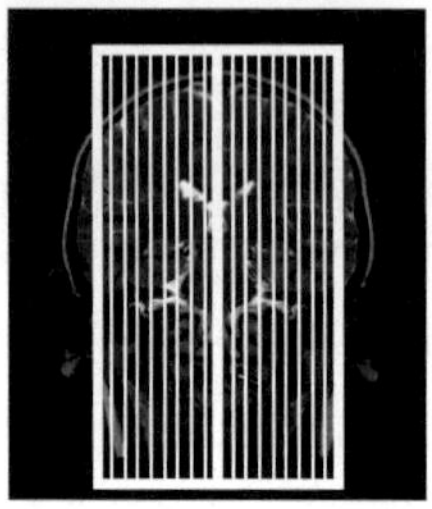	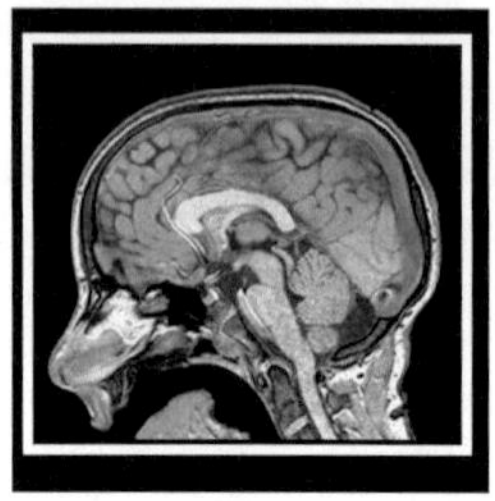

Durante la programación de los cortes es habitual trabajar con "bloques" de centrado que tienen menos líneas. Suele haber únicamente una línea en el centro del bloque de cortes que indica su orientación, y un cuadrado o rectángulo que indica el tamaño del *FOV*. A partir de ahora se empleará este sistema de referencias para poder visualizar mejor las imágenes sobre las que se centran los cortes.

B) RM de hipófisis o silla turca

Está indicada cuando existen signos o síntomas de masa en la hipófisis o en estructuras próximas, así como alteración de hormonas hipofisiarias, que pueden causar cefaleas, alteraciones en la visión, etc.

Las secuencias se caracterizan por tener *FOV* reducidos, cortes finos y matrices de adquisición altas. Es habitual la utilización de contraste intravenoso, siendo la dosis recomendada de 0,1ml/kg de peso.

Cuadro 9.3
Protocolo para RM de hipófisis

Secuencias		N.º cortes	Grosor /Esp. cortes	*FOV*
Sagital	*TSE* T1	10	2,5 mm/0,5 mm	180-200 mm
	TSE T2			
Coronal	*TSE* T1			
GAD Sagital	*TSE* T1			
GAD Coronal	*TSE* T1			

[.../...]

Cuadro 9.3. *(Continuación)*

Observaciones:
Se puede completar el protocolo con secuencias:
Axial FLAIR, con similar planificación a la RM cráneo, antes de la inyección de CIV.
Las secuencias sagitales deben tener una banda de saturación en la parte posterior para evitar el artefacto de movimiento producido por el flujo del seno longitudinal.

Referencias en la imagen para la planificación de cortes sagitales:

Axial: orientado respecto a la línea media de cerebro. Cubrir toda la silla turca.

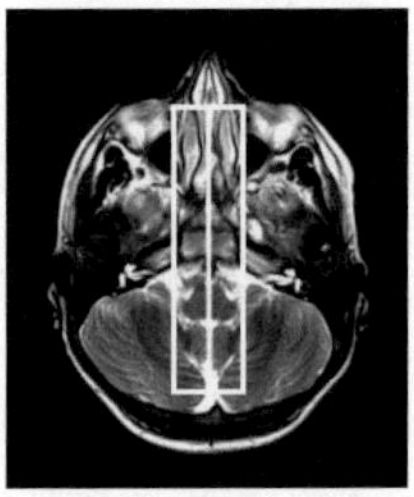

Coronal: orientado respecto a la línea media del cerebro. Cubrir toda la silla turca.

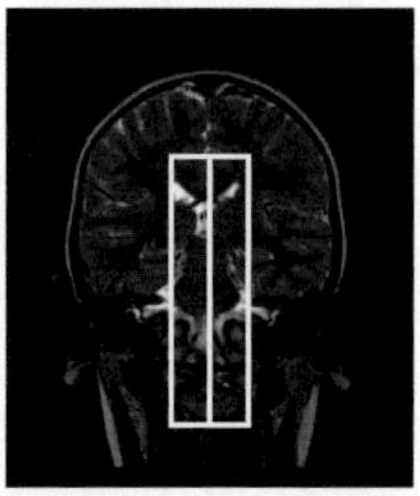

Sagital: ajustar *FOV* a 180-200 mm. Incluyendo desde el frontal hasta el cuarto ventrículo.

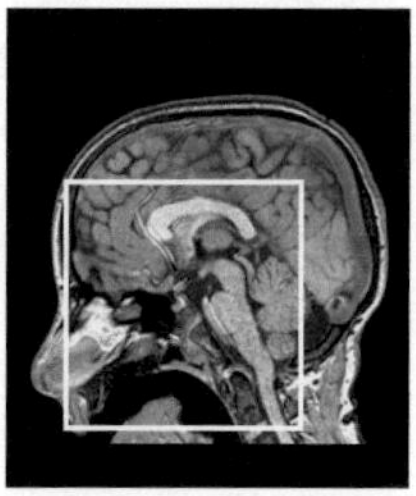

Referencias en la imagen para la planificación de cortes coronales:

Axial: angular los cortes siguiendo la línea que une los CAIS. Cubrir toda la silla turca.

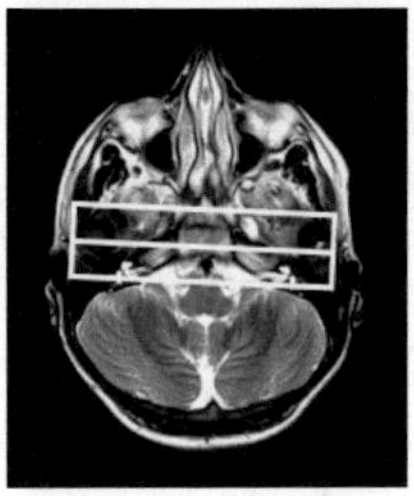

Coronal: *FOV* aproximado 180-200 mm. Incluir ambos lóbulos temporales.

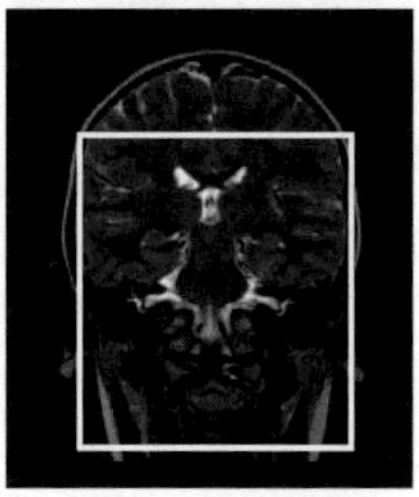

Sagital: angular los cortes respecto al tallo de la hipófisis. Si no se visualiza, perpendicular a la CA-CP.

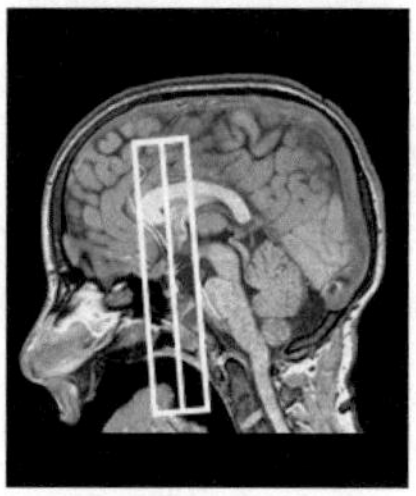

C) RM de Conductos Auditivos Internos (CAIS)

También se denomina RM de Ángulo Ponto Cerebeloso (APC). Está indicada principalmente en pacientes con pérdida de audición, vértigos y sospecha o valoración de tumores en la región pontocerebelosa. Este espacio subaracnoideo es atravesado por importantes elementos vasculares y nerviosos.

Es habitual la utilización de contraste intravenoso.

Cuadro 9.4
Protocolo para RM de CAIS

Secuencias	N.º cortes	Grosor /Esp. cortes	*FOV*
Axial *FLAIR* (cráneo)	20	5-6 mm/0,5-1 mm	240 mm
Coronal *TSE* T2	15	3 mm/0,3 mm	200 mm
Axial *BALANCE* 3D	90	0,8 mm/0 mm	180 mm
GAD Axial *TSE* T1 *SPIR*	15	3 mm/ 0,3 mm	200 mm
GAD Coronal *TSE* T1			

Observaciones:
La secuencia axial *FLAIR* se planifica igual que en protocolo RM craneal.
La secuencia *BALANCE 3D* permite realizar reconstrucciones multiplanares del volumen adquirido.
Se utiliza la técnica *SPIR* para suprimir la señal de la grasa en la secuencia post-contraste Axial *TSE* T1.

Referencias en la imagen para la planificación de cortes axiales *BALANCE 3D:*

Axial: *FOV*, cubra toda la zona anatómica de interés. 180 mm.

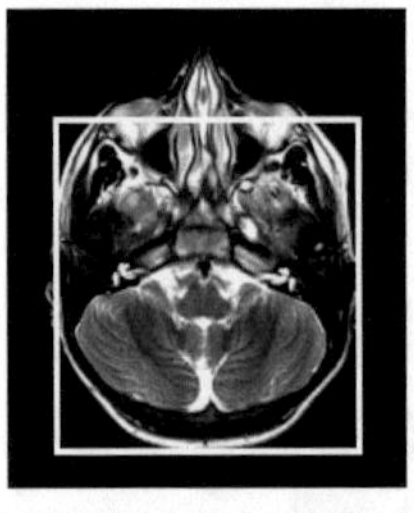

Coronal: angular siguiendo la línea que une ambos CAIS. Cubrir toda la zona del peñasco.

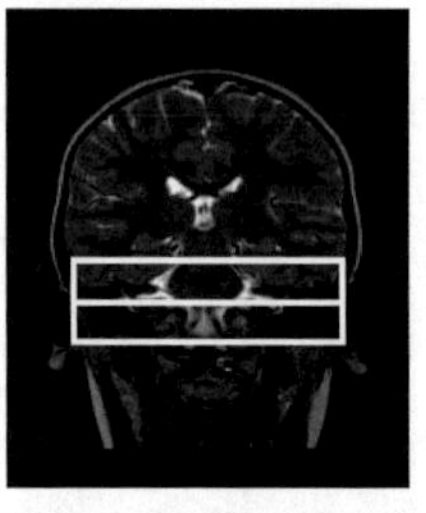

Sagital: los cortes se realizan estrictos sin angulación.

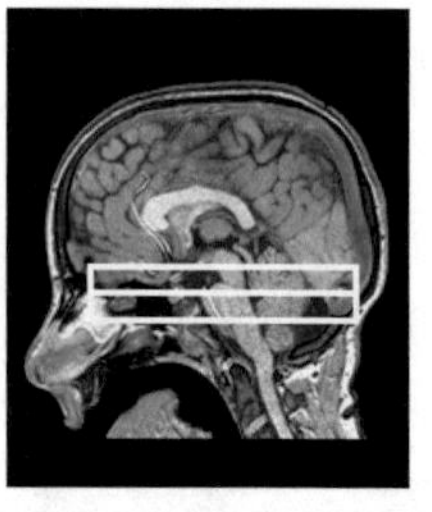

Referencias en la imagen para la planificación de cortes coronales:

Axial: angular los cortes siguiendo la línea que une los CAIS. Cubrir todo el ángulo pontocerebeloso.

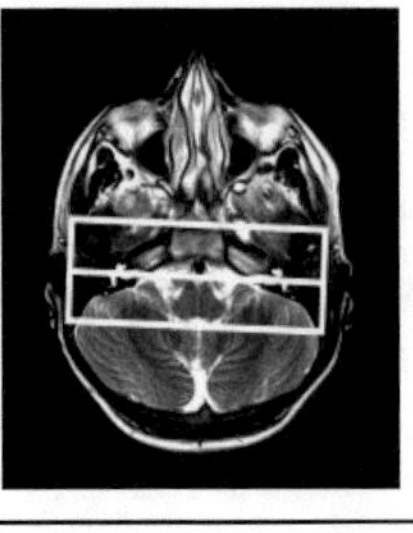

Coronal: *FOV* cubra ambos lóbulos temporales, 200 mm.

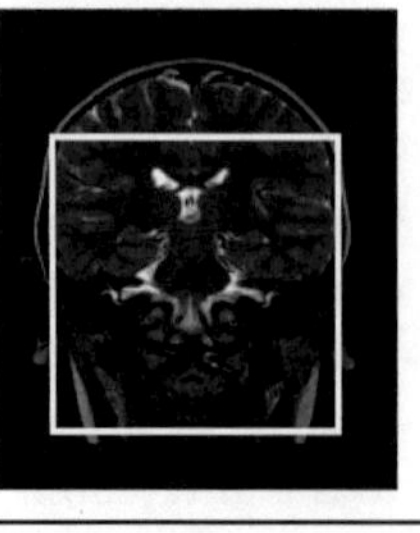

Sagital: los cortes pueden angularse perpendicularmente a la línea CA-CP, o permanecer estrictos sin angular.

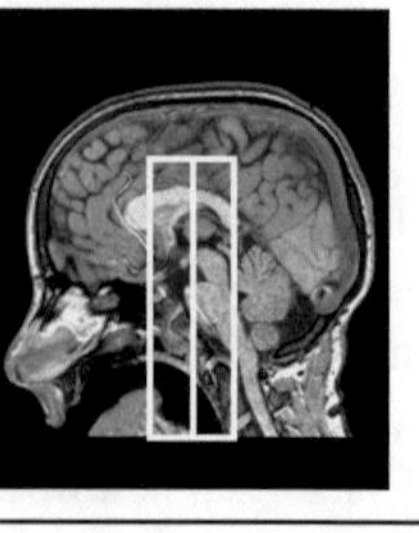

d) RM de órbitas

Se informará al paciente de la importancia que tiene no mover los ojos y mantenerlos cerrados durante la prueba.

Tampoco deberá tener ningún tipo de maquillaje en la zona de las órbitas, ya que pueden contener elementos ferromagnéticos y producir artefactos en la imagen.

Cuadro 9.5
Protocolo para RM de órbitas

Secuencias		N.º cortes	Grosor /Esp. cortes	*FOV*
Coronal	*TSE* T1	16	3 mm/ 0,3 mm	220 mm
	STIR			
Axial	*TSE* T1 *SPIR*	20		
	TSE T2 *SPIR*			
GAD Coronal TSE T1		16		
GAD Axial *TSE* T1 *SPIR*		20		

Observaciones:
Para completar el estudio se pueden realizar dos secuencias independientes sagitales *TSE* T1 SPIR, orientadas siguiendo el nervio óptico de cada ojo sobre el plano axial.
La secuencia axial *TSE* T2 puede realizarse sin *SPIR*.

Referencias en la imagen para la planificación de cortes axiales:

Axial: *FOV* 220 mm.

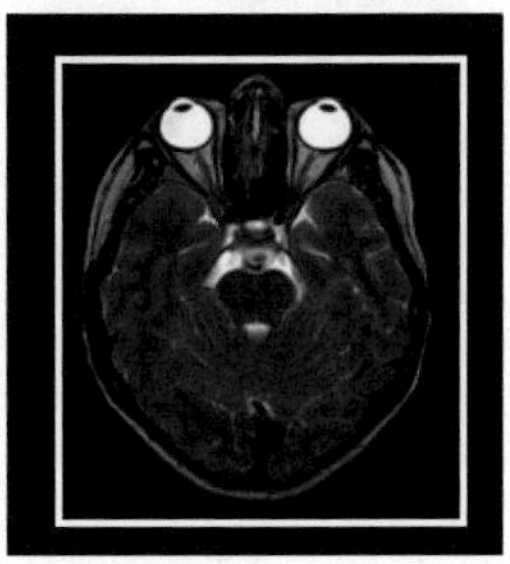

Coronal: angular los cortes respecto a la línea que une ambos nervios ópticos. Cubrir toda la órbita.

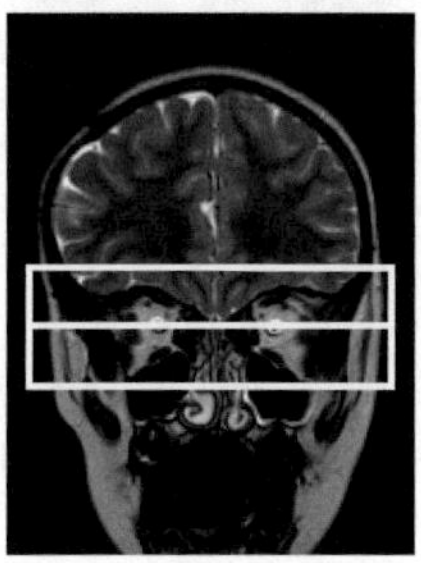

Sagital: angular los cortes siguiendo la trayectoria del nervio óptico.

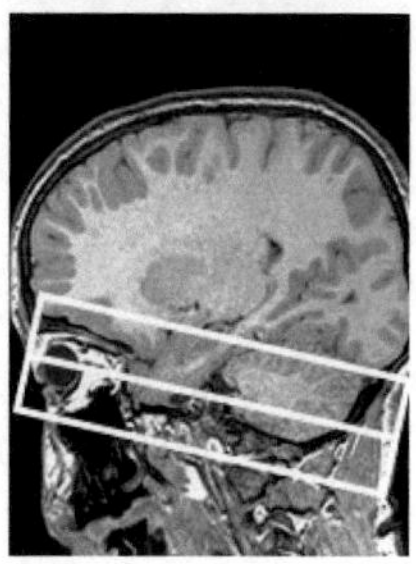

[.../...]

Cuadro 9.5. *(Continuación)*

Referencias en la imagen para la planificación de cortes coronales:

Axial: angular los cortes haciéndolos coincidir con los globos oculares.
Cubrir desde el cristalino hasta el quiasma óptico.

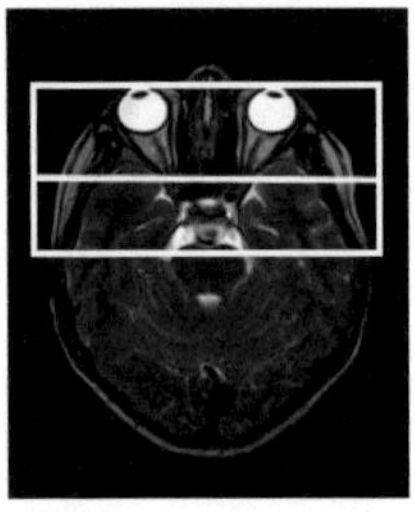

Coronal: *FOV* de 220 mm que cubra ambas órbitas.

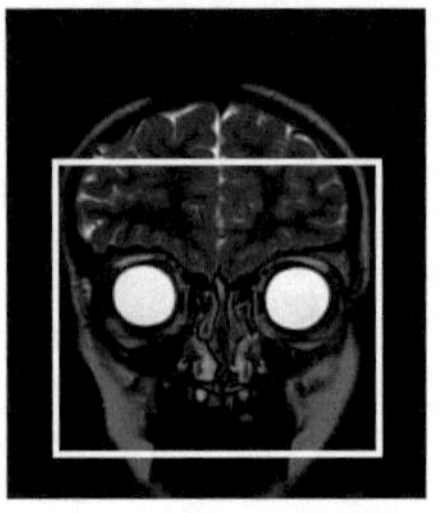

Sagital: cortes perpendiculares al nervio óptico.

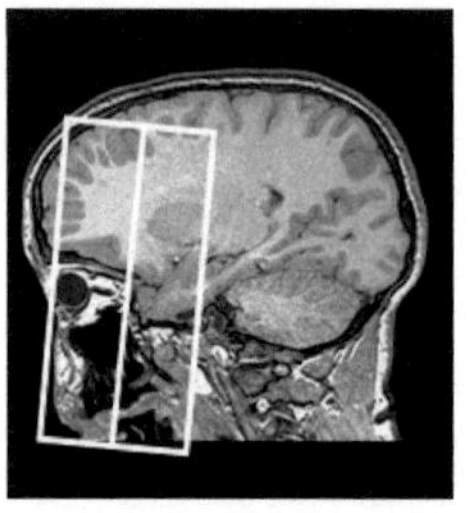

Opcional:
A continuación, se presentan las referencias para la planificación de cortes sagitales.
Se adquirirán por separado en dos secuencias diferentes para evitar artefactos en la parte posterior por superposición de cortes.

Axial: orientado respecto al trayecto del nervio óptico de cada ojo.

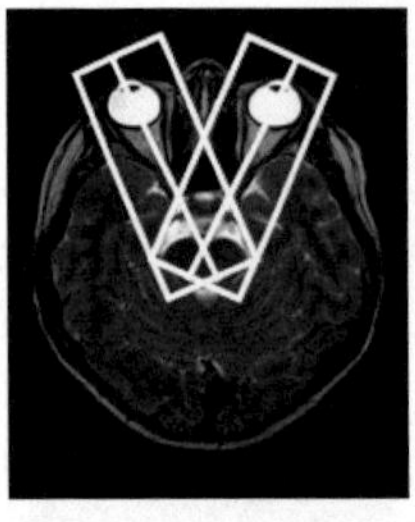

Coronal: orientado respecto a la línea media del cerebro. Cubrir toda la órbita.

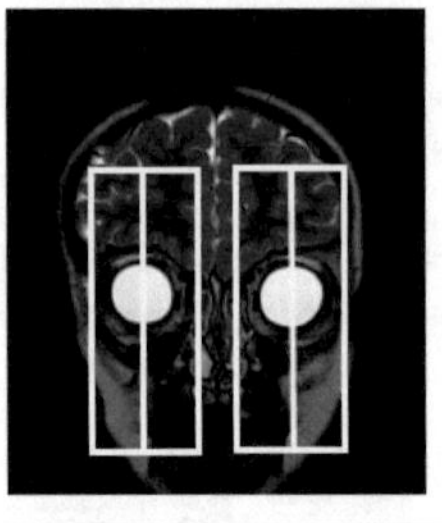

Sagital: *FOV*, cubra desde la órbita hasta el cuarto ventrículo, 180-200 mm.

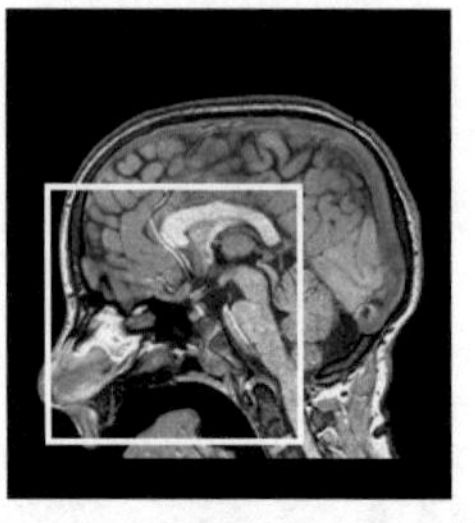

e) RM facial y senos paranasales

La primera prueba diagnóstica de imagen para la valoración de la patología nasosinusal es la TC por su mayor resolución espacial y capacidad para demostrar los detalles óseos. La ventaja de la RM es la caracterización de alteraciones en partes blandas, así como la valoración de la extensión en patología tumoral o inflamatoria. El protocolo de estudio suele incluir secuencias sin, y con contraste intravenoso, para diferenciar procesos inflamatorios de posibles neoplasias. No deberá tener ningún tipo de maquillaje en la zona de las órbitas.

Cuadro 9.6
Protocolo para RM facial

Secuencias	N.º cortes	Grosor /Esp. cortes	*FOV*
Coronal *STIR*	20	4 mm/0,4 mm	280mm
TSE T2			
Sagital *TSE* T1			
Axial *DP*/T2			
GAD Axial *TSE* T1 *SPIR*			
GAD Coronal *TSE* T1			

Observaciones:
La secuencia coronal *TSE* T2 es de alta resolución, está más indicada en los estudios de senos paranasales. En los protocolos de RM facial puede sustituirse por la secuencia coronal *TSE* T1.

Las siguientes referencias están indicadas para RM facial:

Referencias en la imagen para la planificación de cortes axiales:

Axial: *FOV* que incluya desde la parte anterior del maxilar inferior hasta el cuarto ventrículo.	Coronal: angular, los cortes respecto a la línea que une ambos nervios ópticos. Cubrir desde maxilar inferior hasta senos frontales.	Sagital: orientar los cortes siguiendo la inclinación del cráneo. Desde el maxilar inferior hasta cubrir los senos frontales.

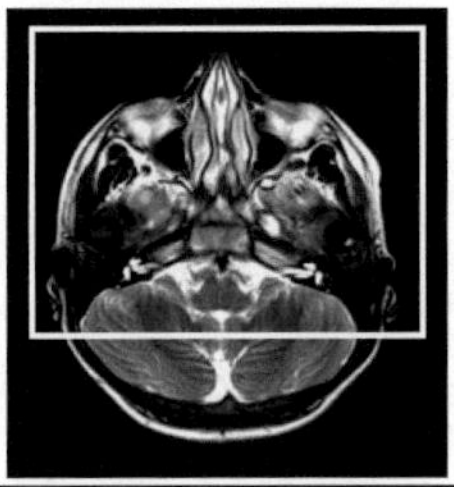

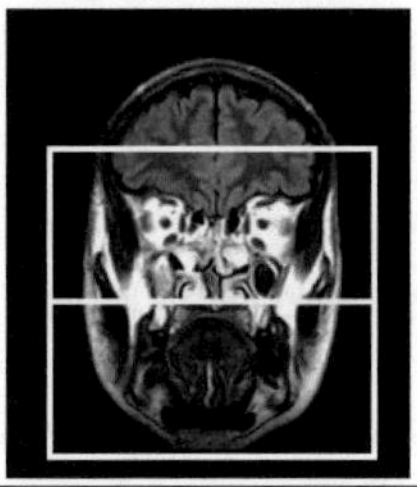

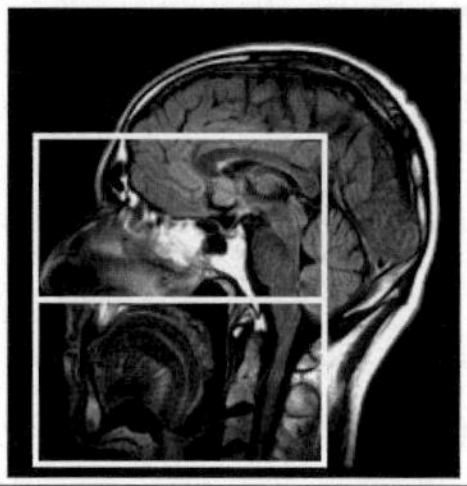

Referencias en la imagen para la planificación de cortes coronales:

Axial: angular los cortes respecto a la orientación de los CAIS.	Coronal: *FOV*, de 240 mm que cubra todo el macizo facial.	Sagital: angular los cortes siguiendo la inclinación del cráneo. Cubrir desde la parte anterior del maxilar inferior hasta el final del clivus.

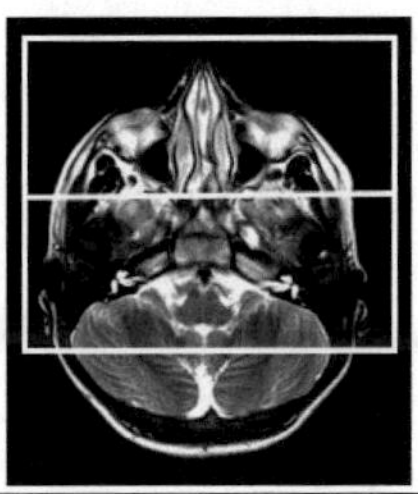

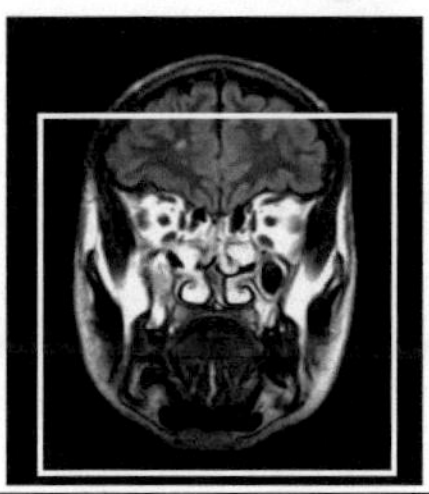

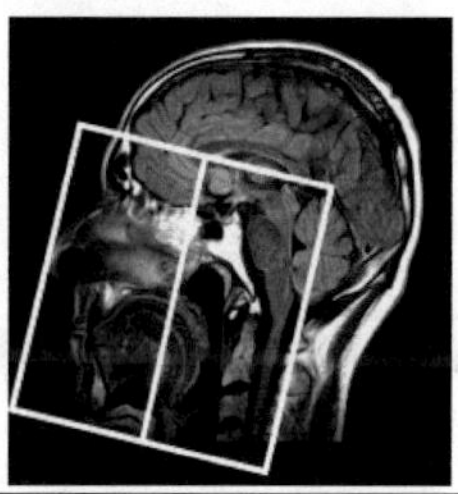

[.../...]

Cuadro 9.6. ***(Continuación)***

Referencias en la imagen para la planificación de cortes sagitales:

Axial: orientado respecto a la línea media facial (nariz).	Coronal: orientado respecto a la línea media del cerebro o macizo facial.	Sagital: *FOV*, cubra desde la nariz hasta el cuarto ventrículo, 240 mm.
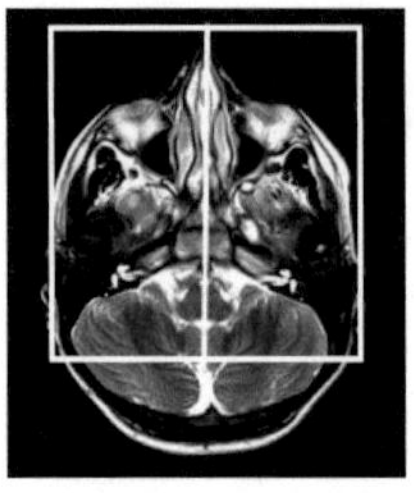	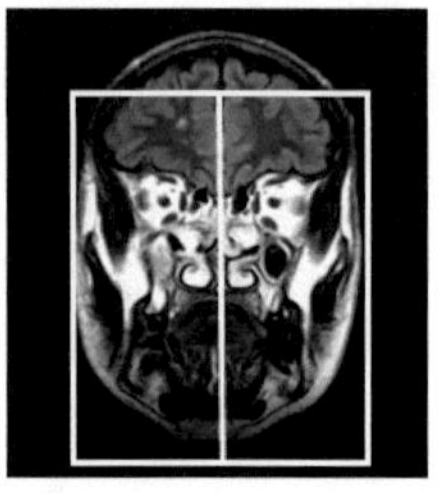	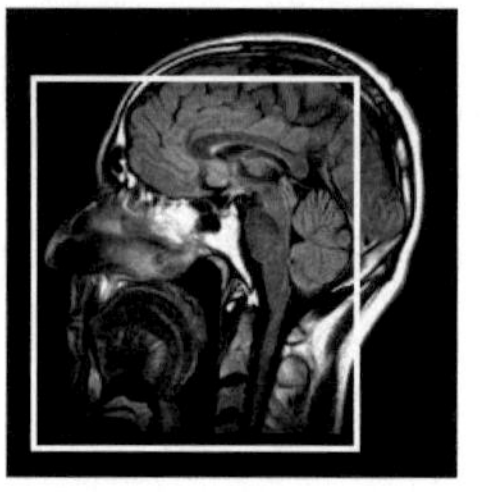

9.6.2. Protocolos del estudio de columna

El estudio de RM de columna se divide en columna cervical, dorsal y lumbar. Pudiendo realizarse de forma independiente cada una de ellas, o en su totalidad.

Está indicada para el estudio de patología discal, partes blandas, médula ósea, procesos inflamatorios, infecciosos y tumorales.

Cuadro 9.7
Especificaciones para protocolos de columna

Bobina o antena	Columna multielemento
Posición del paciente	Supino. Cabeza primero. El paciente se colocará totalmente recto siguiendo la forma anatómica de la antena.
Centrado en la bobina	C. Cervical: Hacer coincidir el mentón con el láser de centrado del *gantry.* C. Dorsal: Línea de centrado en el tercio medio del esternón. C. Lumbar: centrar el láser en crestas iliacas.
Selección de elementos	La antena está formada normalmente por 5 elementos que cubren toda la columna. Serán seleccionados en función de la parte de la columna que sea necesario cubrir.

Cuadro 9.8
Protocolo para RM de columna dorsal

Secuencias		N.º cortes	Grosor /Esp. cortes	*FOV*
Sagital	*TSE* T2	15	3-5 mm/0,3-0,5 mm	300-400 mm
	TSE T1			
Axial *TSE* T2		15-20		200 mm

Observaciones:
La secuencia *TSE* T2 3D de alta resolución (*DRIVE*) se utiliza para realizar los cortes axiales de c. cervical. Para el estudio de c. cervical se pueden utilizar antenas específicas de cuello.
La secuencia sagital STIR se añadirá al protocolo ante la sospecha de edema (fracturas, metástasis, etc.).
Se utilizará *CIV* en estudios de patología tumoral o inflamatoria realizándose secuencias sagital y axial *TSE* T1 pre y post contraste.
Añadir una banda de saturación anterior para evitar el movimiento de la boca, peristáltico, etc. a todas las secuencias.
Si la zona de estudio es la columna dorsal, hay que incluir una imagen sagital localizadora que permita contar las vértebras desde el sacro o primeras vértebras cervicales.
Los cortes axiales de columna lumbar deben incluir los 3 últimos discos intervertebrales y se pueden agrupar en paquetes de 5 o 7 cortes cada uno.

Referencias en la imagen para la planificación de cortes sagitales (C. dorsal):

Axial: orientar los cortes estrictos respecto a los cuerpos vertebrales. Cubrir los agujeros de conjunción.

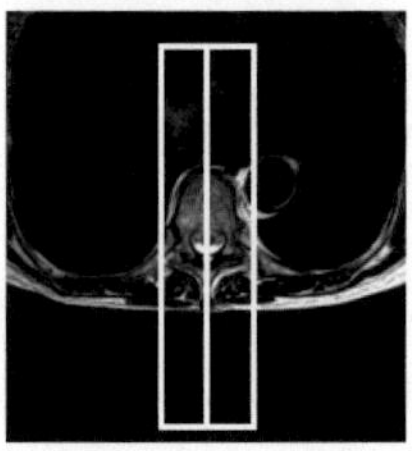

Coronal: angular los cortes siguiendo la linealidad de los cuerpos vertebrales.

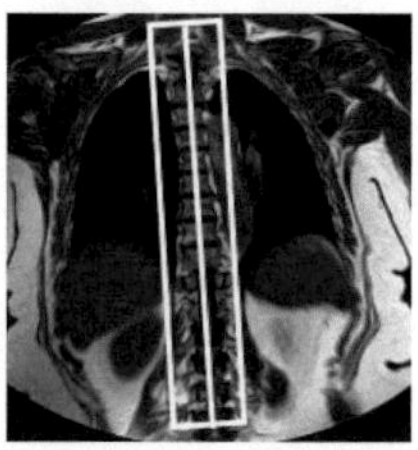

Sagital: *FOV* ajustado a cada parte de la columna a estudiar. Es recomendable incluir una vértebra superior e inferior.

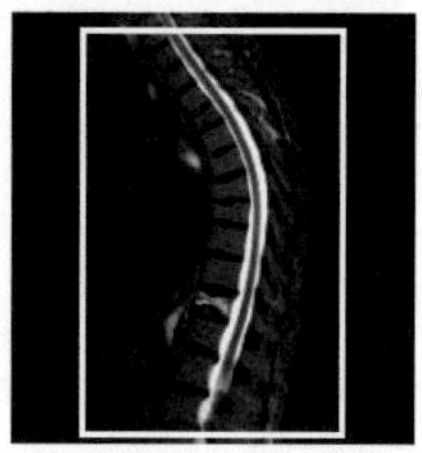

Referencias en la imagen para la planificación de cortes axiales:

Axial: *FOV* ajustado a cada región, 200 mm.

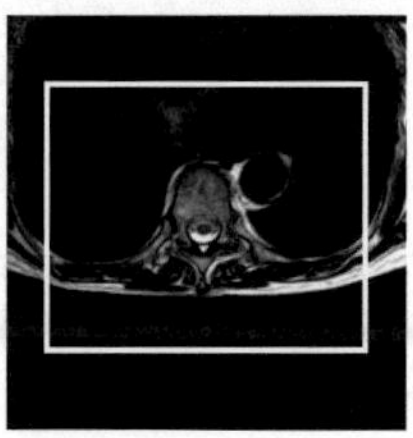

Coronal: orientar respecto a los discos intervertebrales.

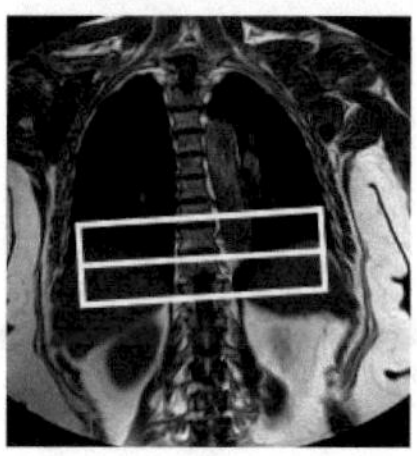

Sagital: agrupar los cortes por paquetes en la zona de la lesión.
Angular respecto a ellos.

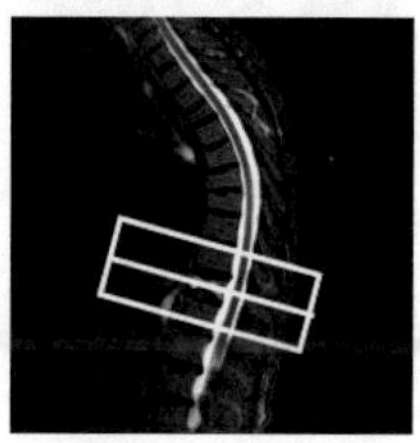

9.6.3. Protocolos del estudio de cuello

Está indicado en pacientes con alteración de partes blandas para valorar patología tumoral o inflamatoria.

Habitualmente se requiere la administración de *CIV*.

Cuadro 9.9
Especificaciones para protocolos de cuello

Bobina o antena	Cuello multielemento
Posición del paciente	Supino. Cabeza primero
Centrado en la bobina	Mentón

Secuencias		N.º cortes	Grosor /Esp. cortes	*FOV*
Sagital *TSE* T1		20	3-5 mm/0,3-0,5 mm	300-400 mm
Coronal	*TSE* T1			
	STIR			
Axial *TSE* T2		20-25	3-5 mm/0,6-1 mm	240 mm

Observaciones:
Indicar al paciente que coloque la lengua pegada al paladar para evitar tragar saliva durante la adquisición de las imágenes.
Si se administra CIV, añadir secuencia axial TSE T1 SPIR y coronal TSE T1.

Cuadro 9.10
Protocolo para RM del cuello

Referencias en la imagen para la planificación de cortes axiales:

Axial: *FOV* de 240 mm que incluya desde la parte anterior del maxilar inferior hasta parte posterior del cuello.

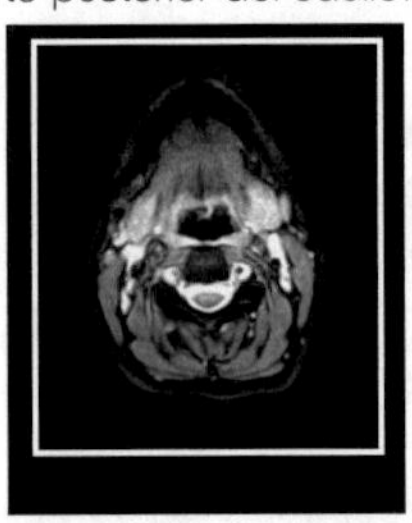

Coronal: angular los cortes respecto a la orientación de la c. cervical.

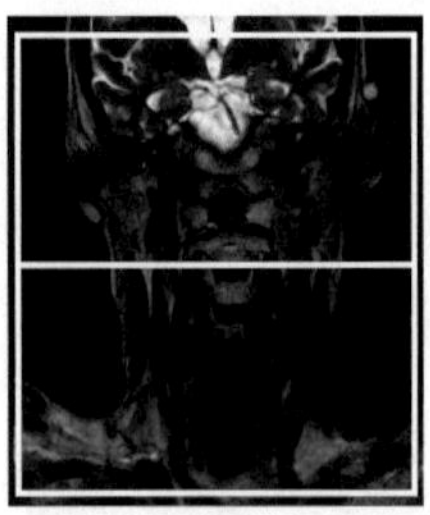

Sagital: orientar los cortes siguiendo la inclinación del paladar duro.

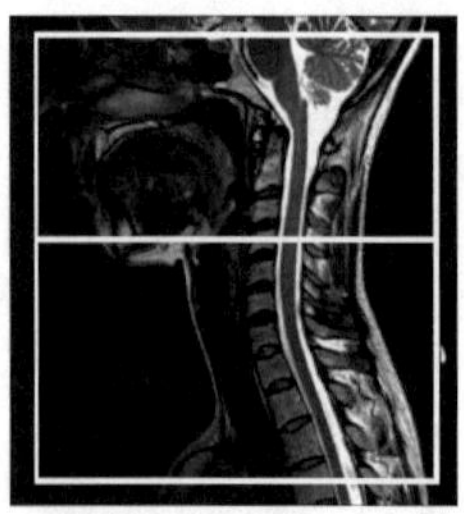

[.../...]

Cuadro 9.10. ***(Continuación)***

Referencias en la imagen para la planificación de cortes coronales:		
Axial: angular los cortes siguiendo la rotación de la columna cervical.	Coronal: *FOV* incluirá desde el yúgulum hasta lóbulos temporales cerebrales, 280 mm.	Sagital: angular los cortes siguiendo la inclinación de la c. cervical. Cubrir todo el cuello.
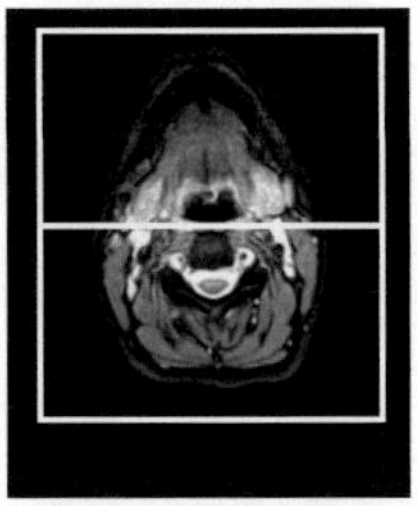	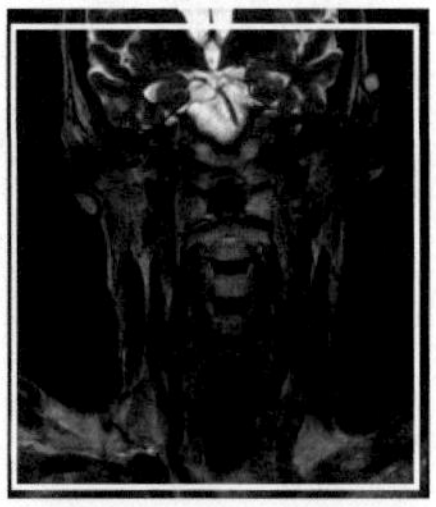	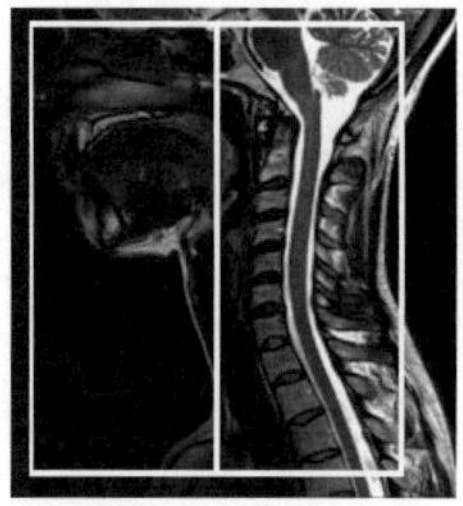
Referencias en la imagen para la planificación de cortes sagitales:		
Axial: angular los cortes siguiendo la rotación de la columna cervical.	Coronal: angular respecto a la c. cervical. Cubrir todo el cuello.	Sagital: *FOV* de 280 mm para cubrir desde la órbita hasta el yúgulum.
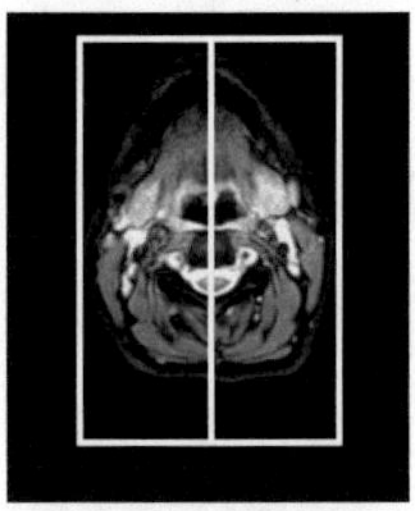	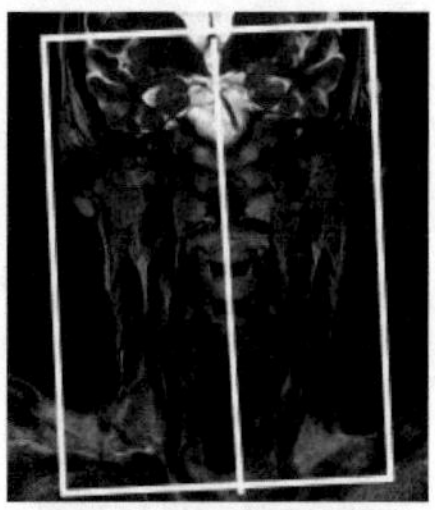	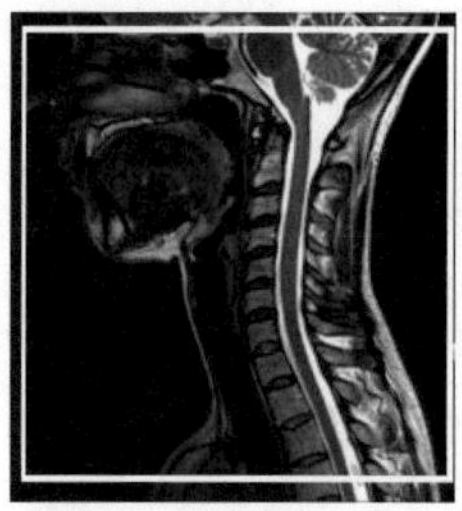

9.6.4. Protocolos del estudio de tórax y corazón

Ambos protocolos comparten las siguientes especificaciones:

Cuadro 9.11
Especificaciones para protocolos de tórax y corazón

Bobina o antena	Cardiaca o cuerpo multielemento
Posición del paciente	Supino. Cabeza primero.
Centrado en la bobina	Tercio medio del esternón.
Sincronismo	Cardiaco y respiratorio (realizar apnea si es posible).

A) RM de tórax

Las indicaciones de RM torácica son limitadas. Los pulmones, al contener principalmente aire con escasa presencia de agua, generan una señal de baja intensidad. Normalmente está indicada en el estudio de mediastino (patologías cardiovascular y neoplásica), pared torácica y sistema linfático, y puede requerir la utilización de *CIV* para hacer una adecuada valoración.

Cuadro 9.12
Protocolo para RM torácica

Secuencias		N.º cortes	Grosor /Esp. cortes	*FOV*
Coronal	*TSE* T1	20	4-6 mm / 0,4-0,6 mm	400 mm
	SS-*TSE* o HASTE			
	STIR			
Axial	*TSE* T2	25	5-7 mm / 0,4-0,6 mm	350 mm
	TSE T1			

Observaciones:
En determinadas lesiones, es necesario añadir secuencias sagitales.
Es habitual completar el estudio con la administración de *CIV*, realizándose secuencias *TSE* T1 sin y con *SPIR* en el plano Axial y Coronal.
También es posible hacer una secuencia angiográfica FFE 3D T1 con *CIV* en una o varias fases (aorta, troncos supraórticos, arterias y venas pulmonares,etc.).

Referencias en la imagen para la planificación de cortes axiales:

Axial: *FOV* de 350 mm que incluya todo el tórax.

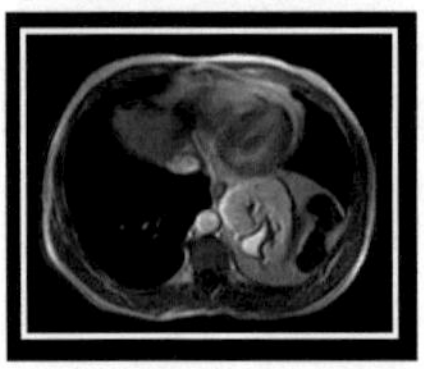

Coronal: desde las clavículas hasta cúpulas diafragmáticas.

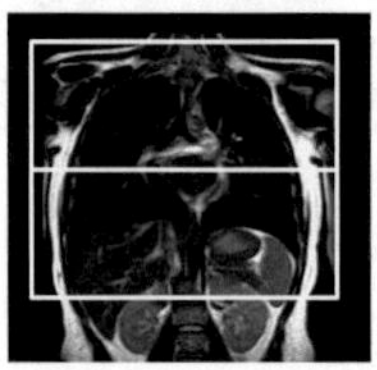

Sagital: ídem coronal.

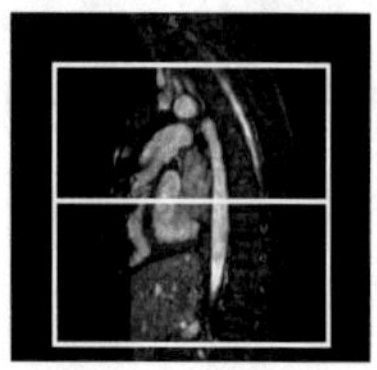

Referencias en la imagen para la planificación de cortes coronales:

Axial: cubrir toda la cavidad torácica, incluyendo las costillas.

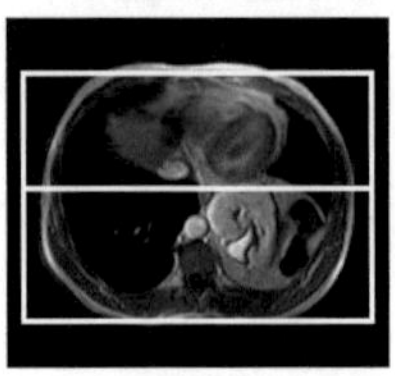

Coronal: *FOV* de 400 mm que incluya desde las clavículas hasta dos o tres centímetros por debajo de cúpulas diafragmáticas.

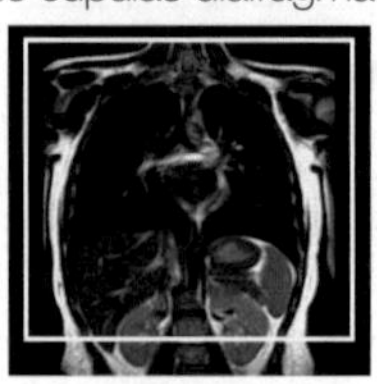

Sagital: ídem axial.

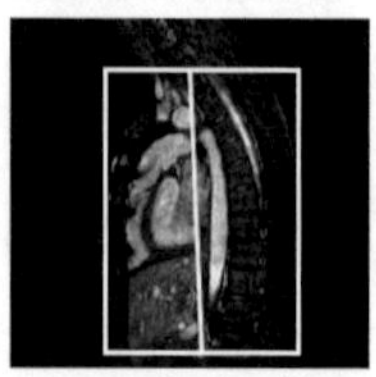

[.../...]

Cuadro 9.12. *(Continuación)*

Referencias en la imagen para la planificación de cortes sagitales:

Axial: angular los cortes siguiendo la orientación de la pared anterior y posterior del tórax. Cubrir toda la cavidad torácica.	Coronal: angular los cortes respecto a la columna dorsal, cubrir todo el tórax.	Sagital: *FOV* de 400 mm, cubrir desde las clavículas hasta dos o tres centímetros por debajo de cúpulas diafragmáticas.
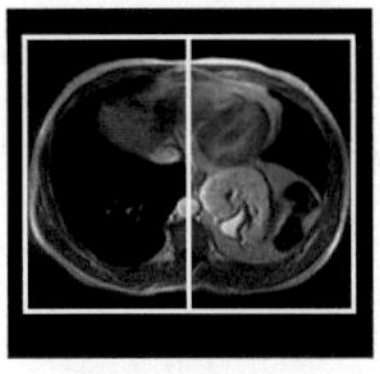	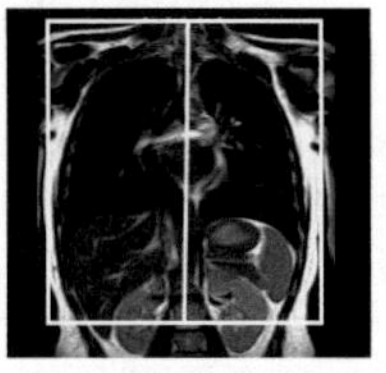	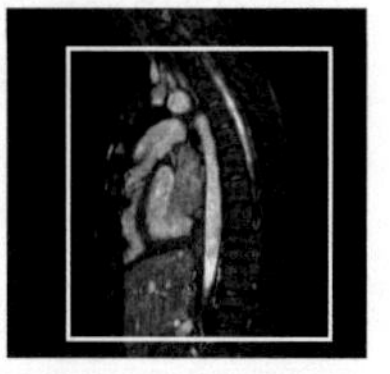

B) RM cardiaca

Las exploraciones de RM cardiaca aportan información tanto morfológica como funcional. Tiene un papel importante para determinar la viabilidad del miocardio en la isquemia miocárdica, en el estudio de las miocardipatías, displasias arritmogénicas del ventrículo derecho, calcular parámetros de función ventricular (fracción de eyección, volumen telesistólico y telediastólico), etc.

En los últimos años también existe la posibilidad de realizar un estudio de RM cardiaca bajo estrés farmacológico. Lo cual mejora la detección de la isquemia miocárdica, su extensión y viabilidad, para orientar la práctica terapéutica y su pronóstico.

Algunas patologías requieren administrar *CIV* en bolo o con inyector mecánico.

Se utilizarán secuencias específicas y planos intrínsecos de localización para su estudio exhaustivo. El protocolo de estudio se adaptará a cada patología.

Secuencias y planos específicos

1. Secuencias sangre negra.

   Son secuencias rápidas (turbo o *fast*) *Spin Eco (SE)* potenciadas en T1. Se anula la señal de la sangre dando lugar a un excelente contraste de las cavidades cardiacas. Pueden ir acompañadas de un pulso de saturación grasa, para estudio morfológico del corazón y grandes vasos. La secuencia *TSE* T2 o *STIR*, principalmente se utilizan para detectar edema miocárdico (patología isquémica o inflamatoria).
2. Secuencias sangre blanca.

   Es una secuencia basada en Eco de Gradiente que se conoce como *Steady State Free Precession (SSFP) o BALANCE*, adquiere uno o varios cortes en diferentes fases del ciclo cardiaco (modo cine). Presenta buen contraste entre el flujo sanguíneo (hiperintenso) y el miocardio, permitiendo valorar la morfología y función miocárdica.

3. Secuencias de perfusión miocárdica.

   Es necesaria la administración de *CIV* (gadolinio) con inyector mecánico.

   Se utilizan secuencias FFE ultrarrápidas T1 con alta resolución temporal, adecuada resolución espacial y la mejor relación señal-ruido posible.

   Pone de manifiesto defectos de perfusión miocárdicos, produciendo realce del miocardio sano frente a zonas sin realce por hipoperfusión. El análisis de la perfusión puede realizarse de forma visual, o cuantitativa.

   Es posible realizar la secuencia bajo estrés farmacológico (dipiridamol, regadenoson, etc.) para una valoración más precisa de la isquemia miocárdica.

4. Secuencia de realce tardío (viabilidad).

   Es necesaria la administración de *CIV* (gadolinio) en bolo.

   Se emplean secuencias EG potenciadas en T1 con un pulso de inversión-recuperación que anula la señal del miocardio sano. Este aparece hipointenso frente al miocardio dañado que aparece hiperintenso. El tiempo de inversión adecuado para suprimir la señal del miocardio debe calcularse para cada paciente con una secuencia previa conocida como *look locker*.

   La secuencia se adquiere entre 10 y 15 minutos después de la inyección de contraste, permitiendo distinguir el miocardio sano lavado del patológico que aún retiene contraste.

   Aporta información valiosa en el diagnóstico diferencial de las miocardiopatías.

5. Secuencias de codificación de fase (flujo).

   Son secuencias FFE MultiShot. A través de medidas cuantitativas de la velocidad del flujo sanguíneo, es posible una valoración del grado de estenosis o insuficiencia valvular.

La posición oblicua del corazón en la cavidad torácica, y la peculiaridad de tener sus propios ejes anatómicos (eje largo, eje corto, cuatro cámaras, salida del ventrículo izquierdo, etc.), hacen de la RM cardiaca una exploración compleja.

Cuadro 9.13
Protocolo para RM cardiaca

Secuencias anatómicas	N.° cortes	Grosor /Esp. cortes	*FOV*
Coronal SShot *TSE* T2	20	4 mm / 0,4 mm	400 mm
Sagital SShot *TSE* T2			
Axial *TSE* T1	25	6 mm / 0,6 mm	350 mm
Secuencias cine 2D *SSFP* o *BALANCE*	1 (20 fases)	9 mm / 0 mm	

[.../...]

Cuadro 9.13. *(Continuación)*

Secuencias cine y planos básicos:

Eje largo o 2 cámaras: Visualizar ventrículo y aurícula izquierda.

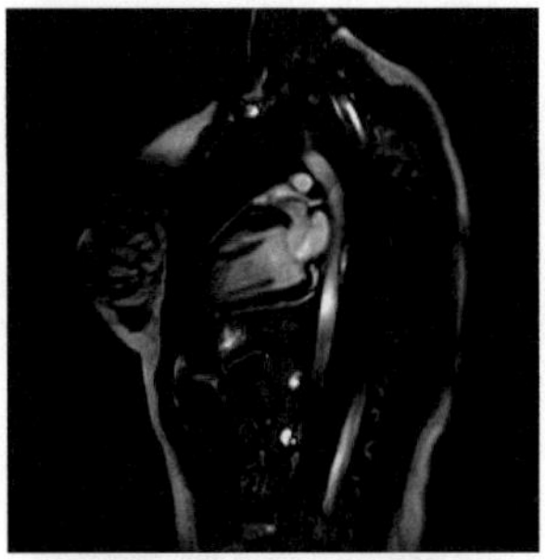

Planificar un corte sobre el plano axial que divida el ventrículo y aurícula izquierda por la mitad.

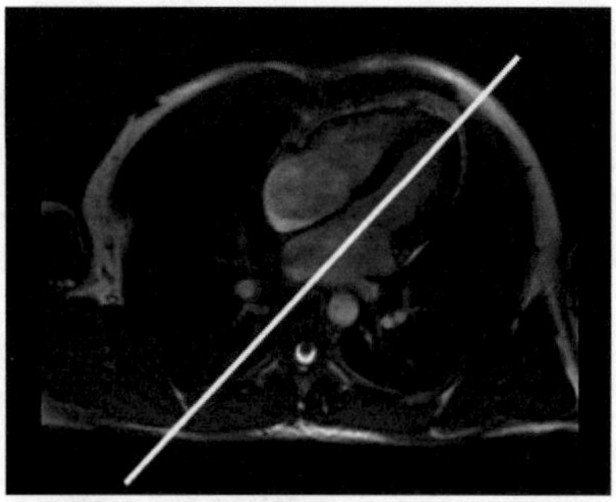

Eje corto (10-12 cortes aprox.): visualizar la función ventricular. Secuencia cine multicorte-multifase.

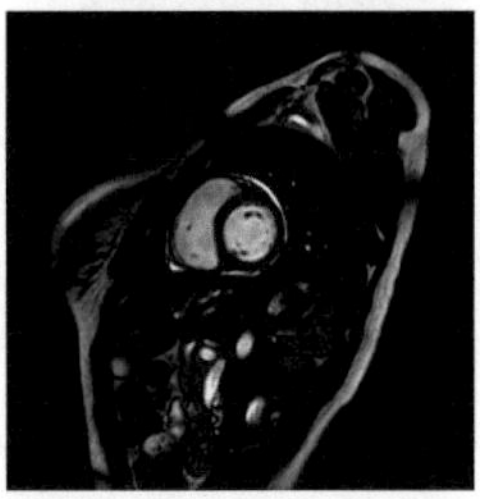

– Sobre el plano axial: orientar los cortes perpendicularmente al septo ventricular, desde el ápex hasta la base.

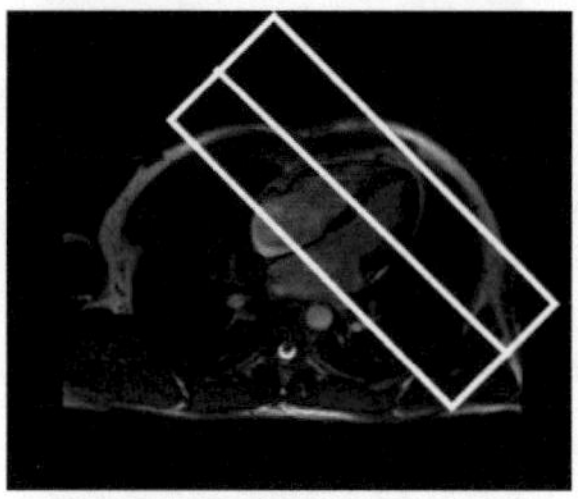

– Sobre el eje largo: orientar los cortes perpendiculares al eje del ventrículo izq.

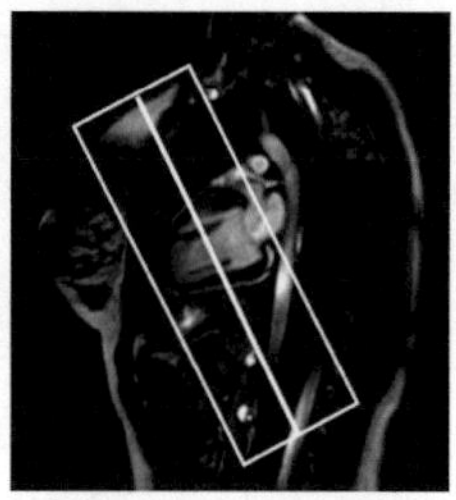

Cuatro cámaras:

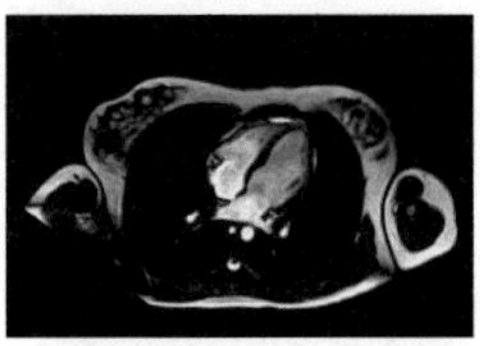

– Sobre el eje largo: planificar un corte que pase por el ápex y la mitad de la válvula mitral.

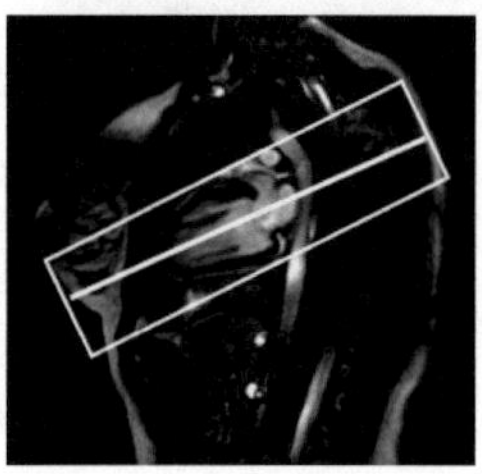

– Sobre el eje corto: angular de manera que divida ambos ventrículos y aurículas en dos mitades.

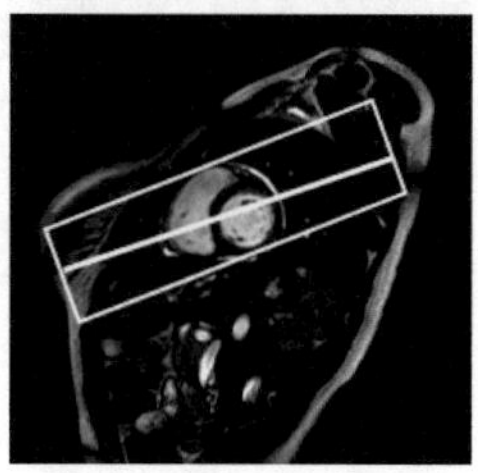

[.../...]

Cuadro 9.13. *(Continuación)*

Tres cámaras o salida del ventrículo izquierdo:

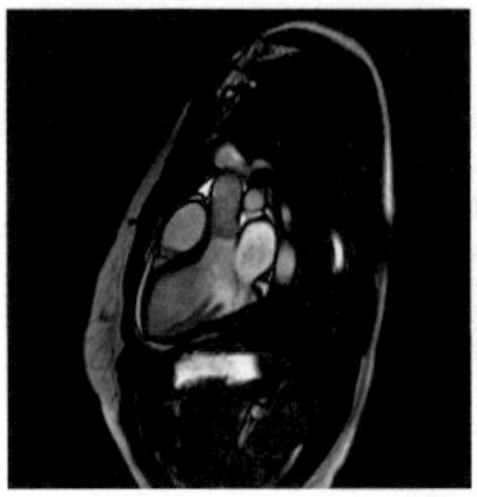

– Es recomendable utilizar técnica de 3 puntos para programar un plano que pase por el ápex en el ventrículo izquierdo, la válvula mitral y la raíz aórtica. Aunque también es posible crear directamente un plano que pase por esos tres puntos.

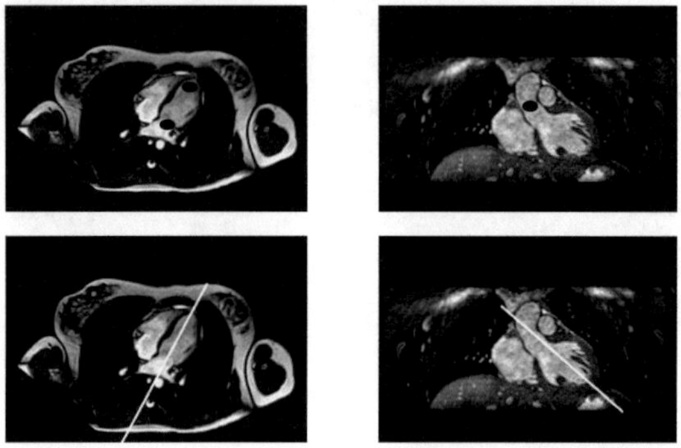

Secuencias con *CIV:*

Angio-RM FFE 3D T1:
Se puede adquirir en coronal para valoración de venas pulmonares, o sagital en el caso de estudiar la arteria aorta. Inyección mecánica y sincronizada de *CIV* para visualizar la entrada de contraste en tiempo real (secuencia *bolus track*).

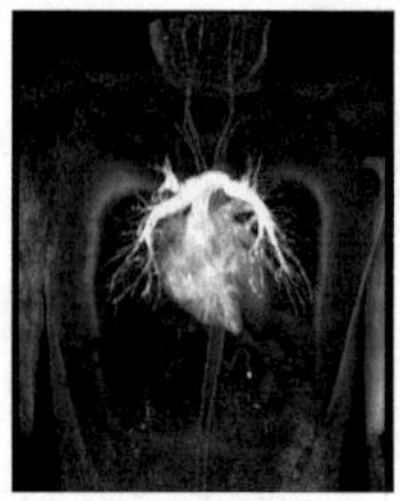

Perfusión miocárdica. Secuencia FFE ultrarrápidas T1:
Habitualmente se realizan en eje corto, aunque también es posible en eje largo.

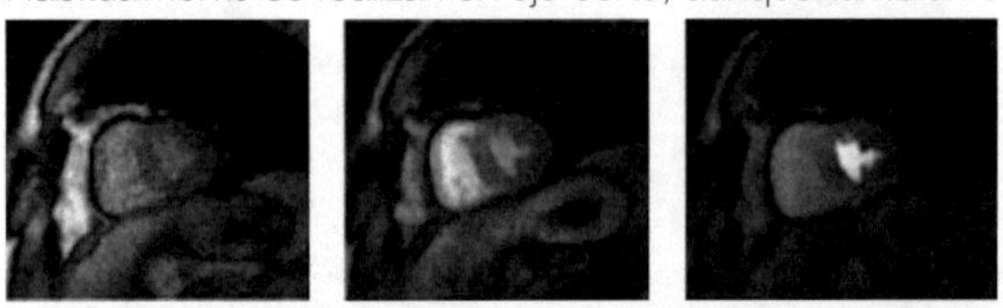

Viabilidad miocárdica:
Secuencia FFE T1 con un pulso IR.
Se realiza aproximadamente 10 o 20 minutos después del *CIV*.
Es adquirida en eje largo, eje corto y cuatro cámaras.

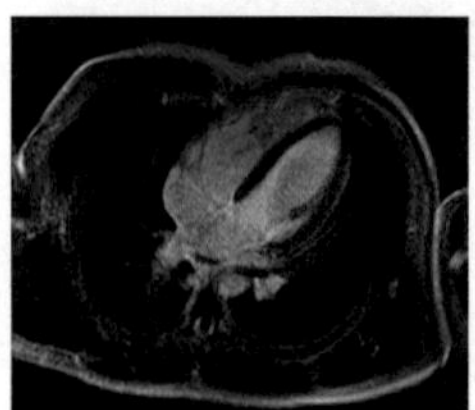

[.../...]

Cuadro 9.13. *(Continuación)*

Secuencias adicionales:

Salida del ventrículo derecho (cine)

– Sobre el plano axial: Realizar un corte que pase por la mitad de la arteria pulmonar y el ventrículo derecho.

– Sobre el plano coronal: Angular el corte respecto a la salida de la arteria pulmonar del ventrículo derecho.

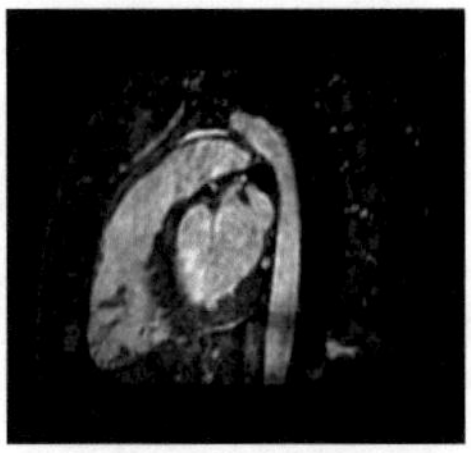

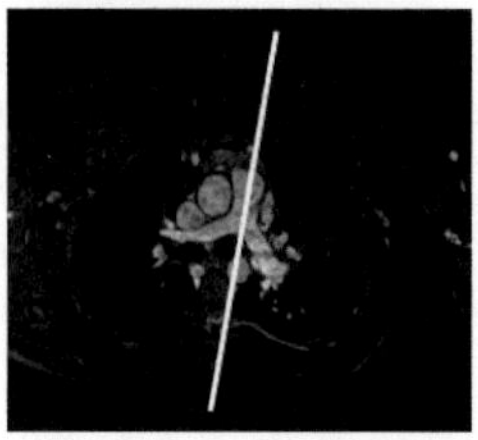

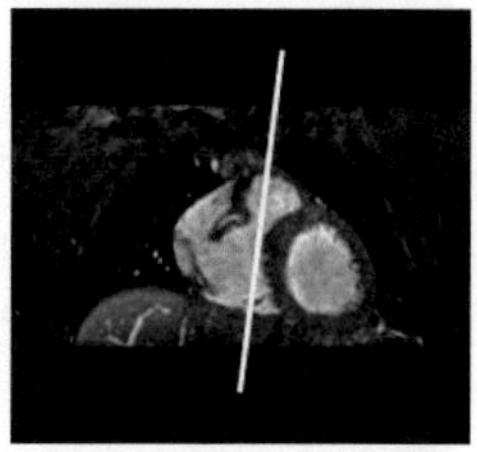

Secuencias de flujo *(phase contrast).*

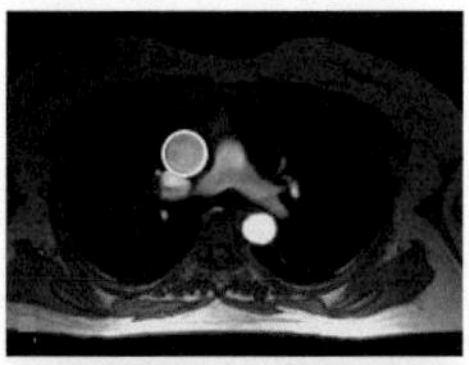

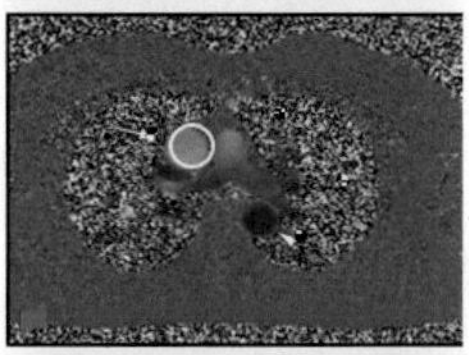

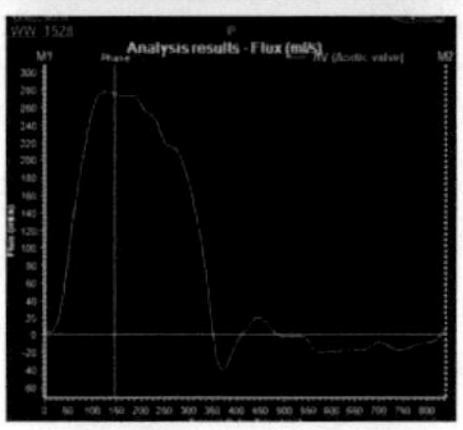

Valoración del flujo valvular.
se realiza un corte axial del vaso por encima de la válvula a estudiar, principalmente aórtica y pulmonar. Planificación sobre dos planos ortogonales entre sí.
Plano para valoración del flujo aórtico.

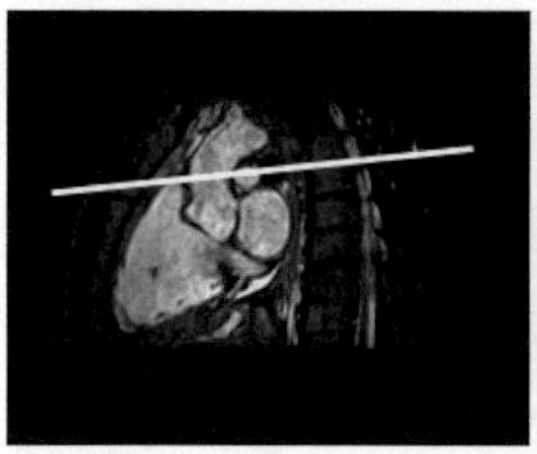

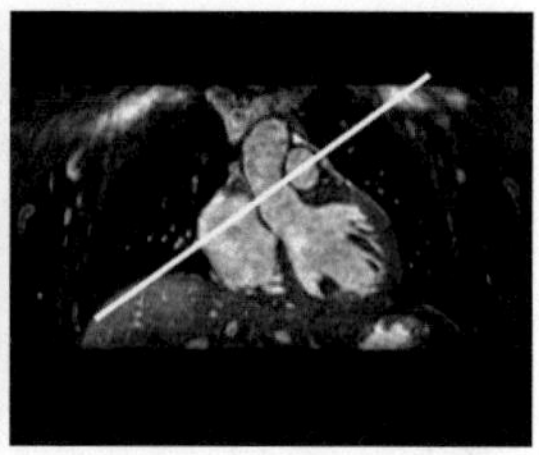

9.6.5. Protocolos del estudio de mama

La RM de mama es una prueba complementaria a la mamografía y ecografía mamaria. Entre las indicaciones más frecuentes encontramos:

- Evaluación de mujeres con alto riesgo de cáncer de mama atendiendo al historial familiar.
- Determinar la extensión del carcinoma de mama tras una recidiva o nuevo diagnóstico.
- Evaluar, con mayor detalle, determinadas anomalías observadas en la mamografía.
- Seguimiento del tratamiento quimioterápico neoadjuvante. La paciente recibe un tratamiento de quimioterapia para reducir el tamaño del tumor antes de la cirugía, con la RM se monitorea la efectividad de dicho tratamiento.
- Evaluación de la integridad de las prótesis mamarias.

El estudio de cáncer de mama requiere administrar *CIV* con inyector mecánico para realizar la secuencia dinámica *THRIVE*, en la que se evalúa la presencia de tejido sano, tumoral, reciba o curación.

La bobina utilizada debe cubrir ambas mamas y axilas en la exploración.

Cuadro 9.14
Especificaciones para protocolo de mama

Bobina o antena	Mama multielemento. Dispone de apertura para las mamas
Posición del paciente	Prono. Cabeza primero. Brazos a ambos lados de la cabeza.
Centrado en la bobina	Línea media de la mama.

Cuadro 9.15
Protocolo para RM de mama

Secuencias	N.º cortes	Grosor /Esp. cortes	*FOV*
Axial *TSE* T2 *SPIR*	50	3 mm / 0 mm	350 mm
THRIVE 3D GAD	100	1,5 mm / 0 mm	350 mm

Observaciones:

La secuencia *THRIVE* consta de 5 dinámicos con una duración de un minuto cada uno. La adquisición de imágenes se sincroniza con la inyección de contraste, siendo el primero de ellos sin contraste. El resto de dinámicos se adquiere una vez inyectado el contraste.
Para valorar el estado de las prótesis de mama se sustituye la secuencia *THRIVE* por:

- Axial *STIR* de ambas mamas.
- Sagital *TSE* T2 *SPIR,* se realizará de manera unilateral para poder realizar sagital estricto. Es recomendable añadir una banda de saturación posterior para evitar artefacto provocado por movimiento cardiaco y respiratorio.
- Sagital *STIR.* Seguir las mismas indicaciones de la secuencia anterior.

[.../...]

Cuadro 9.15. *(Continuación)*

Referencias en la imagen para la planificación de cortes axiales:		
Axial: *FOV* que incluya ambas mamas y axilas (350 mm).	Coronal: angular los cortes respecto a la línea media que une ambas mamas lo más simétricamente posible.	Sagital: orientar los cortes siguiendo la inclinación de la mama y parte anterior de la pared torácica. Cubrir suficientemente ambas mamas.
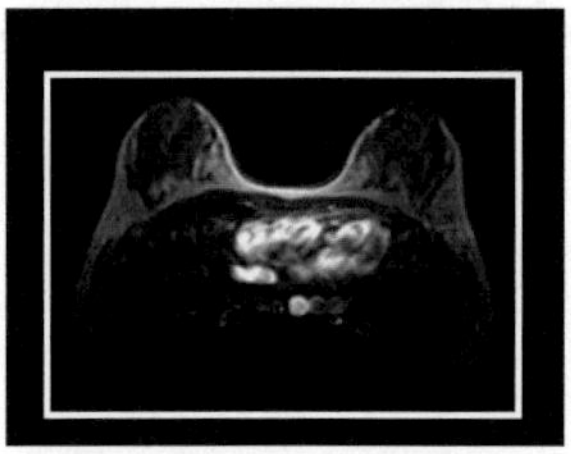	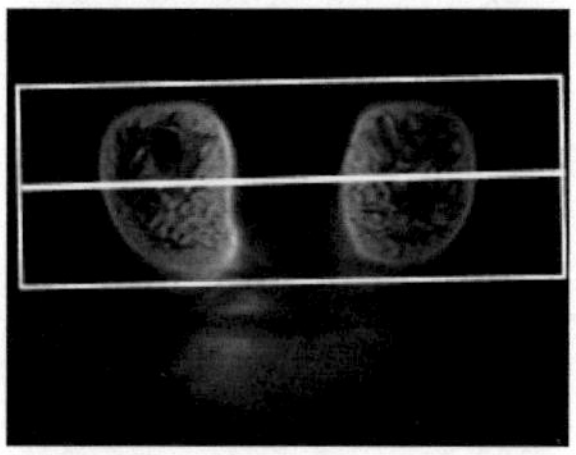	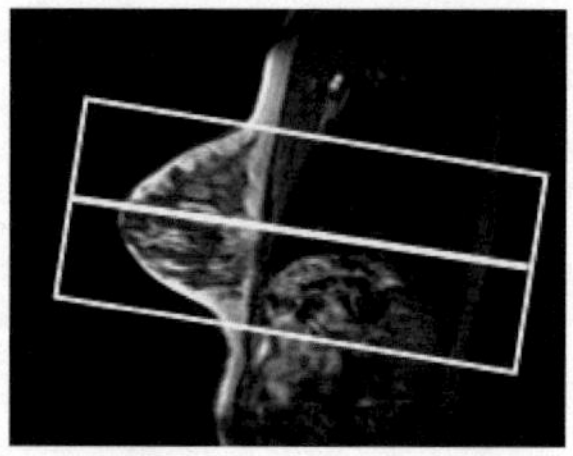
Referencias en la imagen para la planificación de cortes sagitales:		
Axial: angular los cortes siguiendo la orientación de cada mama desde la axila hasta el esternón.	Coronal: Cortes estrictos.	Sagital: *FOV* de 350 mm, debe cubrir toda la extensión del músculo pectoral.
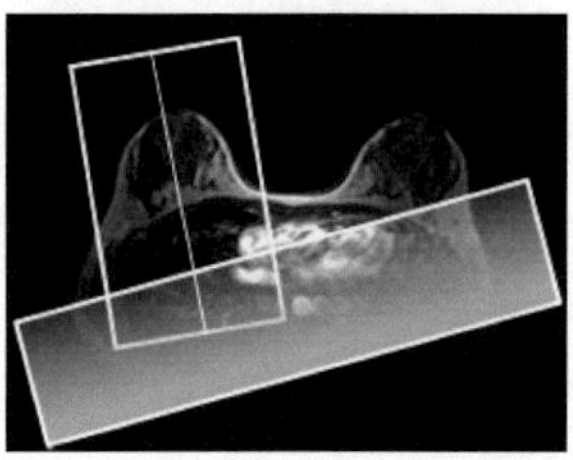	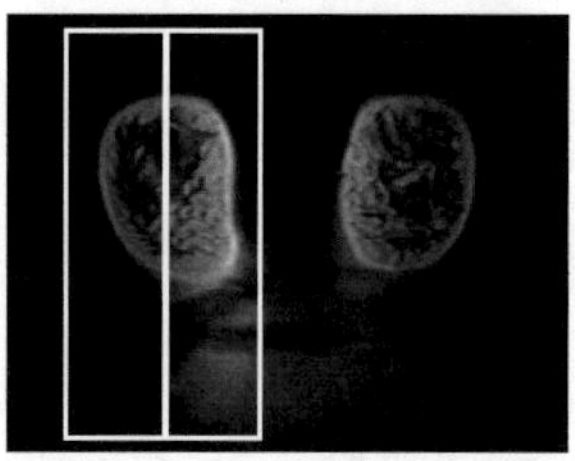	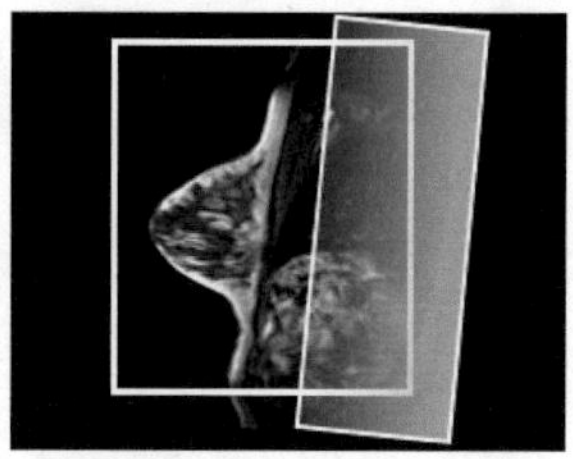

9.6.6. Protocolos del estudio de abdomen y pelvis

En los últimos años se ha producido un aumento considerable de las exploraciones abdomino-pélvicas con RM debido al desarrollo de secuencias con alta resolución espacial y temporal.

Está indicada para el diagnóstico de tumores abdominales o pélvicos, patologías hepáticas, cirrosis, anomalías en los conductos biliares, inflamaciones intestinales, etc.

Los diferentes protocolos de abdomen que aparecen a continuación comparten las siguientes especificaciones:

Cuadro 9.16
Especificaciones para protocolos de abdomen

Bobina o antena	Abdomen o *body* multielemento
Posición del paciente	Supino. Cabeza primero. Brazos a ambos lados del cuerpo.
Centrado en la bobina	Entero-RM, uro-RM, suprarrenales y renal: cresta iliaca hepática, pancreática y colangio-RM: apéndice xifoides.
Sincronismo	Respiratorio (si es posible, realizar apneas).

A) RM de hígado

Cuadro 9.17
Protocolo para RM hepática

Secuencias	N.° cortes	Grosor/ Esp. cortes	*FOV*
Coronal *TSE SShot* T2 (HASTE)	20	6 mm / 1,2 mm	400 mm
Axial – FFE T1 Fase - Fuera de Fase. – *STIR* – Difusión (*DW*)	25	9 mm / 1,4 mm	380 mm
Axial GAD *THRIVE*	50	3 mm / 0 mm	

Observaciones:
La secuencia fase - Fuera de Fase puede realizarse con o sin supresión grasa.
Los factores de difusión de la secuencia *DW* son b-0 y b-1000, pudiendo incluir factores intermedios.
La secuencia *THRIVE* es dinámica y consta de 5 fases: sin contraste, arterial (20 s), portal (60 s), equilibrio (120 s), tardía (5 minutos). Pueden variar atendiendo a la patología.

Referencias en la imagen para la planificación de cortes axiales:

Axial: *FOV* de 360 mm que incluya todo el abdomen.

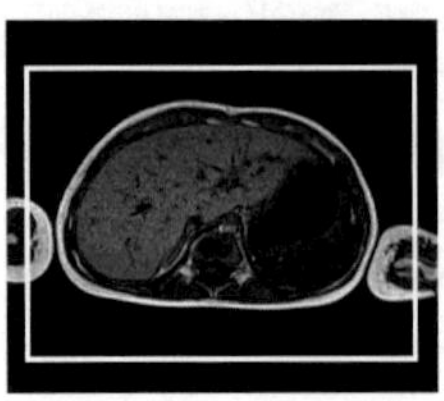

Coronal: desde cúpulas diafragmáticas hasta cubrir todo el hígado. Cortes sin angular.

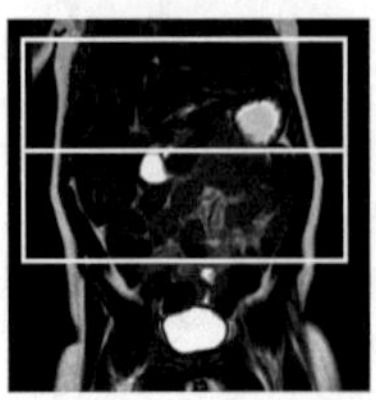

Sagital: desde cúpulas diafragmáticas hasta cubrir todo el hígado. Cortes sin angular.

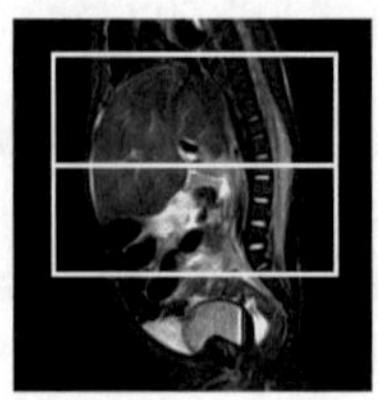

[.../...]

Cuadro 9.17. *(Continuación)*

Referencias en la imagen para la planificación de cortes coronales:

Axial: cubrir todo el hígado. Cortes estrictos.	Coronal: *FOV* incluirá desde cúpulas diafragmáticas hasta crestas iliacas, 400 mm.	Sagital: cubrir todo el hígado. Cortes estrictos.

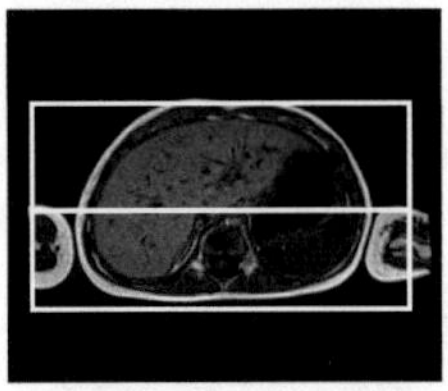

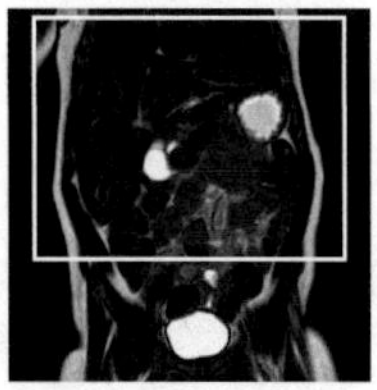

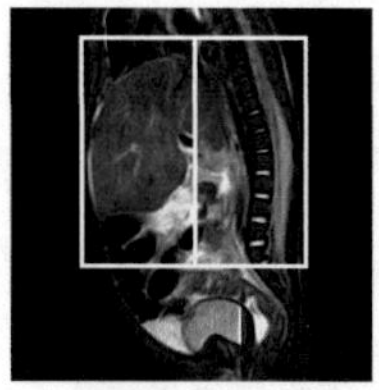

B) RM pancreática

El protocolo de estudio es similar al hepático aunque puede incluir una secuencia axial FFE T1 en fase con saturación grasa.

C) RM de vía biliar (colangio-RM)

Está indicada especialmente para diagnosticar la patología obstructiva de la vía biliar, diferenciando entre obstrucciones benignas (coledocolitiasis, alteraciones postquirúrgicas, etc.) y malignas (colangiocarcinoma, cáncer de páncreas, etc.). Los protocolos serán diferentes atendiendo a la posible patología. A continuación, se especifica el protocolo para sospecha de litiasis biliar.

La planificación de los cortes será igual que en el protocolo de RM hepática, a excepción de la secuencia coronal radial *TSE* T *SPIR*, la cual se programará sobre el colédoco en los planos axial y coronal.

Cuadro 9.18
Protocolo para RM de vía biliar

Secuencias	N.º cortes	Grosor /Esp. cortes	*FOV*
Coronal *TSE* SShot T2 (*HASTE*)	20	3 mm / 0 mm	400 mm
Axial – *TSE* SShot T2 (*HASTE*). – FFE T1 Fase	40	3 mm / 0 mm	380 mm
Coronal radial *TSE* T2 *SPIR*	8	20 – 40 mm / 0 mm	350 mm

[.../...]

Cuadro 9.18. *(Continuación)*

Observaciones:
La secuencia coronal radial adquiere un volumen de toda la vía biliar en diferentes proyecciones.
Ante la sospecha de patología neoplásica, se realizará el protocolo correspondiente (RM hepática, RM pancreática, etc.)

Referencias en la imagen para la planificación de cortes radiales.

Imagen de la vía biliar, secuencia coronal radial *TSE* T2 *SPIR*.

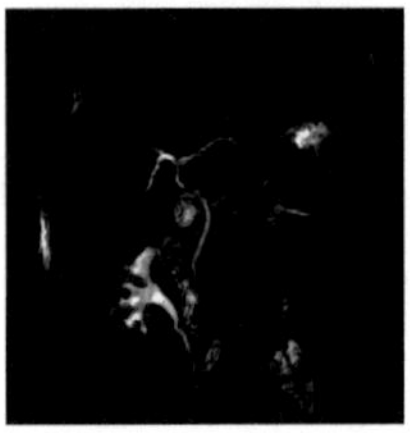

Axial: Planificar cortes radiales centrados en la vesícula. *FOV* de 350 mm.

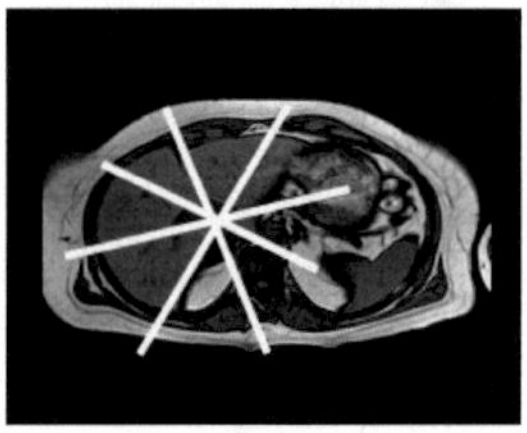

Coronal: Desde cúpulas diafragmáticas hasta cubrir todo el hígado.

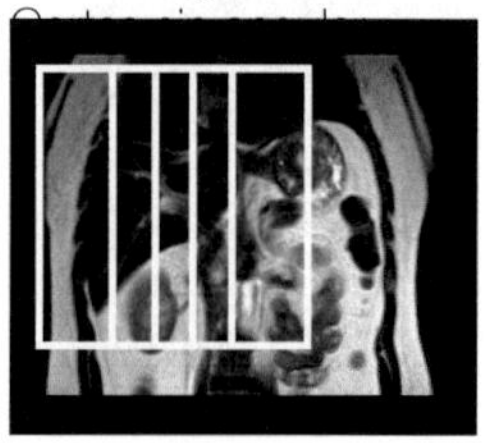

D) *RM renal*

Proporciona una excelente resolución de la corteza renal, médula y sistema colector. Se ha convertido en la primera opción para la caracterización de lesiones focales y estadiaje de tumores renales, particularmente para la valoración de compromiso venoso.

El protocolo de exploración es igual que RM hepática. Se puede sustituir la secuencia *THRIVE* con contraste por una *angio-RM* en coronal para valorar afectación vascular y planificación quirúrgica. Esta secuencia consta de 4 fases: sin contraste, arterial 20 segundos, parenquimatosa a 90 segundos, y excretora a 4-5 minutos. Se realiza un postproceso de imágenes angiográficas *MIP* (mapa vascular). El contraste se administra con doble concentración de gadolinio (0,2 mmol/kg).

Antes de iniciarse la secuencia *angio-RM,* se realizará la fase de preparación sin contraste que posteriormente servirá de máscara para sustraer al resto de fases. Esta secuencia debe iniciarse cuando el contraste se encuentre en la aorta. Para conocer el momento adecuado existen dos formas:

a) Realizando previamente una secuencia *Bolus test* con inyección mínima de contraste (1cc) para calcular exactamente el tiempo que tardará en llegar el contraste al vaso.
b) Control en tiempo real de la llegada de contraste al vaso con la secuencia *(bolus track)*. La inyección de contraste comienza a la vez que se inicia esta secuencia, de manera que la secuencia angiográfica se inicia manualmente en el momento que se empieza a visualizar el contraste en la aorta. Indicar al paciente que haga la primera

apnea cuando el contraste se encuentre en el tercio medio de la aorta abdominal. Al finalizar la primera fase, indicar al paciente que respire para volver adquirir la segunda fase en apnea. Después de esta, comunicar al paciente que puede respirar con normalidad hasta que llegue el momento de realizar la tercera fase en apnea a los 4-5 minutos desde la inyección de Gd.

En caso de trasplante renal, el estudio se centrará en la pelvis.

E) RM glándulas suprarrenales

Se suele realizar como segunda opción si los resultados de la TC no son diagnósticos, aunque esto en los últimos años va cambiando debido a las ventajas de la propia técnica.

Está especialmente indicada para diferenciar entre lesiones benignas (adenoma, hematoma, etc.) y malignas (metástasis, feocromocitoma, etc.).

Cuadro 9.19
Protocolo para RM de glándulas suprarrenales

Secuencias	N.º cortes	Grosor /Esp. cortes	*FOV*
Coronal *TSE* SShot T2 (*HASTE*)	20	6 mm / 1,2 mm	400 mm
Axial – FFE T1 Fase-Fuera de fase – FFE T1 Fase *SPIR* – *TSE* T2	25	5 mm / 1 mm	380 mm

Observaciones:
La secuencia *TSE* T2 puede ser con *SPIR*.
Puede ser necesario realizar la secuencia *THRIVE* con *CIV*.

La planificación de los cortes será similar al protocolo de RM hepática, pero incluyendo ambos riñones.

F) Urografía por RM

Trata de obtener imágenes de la vía excretora sin administrar *CIV* (uro RM estática) o con *CIV* (uro RM excretora).

a) Urografía RM estática. Requiere la administración intravenosa de suero salino y un diurético (furosemida) para favorecer la eliminación renal de líquidos. Proporción: 1 mL de furosemida diluido en 100 mL de suero fisiológico.

b) Urografía RM excretora. Se administra *CIV* para realizar un estudio dinámico (*THRIVE*) en el plano coronal con 6 fases: sin contraste, arterial a los 20 segundos, parenquimatosa a 90 segundos, y excretora a los 3, 6 y 10 minutos.

Cuadro 9.20
Protocolo para urografía por RM

Secuencias		N.º cortes	Grosor /Esp. corte	*FOV*
Coronal	-*TSE* SShot T2 (*HASTE*)	1	50 mm / 0 mm	400 mm
	-TFE T2 3D (*BALANCE*)	20	4 mm / 0 mm	
Axial	-TFE T2 3D (*BALANCE*)	30	4 mm / 0 mm	380 mm
	-FFE T1 Fase-Fuera de fase			
	-*TSE* T2 *SPIR*		5 mm / 1 mm	
GD Coronal *THRIVE*		40	2,5 mm / 0 mm	400 mm

Observaciones:
La secuencia *THRIVE* se realizará únicamente en urografía RM excretora.

Referencias en la imagen para la planificación de cortes axiales:

Axial: *FOV* de 380 mm que incluya todo el abdomen.

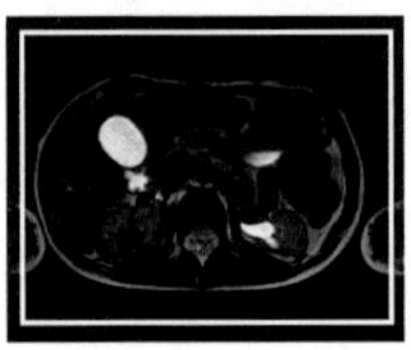

Coronal: desde riñones hasta sínfisis del pubis.

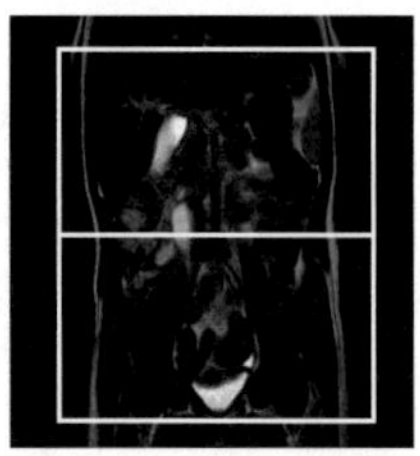

Sagital: ídem coronal. Sin angular.

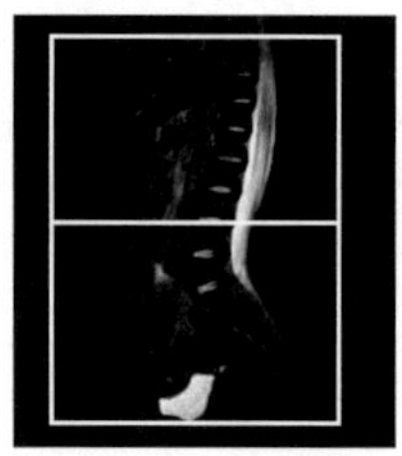

Referencias en la imagen para la planificación de cortes coronales:

Axial: cubrir todo el abdomen.

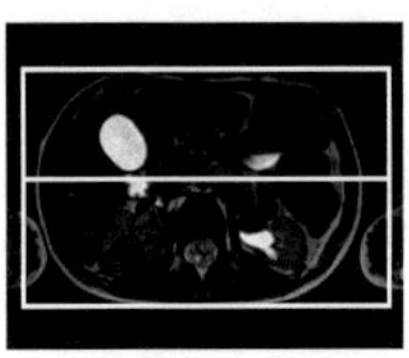

Coronal: *FOV* de 400 mm que incluirá desde riñones hasta sínfisis del pubis.

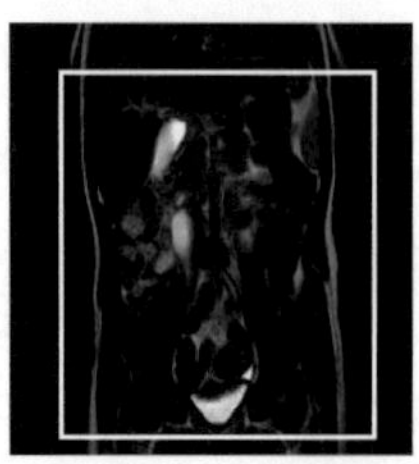

Sagital: cubrir uréteres. Angular respecto al trayecto de los mismos. Si no se visualizan, realizar estricto.

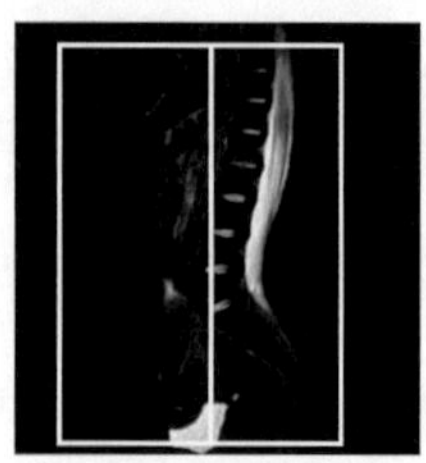

G) RM intestinal o entero-RM

Es posible valorar las asas intestinales de una forma dinámica a medida que el contraste oral avanza por el tránsito intestinal consiguiendo una distensión homogénea. Permite identificar la presencia de enfermedades inflamatorias (Crohn), tumores, fístulas, etc.

Es necesaria una preparación del paciente. Deberá seguir una dieta pobre en residuos las 48 horas previas a la exploración, y una dieta líquida durante las últimas 24 horas. En ocasiones, también se pauta una solución evacuante 12 horas antes de la prueba.

Es conveniente que la colocación del paciente sea en prono para minimizar el efecto del movimiento peristáltico en la imagen, aunque dependerá de las características del paciente.

Tiene similar programación al protocolo anterior, pero es necesario cubrir todo el abdomen y añadir las siguientes secuencias:

Cuadro 9.21
Protocolo para entero RM (Inlcuye secuencias del protocolo urografía por RM)

Secuencias	N.º cortes	Grosor /Esp. cortes	*FOV*
Axial *TSE* SShot T2 (*HASTE*)	40	5 mm / 0 mm	380 mm
Sagital *TSE* SShot T2 (*HASTE*)	30		450 mm
Coronal *STIR*			

Observaciones:
En la secuencia *THRIVE* se realizarán 4 fases: sin contraste, 50 segundos, 90 segundos y 5 minutos.

Referencias en la imagen para la planificación de cortes axiales:

Axial: *FOV* de 380 que incluya todo el abdomen.

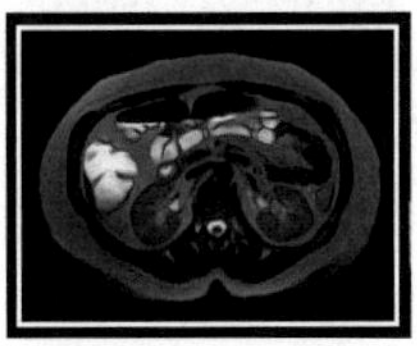

Coronal: desde colon transverso hasta sínfisis del pubis.

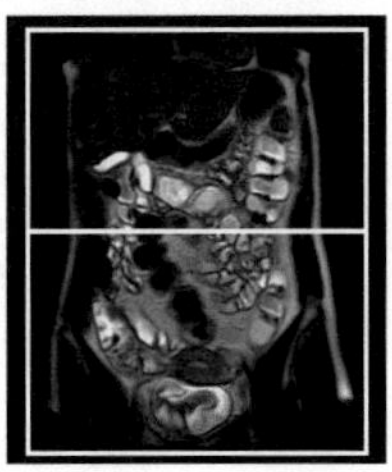

Sagital: desde colon transverso hasta sínfisis del pubis. Sin angular.

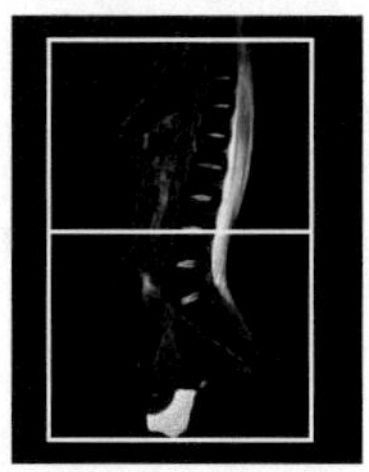

[.../...]

Cuadro 9.21. *(Continuación)*

Referencias en la imagen para la planificación de cortes coronales:		
Axial: desde la parte anterior del abdomen hasta la parte posterior. 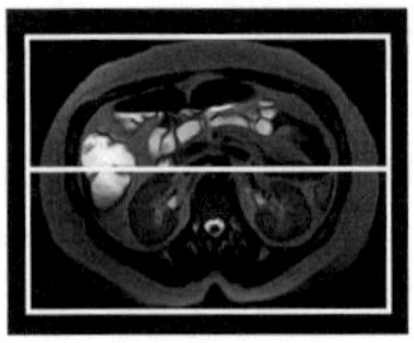	Coronal: *FOV* de 450 mm incluirá desde colon transverso hasta sínfisis del pubis. 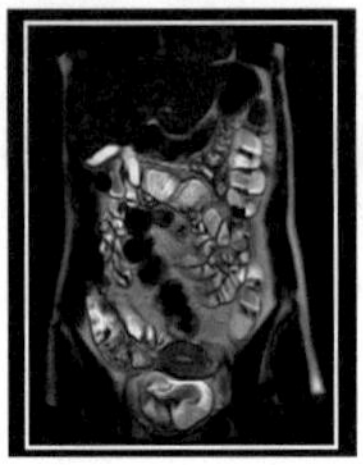	Sagital: desde la parte anterior del abdomen hasta la parte posterior. 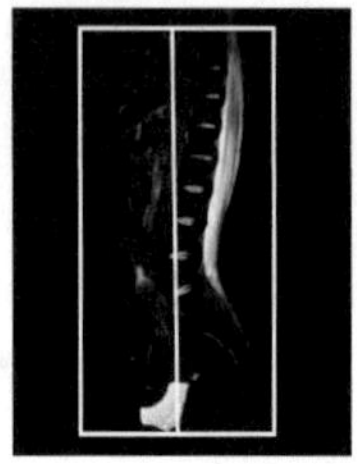
Referencias en la imagen para la planificación de cortes sagitales:		
Axial: cubrir desde colon ascendente hasta colon descendente. 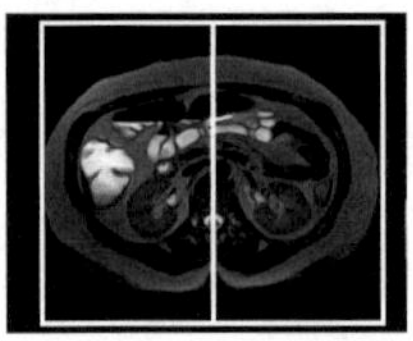	Coronal: incluirá todo el abdomen. 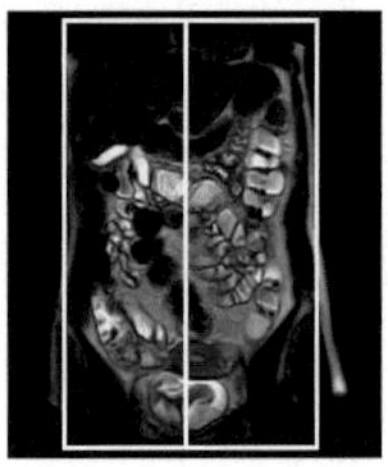	Sagital: *FOV* de 450 mm que cubra todo el abdomen. 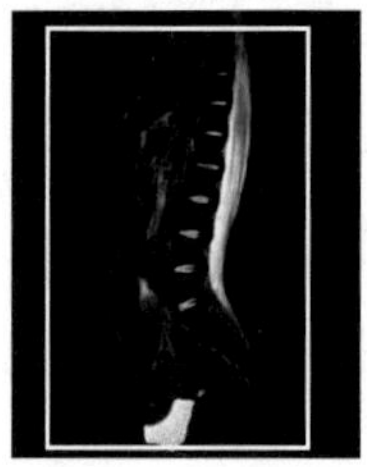

H) RM de pelvis

Está indicada principalmente para evaluar patología inflamatoria, caracterización de masas pélvicas, estatificación de tumores (útero, ovario, cérvix, próstata, recto, etc.) y suelo pélvico. Ante sospecha de patología tumoral será necesario administrar *CIV*.

Existen protocolos y orientación de planos específicos para determinados órganos, aunque también comparten secuencias similares. La mayoría de ellas son de alta resolución y tienen *FOV* ajustados a la zona de exploración. Es aconsejable que la vejiga esté vacía.

Las siguientes especificaciones son comunes para gran parte de los protocolos.

Cuadro 9.22
Especificaciones para protocolos de pelvis

Bobina o antena	Abdomen o *body* multielemento
Posición del paciente	Supino. Pies primero. Brazos a ambos lados del cuerpo.
Centrado en la bobina	Espina iliaca.

A continuación, se muestra un protocolo específico para valorar útero y cérvix, lo que implica la utilización no solo de secuencias específicas, sino también determinados planos de corte.

Cuadro 9.23
Protocolo para RM pélvica femenina

Secuencias	N.º cortes	Grosor /Esp. cortes	*FOV*
Axial pelvis – STIR – *TSE* T1	25	6 mm / 1,2 mm	400 mm
Sagital útero *TSE* T2			
Axial útero *TSE* T2	20	4 mm / 0,4 mm	250 mm
Coronal útero *TSE* T2			
Gad – Sagital útero *TSE* T1 *SPIR* – Axial útero *TSE* T1 *SPIR* – Coronal útero *TSE* T1 *SPIR*			

Observaciones:
El radiólogo determinará si las secuencias *TSE* T2 y Gad *TSE* T1 *SPIR* han de realizarse en los tres planos, o aquellos que sean más representativos. También es posible que no sea necesario inyectar contraste.
La orientación de los planos son diferentes cuando se realizan respecto a la pelvis, útero o recto.

Planificación para un estudio de RM de pelvis femenina (valoración de útero y órganos anejos)

Referencias en la imagen para la planificación de cortes axiales a la pelvis:

Axial: *FOV* que incluya toda la pelvis, 400 mm.

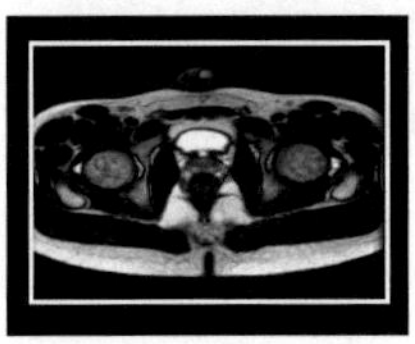

Coronal: desde crestas iliacas hasta sínfisis del pubis. Sin angular.

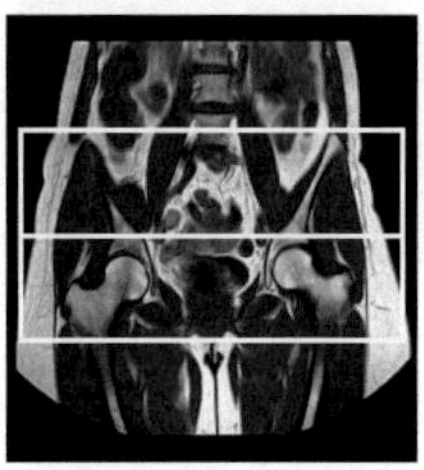

Sagital: ídem coronal. Sin angular.

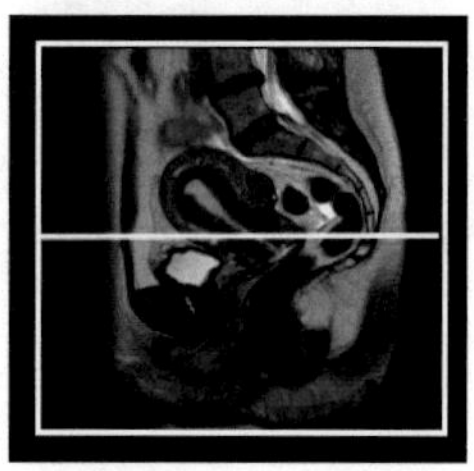

[.../...]

Cuadro 9.23. *(Continuación)*

Referencias en la imagen para la planificación de cortes axiales al útero:

Axial del cuerpo: angular cortes respecto al útero. Cubrir todo el útero y cérvix.

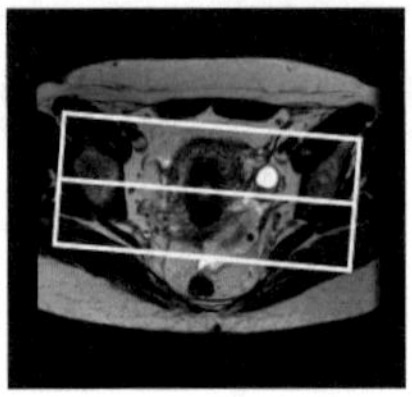

Coronal del cuerpo: *FOV* ajustado que incluya útero y área de trompas-ovarios, 250 mm.

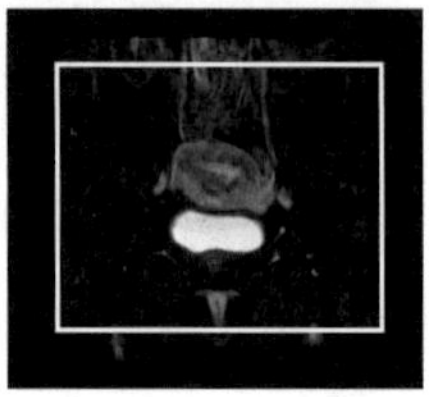

Sagital: angular cortes respecto al útero. Cubrir todo el útero y área de trompas-ovarios.

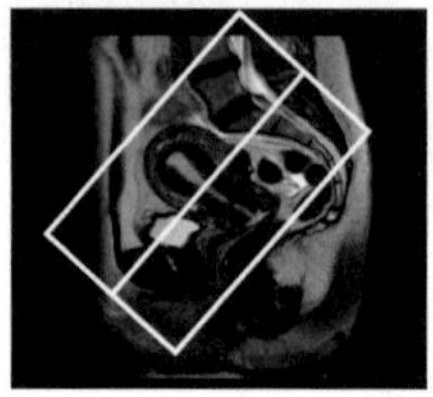

Referencias en la imagen para la planificación de cortes coronales al útero:

Axial cuerpo: *FOV* ajustado que incluya útero y área de trompas-ovarios, 250 mm.

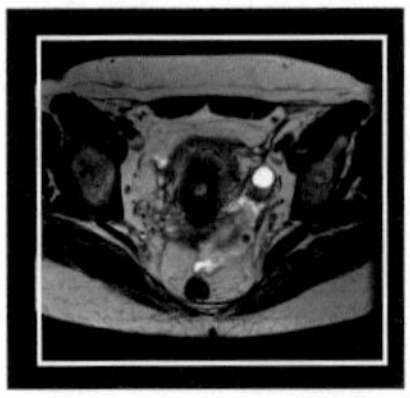

Coronal cuerpo: angular cortes según la orientación del útero.

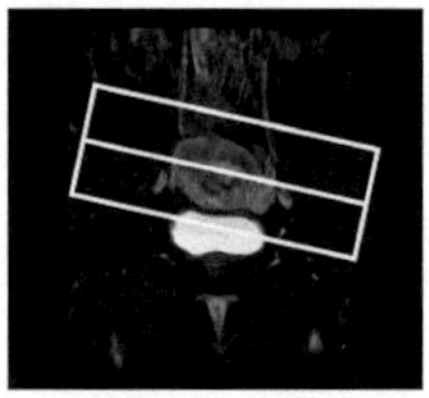

Sagital: angular cortes siguiendo el eje del útero. Cubrir todo el útero y área de trompas-ovarios.

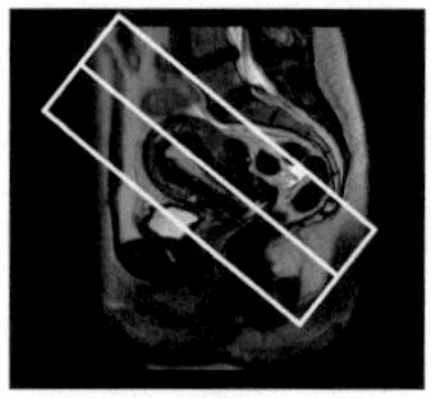

Referencias en la imagen para la planificación de cortes sagitales al útero:

Axial cuerpo: angular cortes respecto a la orientación del útero.

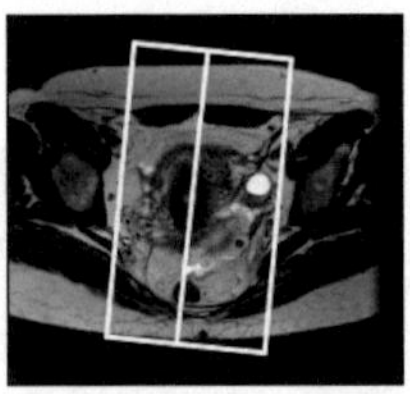

Coronal cuerpo: angular cortes siguiendo el eje del útero. Cubrir todo el útero y área de trompas-ovarios.

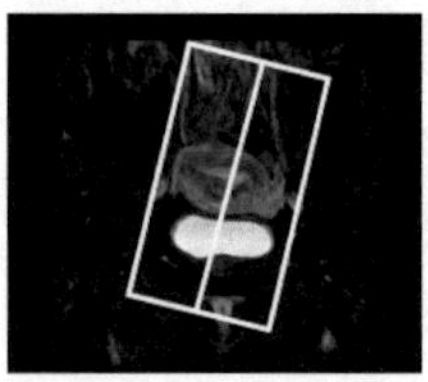

Sagital: *FOV* que cubra el útero y área de trompas-ovarios, 250 mm.

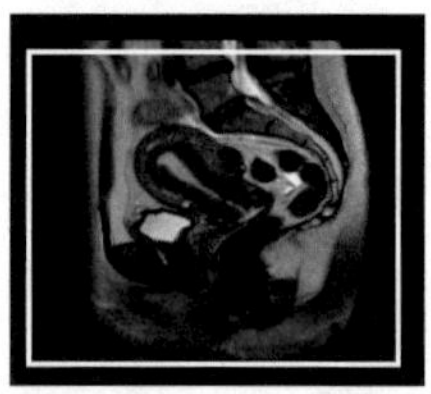

9.6.7. Protocolos de estudio del aparato locomotor

La RM generalmente es la mejor opción para examinar de forma detallada las principales articulaciones y tejidos blandos (músculos, tendones y ligamentos) de las extremidades. Se suele solicitar para diagnosticar o evaluar cualquier patología que afecte a las mismas:

- Enfermedades degenerativas de las articulaciones como la artritis.
- Desgarro de meniscos, ligamentos y tendones (rodilla, hombro, etc.).
- Infecciones (osteomielitis).
- Tumores (primarios y metástasis) que afectan a las extremidades y tejidos blandos alrededor de las articulaciones.
- Malformaciones congénitas.

Si existe una lesión palpable, se ha realizado una resección quirúrgica o un área localizada de los síntomas, es aconsejable utilizar un marcador en piel (cápsula de vitamina A) para localizar más fácilmente la zona posteriormente en imagen.

En algunas patologías es necesario administrar *CIV* para su correcta evaluación. Puede hacerse en bolo o con inyector mecánico para realizar secuencias dinámicas o *angio-RM*. En la medida de lo posible, se evitará colocar la vía en la extremidad a explorar.

Los protocolos son específicos, tanto a la patología, como a la zona de estudio, y es necesario ajustar los planos de corte a cada extremidad y/o articulación. Normalmente incluirán secuencias: *TSE* T1 y T2 sin y con saturación grasa (*SPIR*), y DP con saturación grasa (también pueden ser duales *DP-TSE* T2), entre otras más específicas. Para la caracterización y extensión de lesiones será necesario inyectar *CIV*.

A) RM de hombro

Cuadro 9.24
Especificaciones para protocolos de hombro

Bobina o antena	Multielemento de hombro (*Sense Flex M – Philips* u otra similar que se adapte a la zona de exploración)
Posición del paciente	Supino. Cabeza primero. Si la antena y características del paciente lo permiten, situar el hombro a explorar lo más centrado posible en la mesa de exploración (túnel-imán). Brazos estirados a los lados del cuerpo. La mano del lado afectado en supino o posición neutra (inmovilizar).
Centrado en la bobina	Centrar 1cm por debajo de la articulación acromio-clavicular. La bobina debe cubrir totalmente la articulación del hombro.

Cuadro 9.25
Protocolo para RM de hombro

Secuencias	N.º cortes	Grosor /Esp. cortes	*FOV*
Axial FFE T2	20	3 mm / 0,5 mm	200 mm
Coronal – *TSE* T1 – *DP-TSE* T2 *SPIR* (DUAL)	15	4 mm / 0,4 mm	
Sagital *DP SPIR*			

Referencias en la imagen para la planificación de cortes axiales:

Axial: *FOV* que incluya todo el hombro, 200 mm.

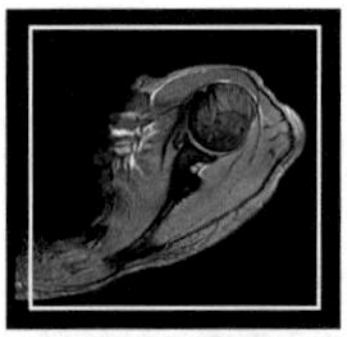

Coronal: cubrir desde la parte superior del acromion hasta la parte inferior de la articulación glenohumeral. No angular.

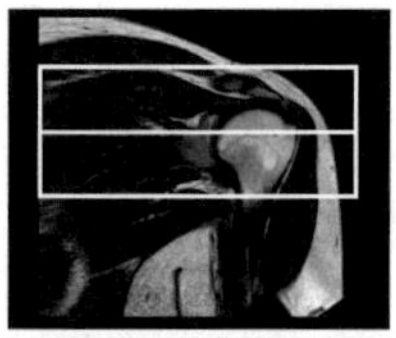

Sagital: se puede angular siguiendo el eje del húmero o hacer estricto, dependerá de la preferencia del radiólogo.

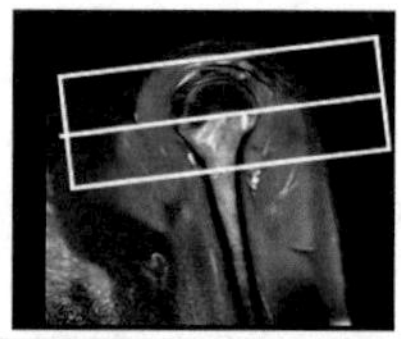

Referencias en la imagen para la planificación de cortes coronales:

Axial: orientar los cortes paralelos al tendón central del supraespinoso o escápula. Cubrir la cabeza del húmero.

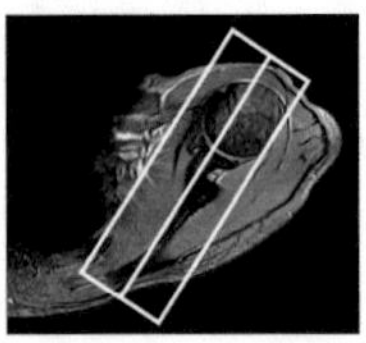

Coronal: *FOV* de 200 mm. Incluirá desde acromion hasta tercio proximal del húmero.

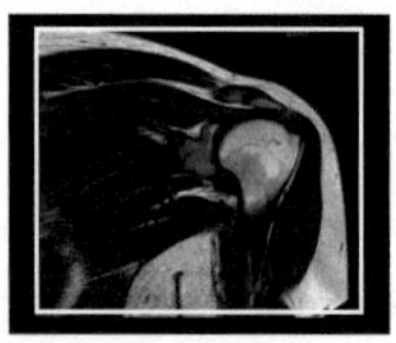

Sagital: se pueden angular los cortes siguiendo el eje del húmero, o dejarlos estrictos.

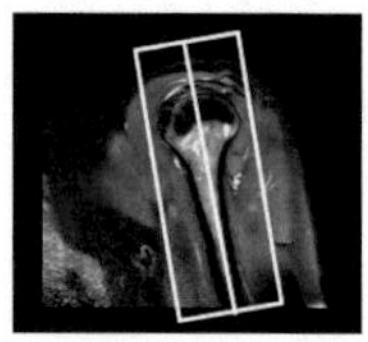

Referencias en la imagen para la planificación de cortes sagitales:

Axial: cortes perpendiculares al eje del tendón central del supraespinoso o escápula. Cubrir desde la cavidad glenoidea hasta el deltoides.

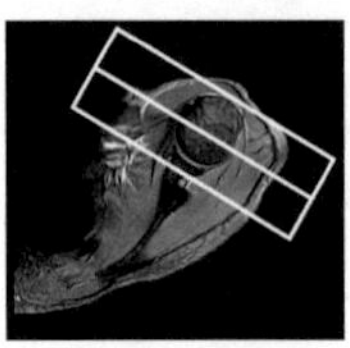

Coronal: se pueden angular los cortes siguiendo el eje del húmero, o dejarlos estrictos.

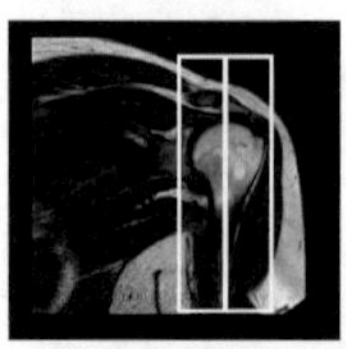

Sagital: *FOV* incluirá desde acromion hasta tercio proximal del húmero.

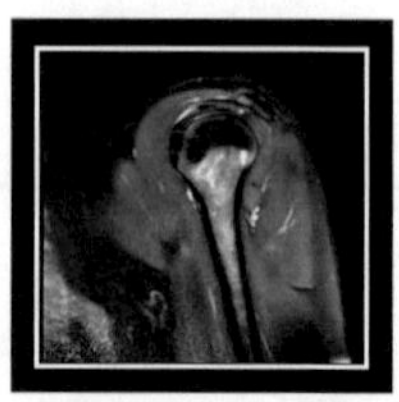

B) RM de brazo, codo y antebrazo

Las secuencias y planos serán similares para los tres estudios, cada uno en la anatomía correspondiente. Sin embargo, en la RM de codo el *FOV* será más pequeño y tendrá menos cortes.

Cuadro 9.26
Especificaciones para protocolos de codo

Bobina o antena	Multielemento de codo (*Sense Flex M* o *L* – *Philips* u otra similar que se adapte a la zona de exploración)
Posición del paciente	Supino. Cabeza primero. Si la antena, y características del paciente lo permiten, situar el codo a explorar lo más centrado posible en la mesa de exploración. Brazos estirados a los lados del cuerpo. La mano del lado afectado en supino (inmovilizar).
Centrado en la bobina	En el centro de la zona anatómica.

A continuación, se especifican las secuencias y planificación para una RM de codo.

Cuadro 9.27
Protocolo para RM de codo

Secuencias		Nº cortes	Grosor /Esp. cortes	*FOV*
Axial	– *TSE* T1 – *DP- TSE* T2 *SPIR* (DUAL)	20	3 mm / 0,3 mm	180 mm
Coronal	– *TSE* T1 – *STIR*	16		
Sagital FFE T2		20		

Observaciones:
El *FOV* de los protocolos de brazo y antebrazo, en las secuencias coronal y sagital pueden ser de 300-350 mm.

Referencias en la imagen para la planificación de cortes axiales:

Axial: *FOV* de 180 mm que incluya todo el codo.

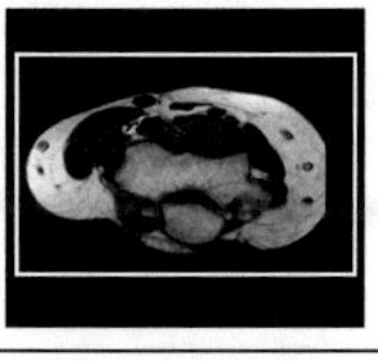

Coronal: cubrir desde la diáfisis humeral hasta la tuberosidad radial. Paralelos a la articulación.

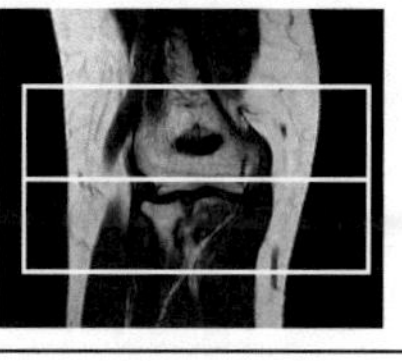

Sagital: paralelos a la articulación.

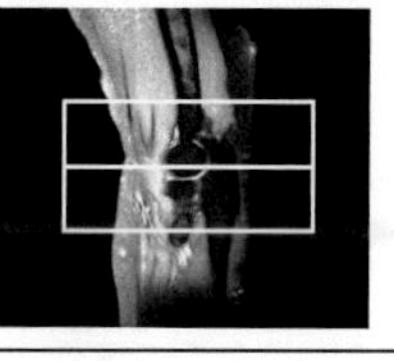

[.../...]

Cuadro 9.27. ***(Continuación)***

Referencias en la imagen para la planificación de cortes coronales:		
Axial: paralelos siguiendo la línea que une ambos epicóndilos. Abarcar desde el olecranon hasta el músculo braquial anterior.	Coronal: *FOV* de 180 mm desde el tercio medio del húmero hasta la mitad proximal del cúbito y radio. Articulación en el centro de la imagen.	Sagital: paralelos al eje del húmero y cúbito-radio o cavidad glenoidea del cúbito.
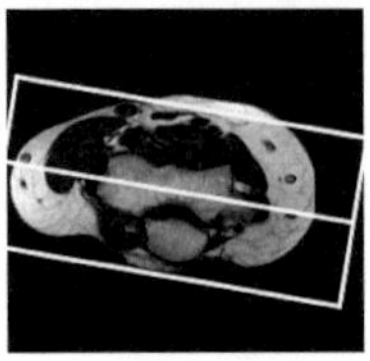	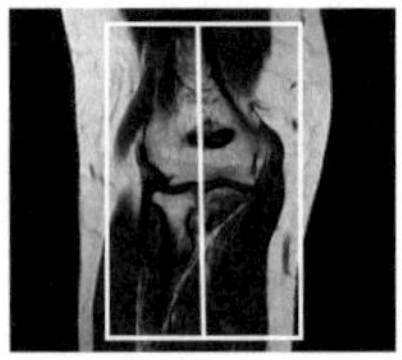	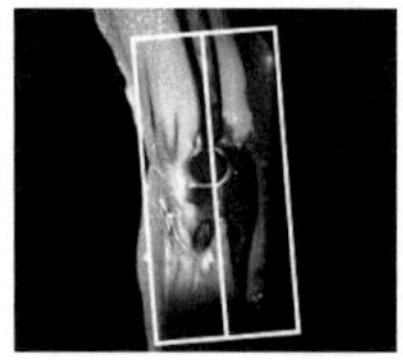
Referencias en la imagen para la planificación de cortes sagitales:		
Axial: cortes perpendiculares a la línea que une ambos epicóndilos. Incluir los epicóndilos humerales.	Coronal: angular siguiendo el eje del húmero y cúbito-radio.	Sagital: *FOV* de 180 mm desde el tercio medio del húmero hasta la mitad proximal del cúbito y radio. Articulación en el centro de la imagen.
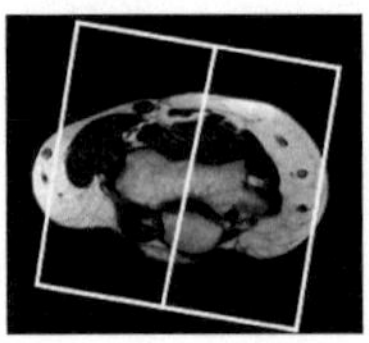	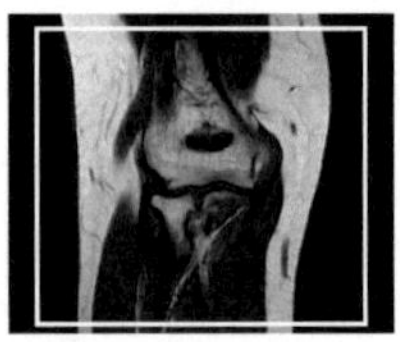	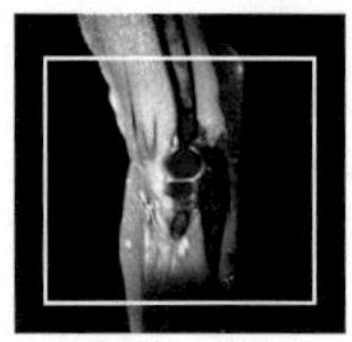

C) RM de muñeca y mano

Las secuencias y planos serán similares para ambos estudios. Aunque variará la cobertura (número de cortes y *FOV*).

Cuadro 9.28
Especificaciones para protocolos de muñeca

Bobina o antena	Multielemento de muñeca (Sense Flex P – Philips)
Posición del paciente	Supino (también es posible prono). Cabeza primero. Si la antena, y características del paciente lo permiten, situar la muñeca o mano de estudio lo más centrado posible en la mesa de exploración e inmovilizar.
Centrado en la bobina	En el centro de la muñeca.

Las secuencias que aparecen a continuación están indicadas para RM de muñeca.

Cuadro 9.29
Protocolo para RM de muñeca

Secuencias		N.º cortes	Grosor /Esp. corte	*FOV*
Axial	– *TSE* T1 – *DP-TSE* T2 *SPIR* (DUAL)	15	3 mm / 0,3 mm	120 mm
Coronal	– *TSE* T1 – FFE T2	12		
Sagital *STIR*				

Observaciones:
En una RM de mano, se aumentaría el número de cortes o grosor.
En el caso de RM de dedos, la planificación de los cortes se rige por la anatomía de cada dedo

Referencias en la imagen para la planificación de cortes axiales:

Axial: *FOV* de 120 mm que incluya toda la muñeca.

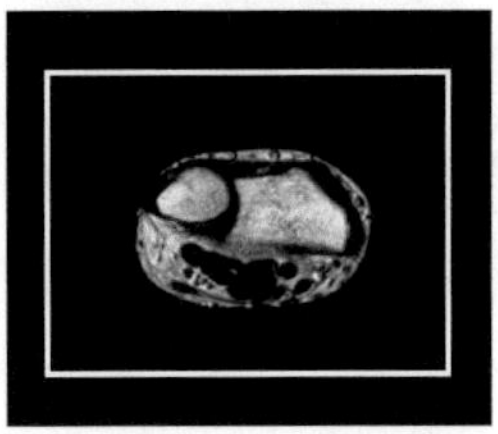

Coronal: cubrir desde metáfisis radiocubital hasta los metacarpianos.

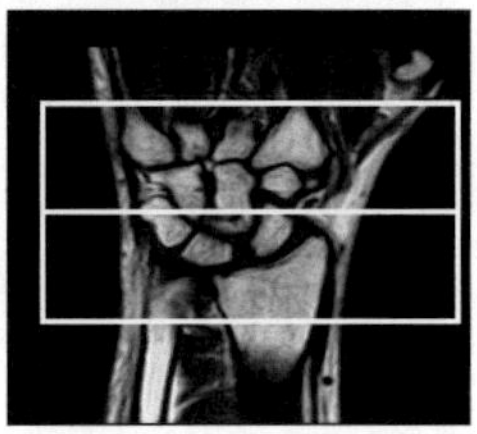

Sagital: perpendiculares al eje antebrazo mano.

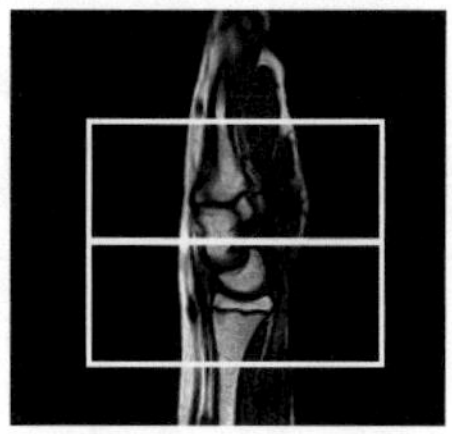

Referencias en la imagen para la planificación de cortes coronales:

Axial: angular cortes paralelos a la línea que une ambas apófisis estiloides. Cubrir toda la muñeca.

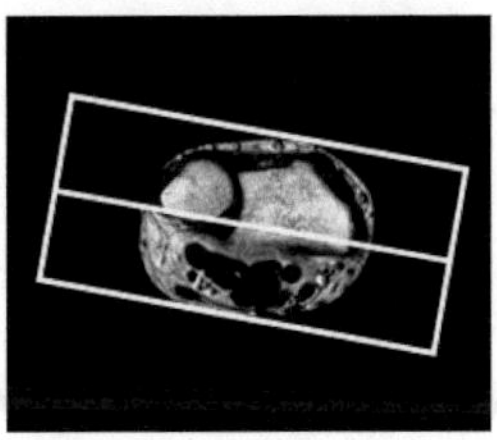

Coronal: *FOV* de 120 mm que incluya desde metáfisis radiocubital hasta los metacarpianos.

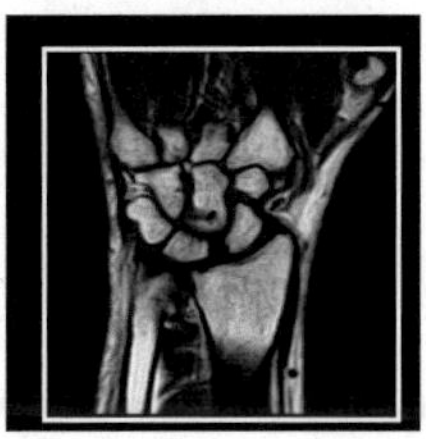

Sagital: paralelos al eje antebrazo-mano.

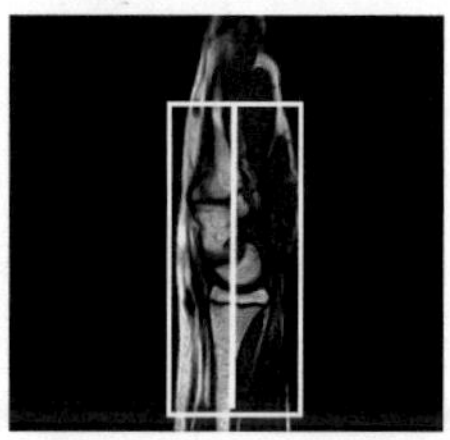

[.../...]

Cuadro 9.29. ***(Continuación)***

Axial: angular perpendicular a la línea que une ambas apófisis estiloides. Cubrir toda la articulación.	Coronal: angular cortes paralelos al eje cúbito-radio.	Sagital: *FOV* de 120 mm que incluya desde metáfisis radiocubital hasta los metacarpianos.
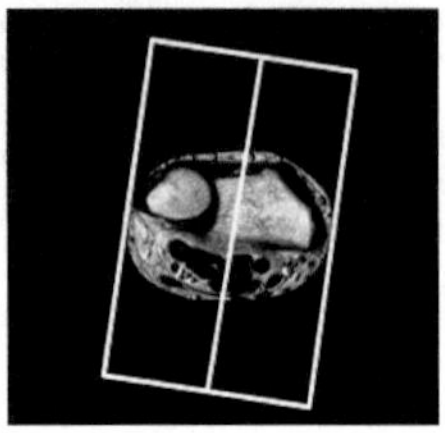	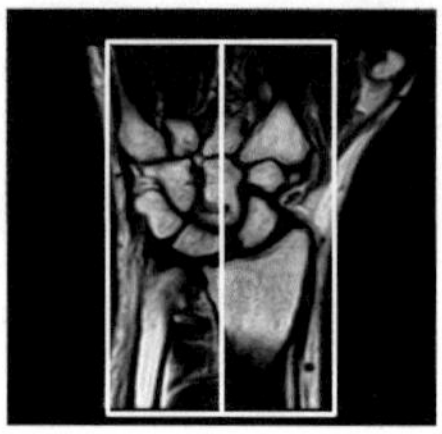	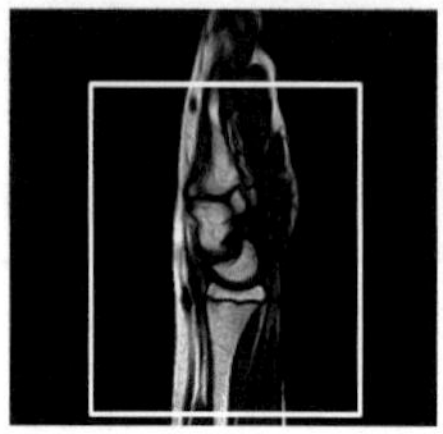

D) RM de cadera

Cuadro 9.30
Especificaciones para protocolos de cadera

Bobina o antena	Multielemento de cuerpo
Posición del paciente	Supino. Pies primero. Juntar las puntas de los pies y separar los talones. Inmovilizar con cintas o sacos de arena. Pies al cénit.
Centrado en la bobina	Centrar en la espina iliaca. La bobina cubrirá desde crestas iliacas hasta sínfisis del pubis.

Cuadro 9.31
Protocolo para RM de cadera

Secuencias		N.º cortes	Grosor /Esp. cortes	*FOV*
Axial	– *TSE* T1 – STIR	16	5 mm / 0,5 mm	350 mm
Coronal	– *TSE* T1 – STIR	20	4 mm / 0,4 mm	
Sagital FFE T2 (unilateral)				
Observaciones: La secuencia sagital se realizará dos veces, una para cada lado. Pueden hacerse estrictos sin angular, o siguiendo la orientación del cuello del fémur (sagital oblicuo).				

[.../...]

Cuadro 9.31. *(Continuación)*

Referencias en la imagen para la planificación de cortes axiales:

Axial: *FOV* de 350 mm que incluya ambas caderas.	Coronal: cubrir desde la parte superior del acetábulo hasta el cuello del fémur. Angular siguiendo la oblicuidad de ambas cabezas femorales.	Sagital: sin valor en la planificación, con los dos planos anteriores es suficiente.
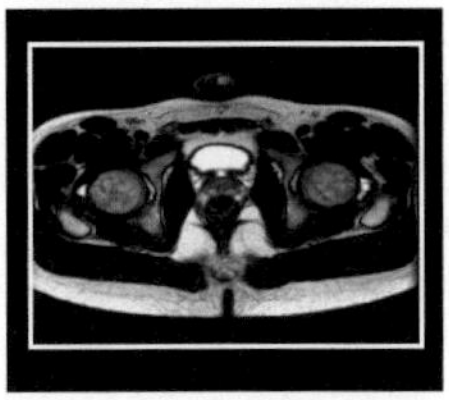	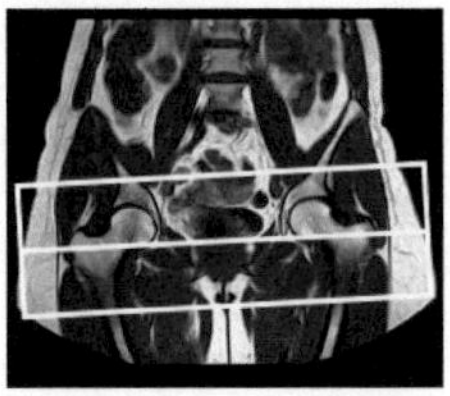	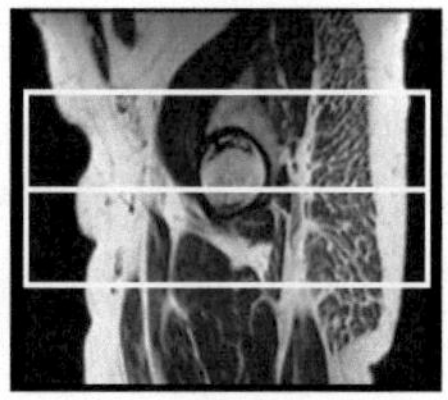

Referencias en la imagen para la planificación de cortes coronales:

Axial: orientar los cortes siguiendo la oblicuidad de ambas cabezas femorales. Cubrir desde el isquion hasta el pubis.	Coronal: *FOV* de 350 mm incluirá desde crestas iliacas hasta 1/3 proximal del fémur.	Sagital: sin valor en la planificación, con los dos planos anteriores es suficiente.
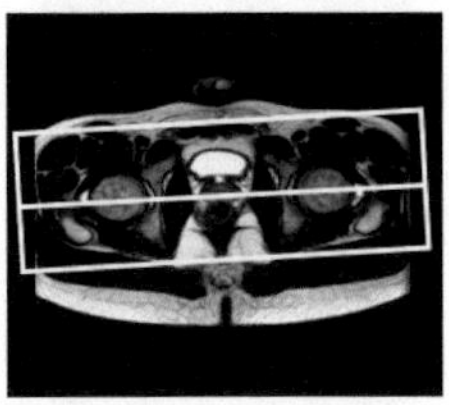	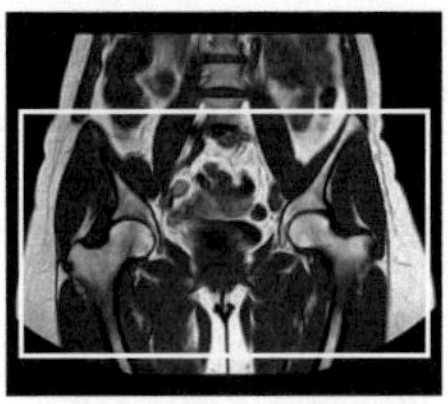	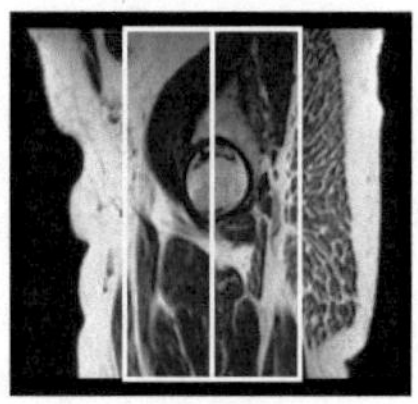

Referencias en la imagen para la planificación de cortes sagitales:

Axial: sin angular. Cubrir desde el acetábulo hasta el cuello del fémur.	Coronal: angular los cortes siguiendo el eje del cuello del fémur. Cubrir todo el acetábulo.	Sagital: *FOV* de 350 mm incluirá ampliamente toda la articulación.
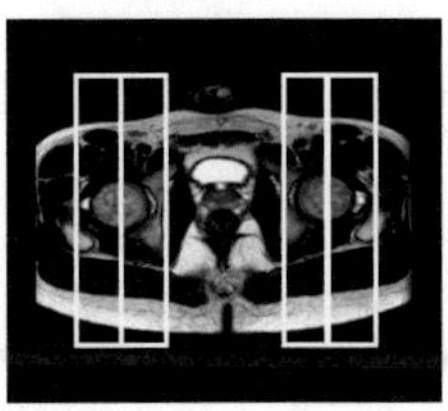	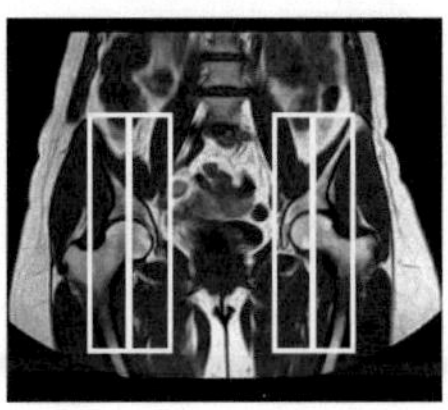	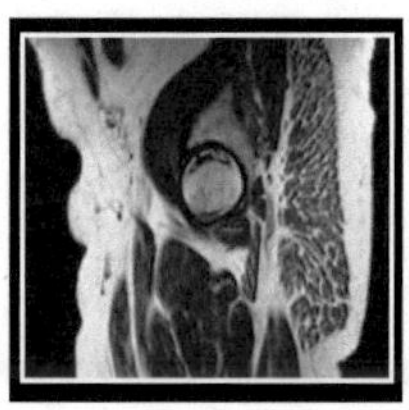

E) RM de muslo y pierna

Las secuencias y planos serán similares para ambos estudios.

Cuadro 9.32
Especificaciones para protocolos de pierna o muslo

Bobina o antena	Multielemento de cuerpo o *gantry*. La que proporcione suficiente cobertura y mejor relación S/R
Posición del paciente	Supino. Pies primero. Piernas estiradas y correctamente alineadas. Inmovilizar con sacos de arena, cintas, etc. Manos en el abdomen.
Centrado en la bobina	Mitad del muslo o pierna.

Las secuencias que aparecen a continuación están ajustadas para RM de muslo.

Cuadro 9.33
Protocolo para RM de muslo

Secuencias	Nº cortes	Grosor /Esp. cortes	*FOV*
Coronal – *TSE* T1 – STIR	20	5 mm / 0,5 mm	400 mm
Sagital *TSE* T2 *SPIR*			
Axial *DP* / *TSE* T2	25	6 mm / 0,6 mm	300 mm

Observaciones:
Las secuencias pueden variar respecto al plano y supresión grasa (*SPIR*) atendiendo a la patología. Los parámetros deberán ser modificados si el estudio es bilateral.

Referencias en la imagen para la planificación de cortes axiales:

Axial: *FOV* de 300 mm ajustado a la zona de estudio (unilateral o bilateral).

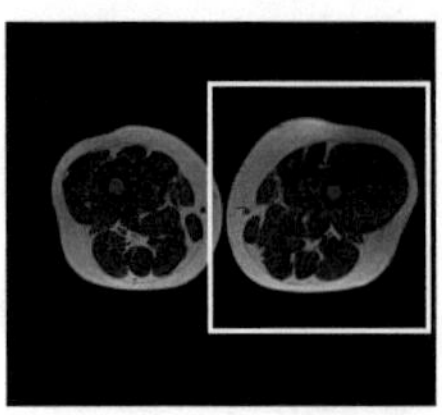

Coronal: desde la meseta tibial hasta la cabeza femoral. Perpendicular al eje del fémur.

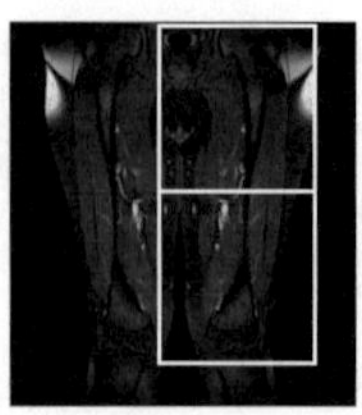

Sagital: desde la meseta tibial hasta la cabeza femoral. Perpendicular al eje del fémur.

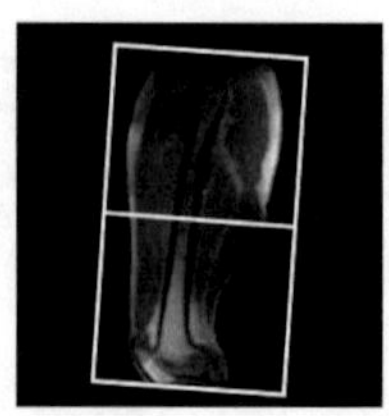

[.../...]

Cuadro 9.33. ***(Continuación)***

Referencias en la imagen para la planificación de cortes coronales:

Axial: angular respecto al eje del fémur. Cubrir todo el muslo.	Coronal: *FOV* de 400 mm que incluya desde el acetábulo hasta la meseta tibial.	Sagital: angular siguiendo el eje del fémur.
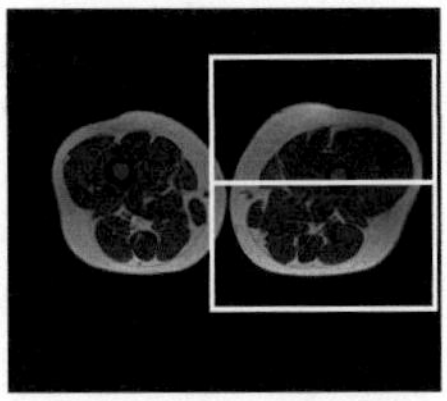	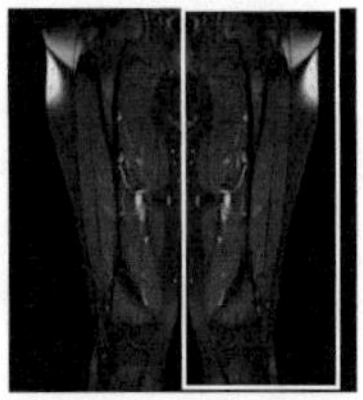	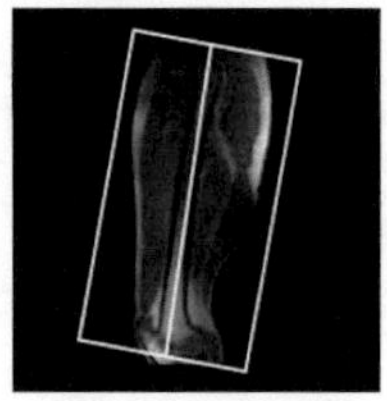

Referencias en la imagen para la planificación de cortes sagitales:

Axial: angular respecto al fémur. Cubrir todo el muslo.	Coronal: orientar los cortes siguiendo el eje del fémur.	Sagital: *FOV* de 300 mm que incluya desde el acetábulo hasta la meseta tibial.
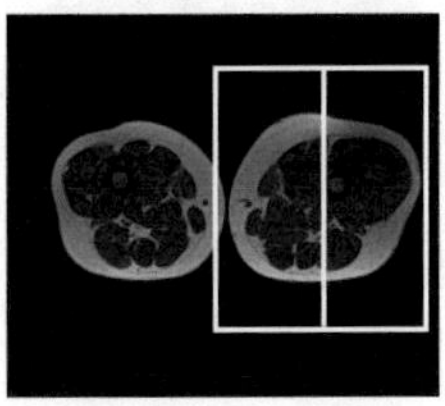	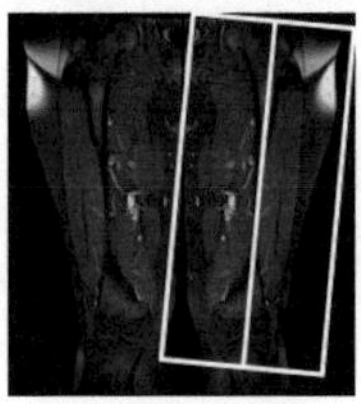	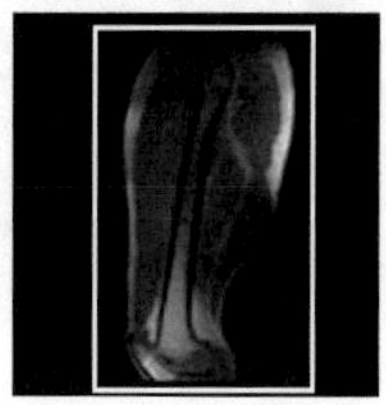

F) RM de rodilla

Cuadro 9.34
Especificaciones para protocolos de rodilla

Bobina o antena	Multielemento o cuadratura de rodilla
Posición del paciente	Supino. Pies primero. Rodilla estirada con leve rotación interna (10-15º). Inmovilizar con sacos de arena, cintas, etc.
Centrado en la bobina	En el polo inferior de la rótula.

Cuadro 9.35
Protocolo para RM de rodilla

Secuencias	N.º cortes	Grosor /Esp. cortes	*FOV*
Sagital *DP-TSE* T2 (dual)	20	4 mm / 0,4 mm	200 mm
Coronal – FFE T2 – *TSE* T1	16		
Axial *DP SPIR*	20		

Observaciones:
Las secuencias pueden variar respecto al plano y supresión grasa (*SPIR*) atendiendo a la patología.

Referencias en la imagen para la planificación de cortes axiales:

Axial: *FOV* de 200 mm que incluya toda la rodilla.

Coronal: paralelos a la meseta tibial.

Sagital: cubrir desde el borde superior de la rótula hasta la inserción del tendón rotuliano.

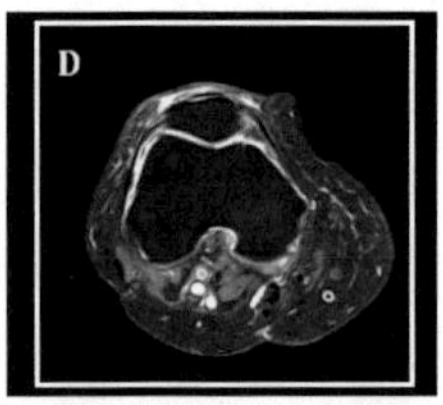

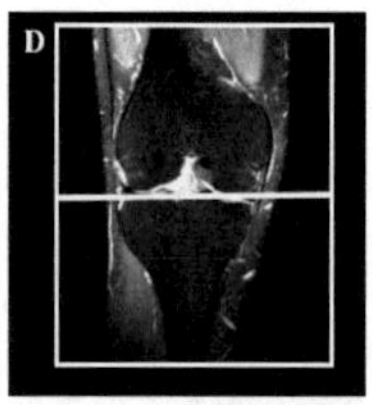

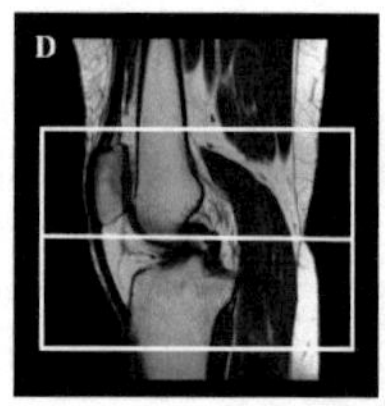

Referencias en la imagen para la planificación de cortes coronales:

Axial: angular perpendicularmente al plano sagital o borde posterior de los cóndilos.
Cubrir desde los cóndilos femorales hasta la rótula.

Coronal: *FOV* de 200 mm

Sagital: incluir 2 cm por encima de la rótula y por debajo de la inserción del tendón rotuliano. Angular siguiendo el eje del fémur y la tibia.

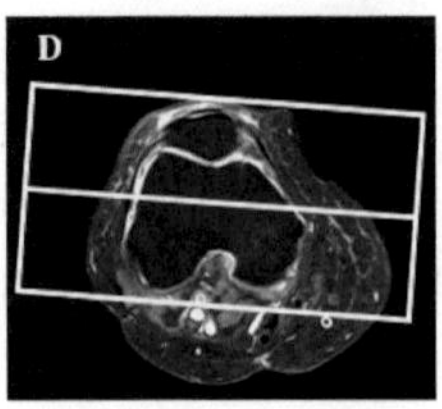

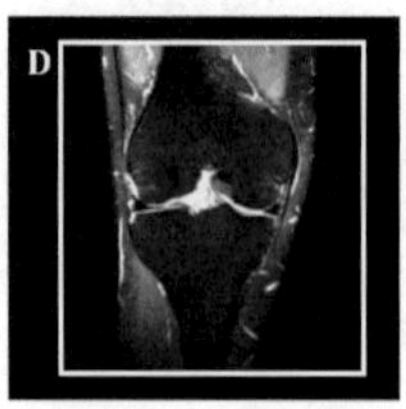

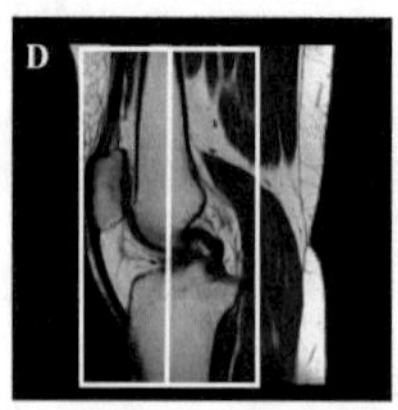

[.../...]

Cuadro 9.35. *(Continuación)*

Referencias en la imagen para la planificación de cortes sagitales:

Axial: angular respecto a la cara interna del cóndilo externo.	Coronal: angular cortes paralelos al eje fémur-tibia. Cubrir toda la rodilla.	Sagital: *FOV* de 200 mm que incluya borde superior de la rótula hasta la inserción del tendón rotuliano.

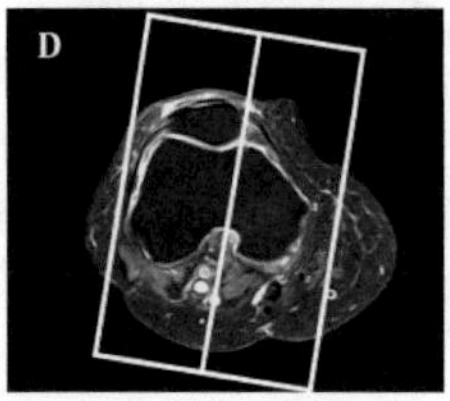

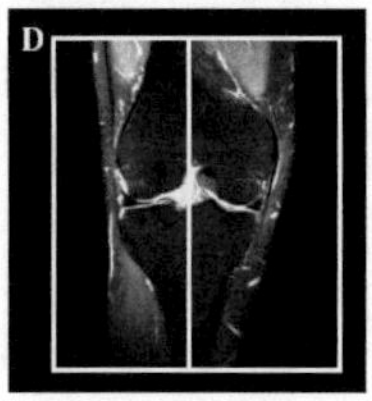

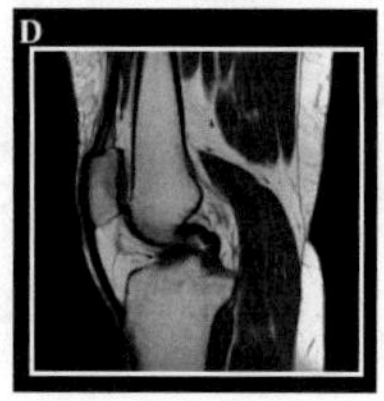

G) RM de tobillo

Cuadro 9.36
Especificaciones para protocolos de tobillo

Bobina o antena	Multielemento o cuadratura de tobillo-pie
Posición del paciente	Supino. Pies primero. Pierna estirada. Inmovilizar con sacos de arena, cintas, etc.
Centrado en la bobina	Articulación tibio-astragalina.

Cuadro 9.37
Protocolo para RM de tobillo

Secuencias	N.° cortes	Grosor /Esp. cortes	*FOV*
Sagital – *TSE* T1 – STIR	16	3 mm / 0,3 mm	180
Coronal *TSE* T1 *SPIR*	20		
Axial *DP* / *TSE* T2 (dual)			

[.../...]

Cuadro 9.37. *(Continuación)*

Referencias en la imagen para la planificación de cortes axiales:

Axial: *FOV* de 180 mm que incluya todo el tobillo.

Coronal: incluir tercio distal de la tibia y calcáneo. Paralelos a la articulación tibio-astragalina.

Sagital: ídem coronal.

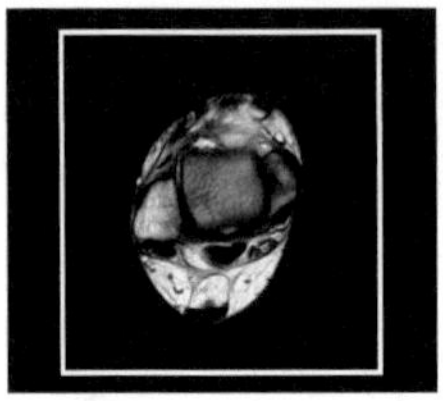

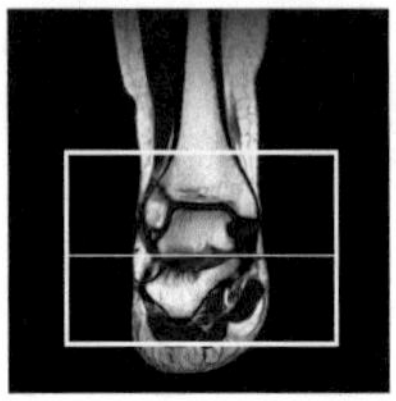

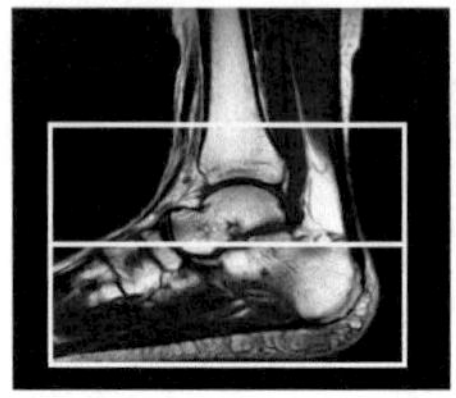

Referencias en la imagen para la planificación de cortes coronales:

Axial: siguiendo el eje de los maléolos.
Incluir desde el tendón de Aquiles hasta la base de los metatarsianos

Coronal: *FOV* de 180 mm que incluya desde tercio distal de la tibia hasta la fascia plantar.

Sagital: angular siguiendo el eje de la tibia.
Cubrir desde el calcáneo hasta la base de los metatarsianos.

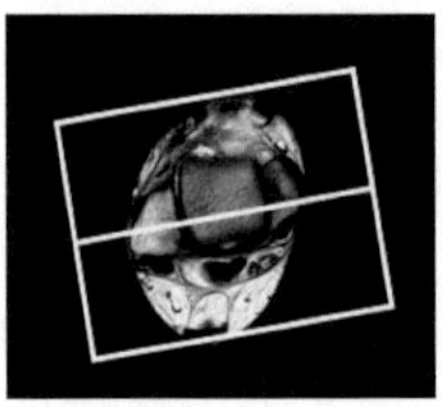

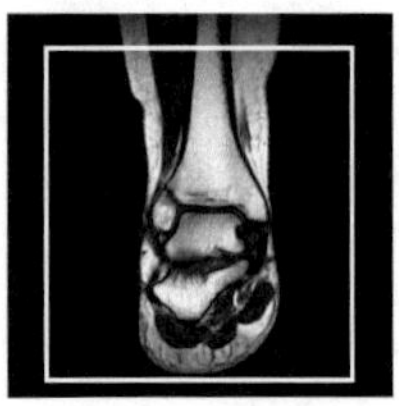

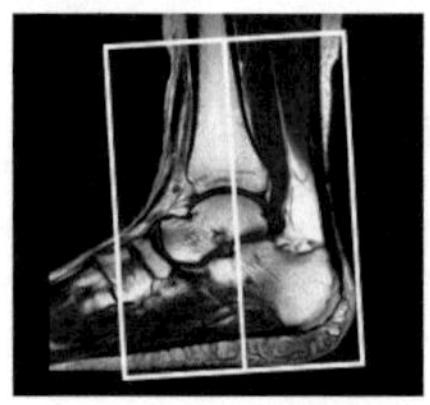

Referencias en la imagen para la planificación de cortes sagitales:

Axial: perpendicular a los cortes coronales.
Cubrir ambos maléolos.

Coronal: perpendicular al eje tibia-astrágalo.
Cubrir ambos maléolos.

Sagital: *FOV* de 180 mm que incluya desde tercio distal de la tibia hasta la fascia plantar.

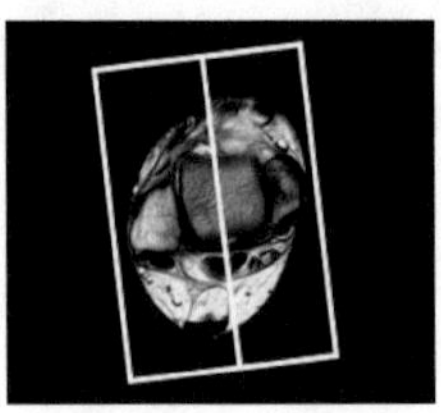

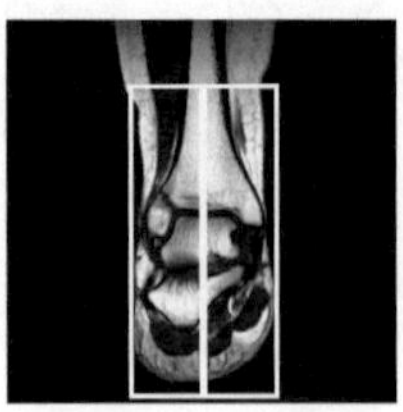

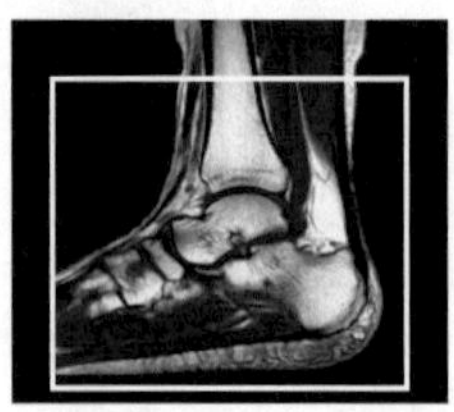

H) RM de pie

La orientación de los planos es respecto al pie. Por lo tanto, los planos coronal y axial están invertidos respecto al resto del cuerpo.

Cuadro 9.38
Especificaciones para protocolos de pie

Bobina o antena	Multielemento o cuadratura de tobillo-pie
Posición del paciente	Supino. Pies primero. Pierna estirada. Inmovilizar con sacos de arena, cintas, etc.
Centrado en la bobina	Antepié o metatarsianos

Cuadro 9.39
Protocolo para RM de pie

Secuencias	N.º cortes	Grosor /Esp. cortes	*FOV*
Sagital – *TSE* T1 – STIR	16	3 mm / 0,3 mm	180 mm
Coronal *TSE* T1 *SPIR*			
Axial *DP* / *TSE* T2 (dual)	20		

Observaciones:
Las secuencias pueden variar respecto al plano y supresión grasa (*SPIR*) atendiendo a la patología.
Habitualmente el estudio se centra en el antepié, pero si fuera necesario realizar el pie entero habría que adaptar el *FOV* y número de cortes.

Las siguientes indicaciones son específicas para el antepié.

Referencias en la imagen para la planificación de cortes axiales:

Axial: *FOV* de 180 mm que incluya todo el pie.	Coronal: incluir desde las falanges distales hasta las cuñas. Orientar perpendicularmente a los metatarsianos.	Sagital: ídem coronal.

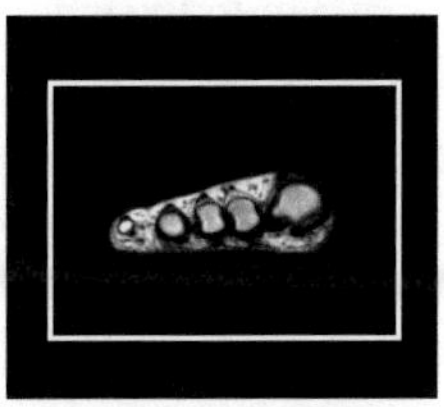

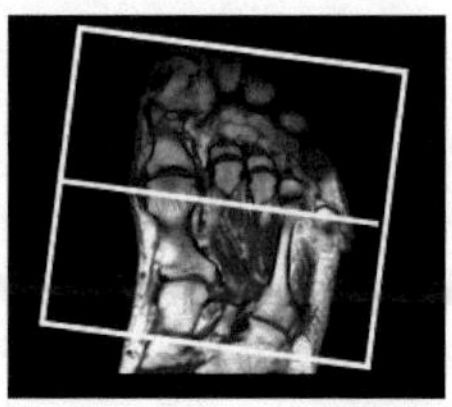

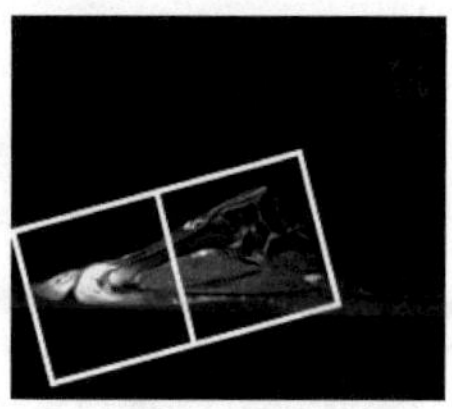

[.../...]

Cuadro 9.39. *(Continuación)*

Referencias en la imagen para la planificación de cortes coronales:

Axial: incluir todo el pie. Angular siguiendo el eje de los metatarsianos.	Coronal: *FOV* de 180 mm que incluya desde las falanges hasta las cuñas, o calcáneo si fuera el pie completo.	Sagital: cubrir todo el antepié Angular siguiendo el eje de los metatarsianos o falanges (depende de la patología)..
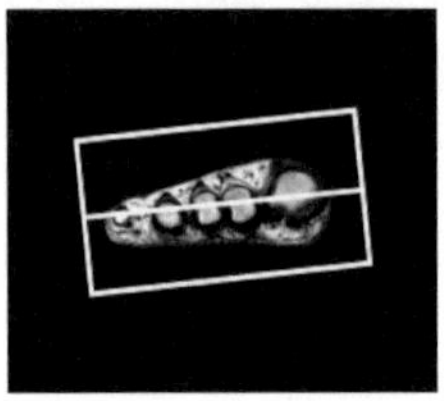	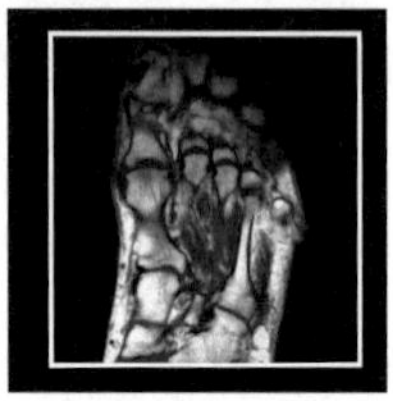	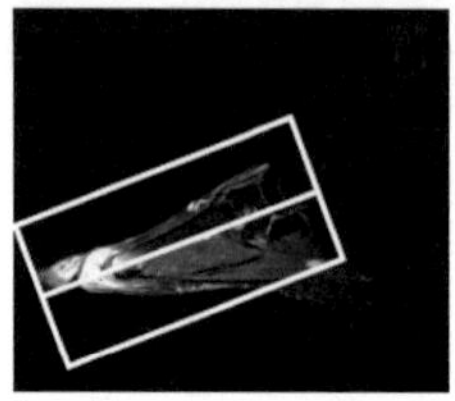

Referencias en la imagen para la planificación de cortes sagitales:

Axial: cortes perpendiculares al eje de los metatarsianos. Cubrir todo el antepié.	Coronal: cortes paralelos a los metatarsianos. Cubrir todo el antepié.	Sagital: *FOV* de 180 mm que incluya desde falanges distales hasta las cuñas.
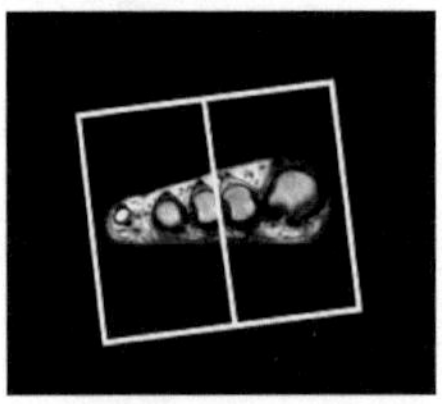	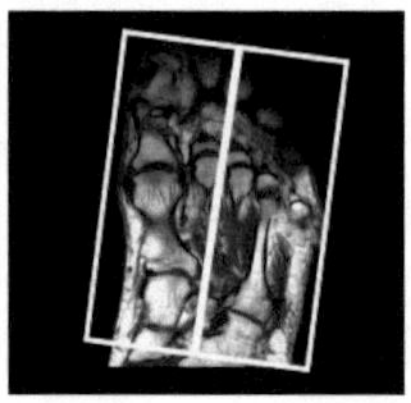	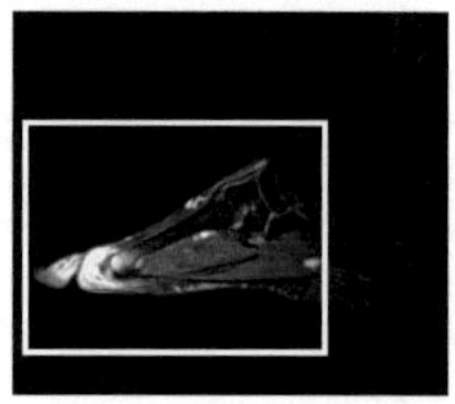

9.7. Secuencias localizadoras y programación en tres planos

Una secuencia localizadora es aquella con la que se inicia el protocolo de exploración para identificar la zona de estudio, en ocasiones puede ser necesario realizar más de una. Incluye alrededor de 5 cortes en cada uno de los planos axial, coronal y sagital. Se caracterizan por tener una matriz baja, amplio *FOV* y cortes gruesos (8 a 10 mm), por lo que son imágenes de baja calidad no útiles para diagnóstico, pero muy rápidas.

Sobre estas imágenes, se programarán el resto de secuencias con la orientación correcta. Habitualmente la mayoría de los protocolos incluyen secuencias en los tres planos, aunque determinadas zonas anatómicas tienen su propia orientación espacial dando lugar a planos oblicuos.

Cuando se utilizan bobinas multielemento, a continuación de las secuencias localizadoras, se realiza una secuencia denominada *Refresh Scan o Sense* para optimizar la señal de los diferentes elementos que integran la bobina en el centro de la anatomía a estudiar. No se puede considerar como una secuencia propiamente dicha ya que no aporta imagen. Sin embargo, debe tenerse en cuenta a pesar de requerir un corto tiempo para realizar el ajuste de la señal.

9.8. Ficha de exploración

Es un documento que integra diferente información:

- Datos de identificación del paciente.
- Tipo de exploración a realizar y el protocolo de estudio con secuencias específicas.
- Administración de contraste o medicación específica. Tipo, lote, dosis, etc.
- Breve historia clínica donde se recogen antecedentes clínicos y quirúrgicos: paciente diabético, con alteración de la coagulación, etc.
- Portador de objetos o dispositivos ferromagnéticos: prótesis, válvulas cardiacas, *stent*, etc.
- Observaciones. Donde se reflejará cualquier incidencia que altere el desarrollo normal del estudio: movimiento del paciente, extravasación del contraste, reacción alérgica, etc.

Actualmente, la digitalización de la solicitud de exploración con RM puede sustituir dicho documento ya que suele integrarse toda esta información en los sistemas RIS-PACS (*Radiology Information System - Picture Archivingt and Comunications System).*

Cuadro 9.40
Ficha de exploración

Fecha:				
Datos del paciente:	Nombre: Apellidos: Fecha de nacimiento: N.º de historia:			
Tipo de exploración:	 Secuencias y planos:			
Administración de contraste:	Oral: Endovenoso: Otros:	Tipo: Tipo: Tipo:	Lote: Lote: Lote:	Dosis: Dosis: Dosis:
Historia clínica:				
Portador de objetos o dispositivos ferromagnéticos:				
Observaciones:				

10

Aplicación de ajustes de calidad de la imagen

10.1. Identificación de imágenes en DP, T1 y T2

Al introducir un paciente en el equipo de RM, los protones de hidrógeno de su cuerpo tienden alinearse con el campo magnético principal *(B_0)* y realizan un movimiento de precesión alrededor de las líneas de fuerza de dicho campo magnético, adquiriendo un determinado estado de magnetización longitudinal (M_Z). Para poder medir esta magnetización y obtener información de los tejidos, es necesario orientarla en una dirección y sentido diferente al campo magnético principal *(B_0)*.

Por este motivo, se emiten pulsos de radiofrecuencia (RF) selectivos que favorecen el intercambio de energía con aquellos protones que precesan en la misma longitud de onda, teniendo lugar dos efectos sobre ellos:

- Algunos protones son desviados a niveles de mayor energía (pasan del paralelo al antiparalelo), produciendo una disminución de la magnetización longitudinal *(M_Z)*.
- Los protones comienzan a precesar en fase (acompasados) y sus vectores magnéticos se suman en esta dirección, apareciendo la magnetización en el plano transversal *(M_{xy})*.

Solamente los protones que precesan a la misma frecuencia que el pulso de RF emitido absorberán la energía transmitida. Este fenómeno de absorción de energía se denomina *excitación.*

Cuando cesa el pulso de RF, los protones que han sido excitados liberan el exceso de energía produciendo una señal en forma de eco, la cual será captada y procesada por la antena receptora para formar la imagen. Este proceso se denomina *relajación*.

Los tejidos tienen diferentes tiempos de relajación (liberación de energía) en función de los movimientos fisiológicos de las moléculas (vibración, rotación y brownianos), lo cual dará lugar a diferencias de contraste e intensidad de señal en la imagen. La relajación energética necesita que las estructuras bioquímicas de su entorno sean capaces de absorber la energía liberada por los núcleos, influyendo en el tiempo que tarda la magnetización en volver a su posición inicial (expresado en milisegundos).

Las moléculas grandes (proteínas) o medianas (grasa) presentan movimientos muy restringidos, lo que permite una liberación rápida de la energía durante la relajación para formar la señal de RM. Sin embargo, las moléculas pequeñas que tienen gran capacidad de movimiento (agua libre) son malas conductoras de energía, y tardan más tiempo en generar la señal que será captada por la antena.

Las diferentes velocidades de transmisión de las señales de los ecos, y la cantidad de los mismos, da lugar a tres tipos de información recibida en la antena:

- La cantidad de núcleos de hidrógeno (densidad protónica) que hay en un vóxel.
- El tiempo que tarda en recuperarse la magnetización longitudinal (relajación T1).
- El tiempo que tarda en desaparecer la magnetización transversal (relajación T2).

Modificando la emisión de pulsos de RF, tiempo de repetición (TR) y tiempo de eco (TE), entre otros, se puede dar prioridad (potenciar) a la recepción de la máxima intensidad de señal de un tejido determinado u optimizar la diferencia de contraste entre estructuras. Este proceso se denomina *potenciación de la secuencia* en T1, T2 o DP.

Cuadro 10.1
Valores aproximados de potenciación en la secuencia *SE* para una RM de 1,5 T.

Valores aproximados en secuencias Spin Eco	T1	T2	DP
TR (ms)	300-700	1.500-3.000	1.500-3.000
TE (ms)	20-50	50-90	20-50

10.1.1. Imágenes potenciadas en densidad protónica

La densidad protónica es la cantidad de protones de hidrógeno que hay en un determinado volumen, mostrando una intensidad de la señal proporcional a dicha cantidad. Las secuencias potenciadas en DP suelen realizarse con saturación grasa para facilitar la localización de lesiones y valorar su extensión.

De manera orientativa, suele describirse la siguiente escala de grises para las imágenes potenciadas en DP.

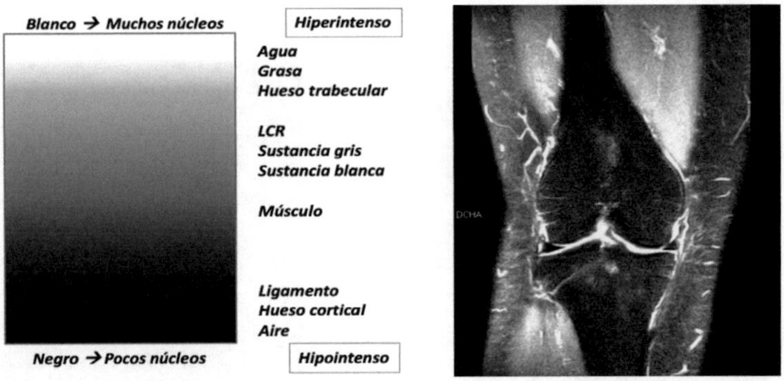

FIGURA 10.1. Escala de grises de los tejidos en DP.
Imagen coronal de rodilla secuencia DP SPIR.

10.1.2. Imágenes potenciadas en T1

Durante la relajación, los núcleos de H liberan su exceso de energía recuperando el valor inicial del vector de magnetización longitudinal alineándose con el campo magnético principal. Su estudio informa del tiempo aproximado que dura este proceso.

Debido a la interacción que se produce entre los núcleos de hidrógeno de interés y los núcleos del medio que no han sido excitados, esta situación también se denomina interacción *SPIN-RED*.

El valor del T1 dependerá del tiempo y capacidad de movimiento de las moléculas con las que se relaciona el H, dando lugar a lo que se denomina T1 corto o largo.

Cuando el H forma parte de moléculas pequeñas con bastante capacidad de movimiento (agua libre), la liberación de energía es difícil y da como resultado un T1 largo.

Las macromoléculas también presentan dificultades para la liberación de energía debido a que generalmente tienen un rango energético menor, también presentan un T1 largo.

Las moléculas de tamaño intermedio (lipídicas) utilizan para sus movimientos energías de la misma magnitud que las liberadas por los núcleos de H. El proceso de relajación es más rápido, lo que da lugar a un T1 corto.

De manera simplificada y general, se puede afirmar que la señal de un vóxel depende del H del agua. Esta puede aparecer en estado libre con un T1 largo, debido a su gran movilidad, o de forma ligada a moléculas de diferente tamaño que disminuirán el valor del T1. La proporción entre agua libre y ligada de los tejidos produce una señal que dará lugar a diferente gama de grises en la imagen. En la mayoría de las patologías se produce un aumento del agua intersticial (libre), lo que provoca un aumento del valor T1.

A pesar de ser difícil dar una escala de referencia para las imágenes potenciadas en T1, de manera estándar se puede afirmar que los tejidos con valores de T1 corto aparecen con gran intensidad en la imagen (blanco). Por el contrario, los que tienen un T1 largo tenderán aparecer hipointensos (negros).

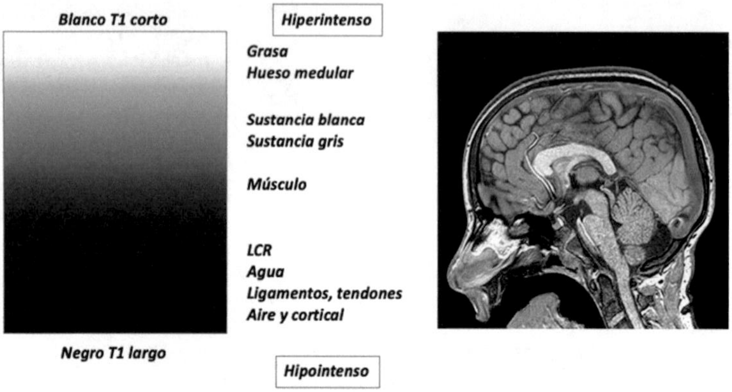

FIGURA 10.2. Escala de grises de los tejidos en T1.
Imagen sagital de cráneo *TSE* T1.

10.1.3. Imágenes potenciadas en T2

Durante la relajación, los espines vuelven a orientarse al azar, provocando la disminución de la magnetización transversal hasta llegar a cero. Sin embargo, suele considerarse completada cuando alcanza el 63% de su relajación.

La manera de producirse este cambio aporta información relacionada con la estructura bioquímica del medio, ya que cada núcleo liberará su exceso de energía a una frecuencia dependiente del campo magnético local que percibe. Las cargas eléctricas de alrededor modifican localmente el valor del campo magnético externo.

Debido a las interacciones producidas entre los núcleos, la constante T2 también puede denominarse tiempo de relajación *spin-spin* o relajación transversal, y su valor se expresa en ms.

Los núcleos de H en un vóxel podrían estar totalmente aislados, de manera que solo percibieran el campo magnético principal (B_0), y liberarían su energía a la misma frecuencia dando lugar a un proceso de relajación muy sincrónico o coherente. Pero realmente están influenciados por las variaciones locales del campo magnético en función de la estructura molecular de los tejidos que les rodean. Atendiendo a cómo se produce la interacción espín-espín se puede afirmar que:

- Los tejidos con poca interacción (poco estructurados) tienen gran coherencia en la relajación. Se produce una liberación de energía a similares frecuencias que da lugar a un gran sincronismo y poco desfase durante la relajación. Esto hará que los espines alcancen la orientación al azar y la verticalización del vector de magnetización con cierto retardo, como ocurre, por ejemplo, en los líquidos.

– Si los tejidos están muy estructurados (los núcleos de H tienen posiciones fijas), cada núcleo está influenciado por las estructuras que lo rodean, presentando una relajación muy incoherente. En este caso, se producirá un rápido desfase de los núcleos y verticalización del vector magnetización en menor tiempo.

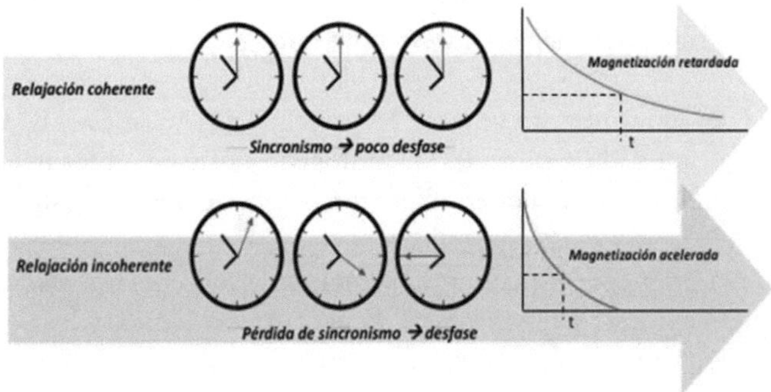

FIGURA 10.3. Disminución de la magnetización transversal.

El parámetro que determina cómo evoluciona la magnetización transversal se denomina:

– T2: el campo magnético externo es totalmente homogéneo, es decir, la relajación depende únicamente de la estructura molecular.
– T2*: se tienen en cuenta las heterogeneidades producidas a nivel local en el campo magnético externo. A pesar de que T2* describe una situación más exacta sobre la situación real del campo magnético externo, de manera convencional suele hacerse referencia a T2 en lugar de T2*.

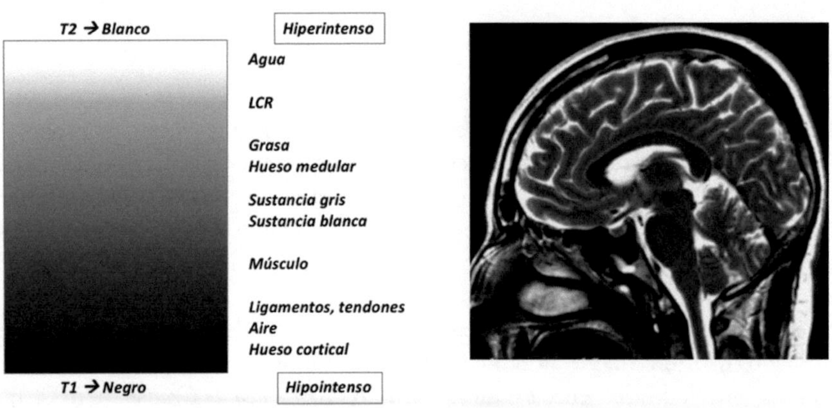

FIGURA 10.4. Escala de grises de los tejidos con potenciación T2.
Imagen sagital de cráneo *TSE* T2.

La potenciación T2 informa sobre la estructuración molecular del vóxel, y su intensidad de señal es directamente proporcional al valor T2. Por tanto, se verá incrementada cuando:

- Haya mayor coherencia en la relajación.
- Se produzca menor influencia entre las estructuras.
- Las moléculas estén más desestructuradas.

Atendiendo a lo anteriormente dicho, de manera orientativa se puede establecer la escala de grises para una potenciación T2 estándar que se recoge en la figura 10.4.

La resolución de bajo contraste es una de las principales ventajas de la RM, sin embargo, está supeditada a la cantidad de protones de hidrógeno existente en los tejidos. Es posible simplificar la apariencia de los tejidos en diferentes potenciaciones de la siguiente manera:

- Tejidos con gran concentración de protones de hidrógeno variarán significativamente su señal (hiper o hipointensa). Esto ocurre en la grasa y los líquidos alojados en diferentes cavidades anatómicas (ventrículos, globos oculares, vesícula biliar, tracto gastrointestinal, vejiga, entre otros).
- Los tejidos con poca cantidad de protones de hidrógeno presentan escasa capacidad para variar su señal independientemente de la potenciación realizada en la secuencia. Generalmente su señal será hipointensa. El hueso, ligamentos y tendones son algunas de estas estructuras anatómicas.

En determinadas ocasiones, la señal emitida por los tejidos será intermedia al estar condicionada principalmente por sus características histológicas, lo que hace que cambie poco su apariencia en la imagen ante potenciaciones diferentes. Por ejemplo, la sustancia gris y blanca, o los músculos.

Cuando los tejidos están dañados, su apariencia en DP, T1 y T2 puede verse modificada y mostrar mayor contraste con las estructuras adyacentes.

10.2. Tipos de secuencias

Una exploración de RM puede realizarse de diferentes maneras gracias al amplio abanico de posibilidades que brinda la combinación de planos y secuencias. La información clínica aportada en la solicitud de RM es clave para hacer la elección adecuada. Se realizarán varias secuencias (4-10), donde cada una de ellas presenta diferente sensibilidad en la identificación y caracterización de tejidos, aportando información anatómica y funcional complementaria que permita hacer un correcto diagnóstico.

Cada secuencia atiende a una denominación específica de la casa comercial que la ha desarrollado (BALANCE, HASTE, FLASH, etc.), aunque realmente todas ellas están basadas únicamente en dos secuencias básicas: *Spin Eco (SE)* y *Eco de Gradiente (EG)*. También existe una secuencia mixta adicional que combina ambas maneras de adquirir los ecos, conocida como *Gradient and Spin Echo (GraSE)*.

Cuadro 10.2
Resumen de los tipos de secuencias

Secuencias			
Spin Echo (*SE*)		***Gradient Echo* (*EG*) o *Field Echo* (FE)**	
SE clásica	Derivadas de *SE*:	Incoherentes (*Spoiled*):	Coherentes (*Stady State*):
	– *Turbo Spin Eco* (TSE) o Fast Spin Eco (FSE)	– T1-*FFE* clásica	– Refase total
	– Inversión Recuperación (IR)	– Ultrarrápida *TFE*	– Refase parcial
	– *Single-Shot* TSE (SS-TSE)	– Fase y Fuera de Fase	– *Eco Planar Imaging* (EPI)
	– *Half-Fourier Acquired Single Shot* TSE (HASTE)	– Ultrarrápida 3D	

Spin Echo y *Gradient Echo* suelen denominarse comúnmente Spin Eco y Eco de Gradiente.

10.2.1. Secuencia *Spin Eco* y derivadas

A) Secuencia Spin Eco

Es la secuencia elemental más utilizada para la obtención de imágenes. Sus aplicaciones se ven limitadas por tener un tiempo de adquisición relativamente largo frente a otras secuencias más modernas.

En esta secuencia, el eco de la señal procede de los pulsos de RF que refasan los protones y además corrige las heterogeneidades del campo magnético.

El ciclo de pulsos se inicia con un pulso de excitación de 90º. De esta manera, además de conseguir que los protones precesen en fase, se les transfiere la energía necesaria para inclinar su vector de magnetización longitudinal 90º respecto a B_0. Cuando cesa el pulso de RF, los núcleos empiezan a relajarse perdiendo su coherencia de fase y liberando la energía recibida en forma de eco. Este eco produce una señal electromagnética muy débil que desaparece rápidamente conocida como *Free Induction Decay (FID),* caída de la inducción libre. Con el objetivo de incrementar la señal producida por la *FID* antes de que desaparezca completamente, se aplica un pulso de 180º en la mitad del tiempo de eco (TE/2) para que los protones vuelvan a precesar en fase y captar la señal que formará la imagen, este último pulso también corrige las heterogeneidades del campo magnético principal.

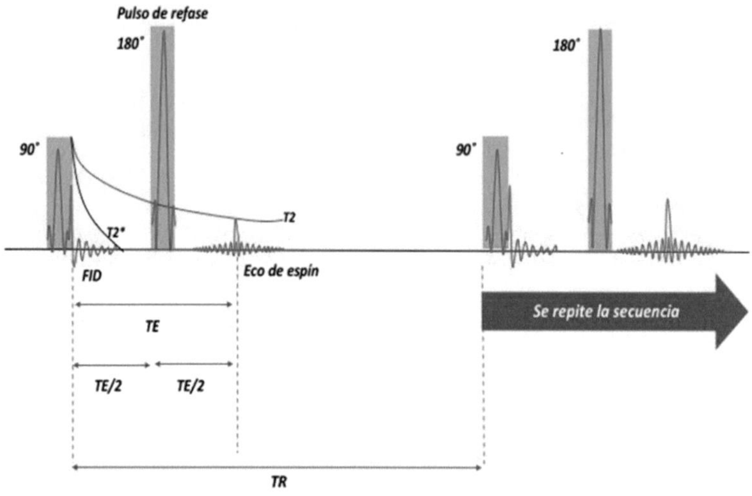

Figura 10.5. Representación esquemática de una secuencia *SE*.

Como se comentó anteriormente, las características del eco vienen determinadas por las interacciones producidas entre los espines y su entorno y los espines entre sí. Un protón asociado a una molécula pequeña como el agua presentará un eco (señal) diferente al eco de un protón en una molécula grande como el cortisol. Esto se debe a que los átomos de hidrógeno de una molécula pequeña tienen mayor movilidad que los de moléculas grandes.

Las secuencias *SE* pueden ser potenciadas en T1, T2 y DP variando principalmente parámetros como el TR, TE y ángulo de inclinación. El contraste entre los tejidos se basa preferentemente en su relajación T1 y T2. Sin embargo, las imágenes potenciadas en DP reflejan en especial la cantidad de protones de los tejidos. Es posible la realización de una secuencia dual (con dos ecos), donde para un mismo TR se puede recoger la señal en dos TE diferente, un primer TE corto que potenciará la imagen en DP, y un segundo TE largo para una imagen potenciada en T2.

B) Secuencias derivadas de SE

a) Secuencia Turbo Spin Eco (TSE) *o Fast Spin Eco* (FSE)

A partir de la secuencia básica *SE*, se desarrolló la primera secuencia rápida *"Rapid Acquisition with Relaxation Enhancement (RARE)"*, aunque es más conocida como secuencia "rápida" o "turbo". Posteriormente aparecieron dos variantes más, *TSE* y *FSE*.

Esta secuencia surgió como mejora de la secuencia *SE* convencional. Mientras que en la secuencia *SE*, solamente se obtenía un eco en cada TR, la secuencia *TSE* adquiere múltiples ecos por cada TR. Esto supone rellenar varias líneas del espacio *k* por cada TR, frente al llenado línea a línea que realiza *SE*. De esta manera se consigue reducir el tiempo de adquisición. El proceso de refase (pulso 180º) de los espines puede repetirse varias veces antes de la desaparición de la magnetización transversal.

La secuencia queda descrita por un pulso de 90º seguido de varios pulsos de refase de 180º y su consiguiente eco. El número de ecos adquiridos en cada TR se denomina "factor turbo" o "tren de ecos", rellenándose tantas líneas del espacio *k* como ecos se hayan adquirido en cada uno de ellos.

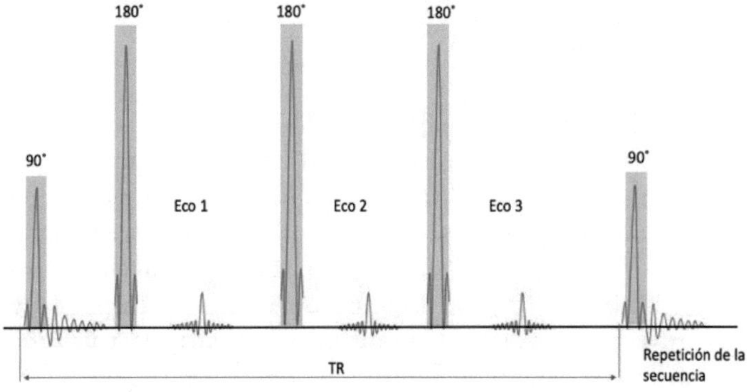

FIGURA 10.6. Esquema secuencia TSE con un factor turbo de 3.

El principal ahorro de tiempo es posible por el factor de aceleración de la secuencia *TSE*, aunque también intervienen otros factores:

- Factor turbo.

  Como ya se ha comentado, es el número de ecos en cada TR. Puede variar entre 3 y 512. Depende de la potenciación de la imagen, el tipo de llenado del espacio *k*, y la modalidad de disparo (múltiple o disparo único).
- Tiempo de repetición (TR).

  Es el tiempo que hay entre pulsos de excitación sucesivos (90º). Un TR largo (hasta 12 000 ms) permite un factor de aceleración más alto y aumenta la capacidad multicorte.

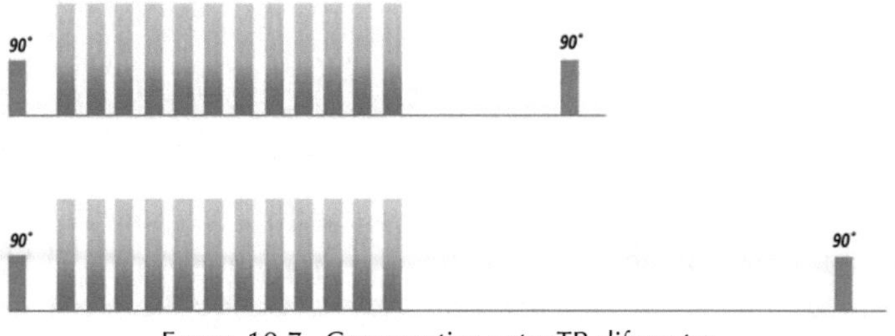

FIGURA 10.7. Comparativa entre TR diferentes.

– Espacio entre ecos.

Es el tiempo que transcurre entre ecos consecutivos, puede variar de 5 a 25 ms, siendo más favorable minimizarlo todo lo posible.

Un espacio corto entre ecos aporta algunas ventajas adicionales:

Disminuye el artefacto de emborronamiento, dando lugar a bordes mejor definidos.

Aumenta la capacidad multicorte.

Mejor relación SR en los ecos lejanos.

Menor posibilidad de que se produzcan artefactos por movimiento.

– Barrido del espacio *k*.

El orden de llenado de las líneas del espacio *k* también influye en el tiempo de adquisición de la secuencia. Tipos:

- Lineal. Se inicia el barrido en una línea extrema y acaba en la opuesta. Por ejemplo, en una matriz de 128, el orden de adquisición suele ser: -127, -126, ...-1, 0, 1...126, 127, 128. El tiempo de eco efectivo se adquiere a la mitad de la secuencia. Tiene buena resolución espacial y contraste.
- *Low-High* (bajo-alto): En primer lugar se adquieren alternativamente las codificaciones de fase centrales del espacio *k* (bajas) y después las más periféricas (altas): 0, -1, +1, -2, +2, etc. De esta manera se acorta TE efectivo al ser adquirido al principio de la secuencia. Es característico de las secuencias ecoplanares, tiene peor resolución espacial y contraste.

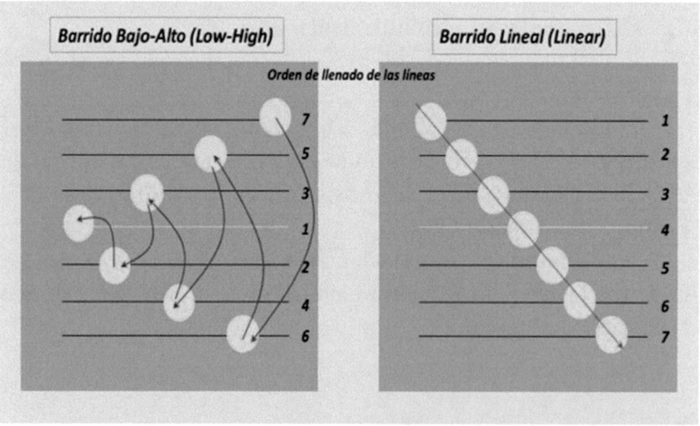

FIGURA 10.8. Tipos de barrido del espacio *k* para secuencias TSE.

- Elíptica o radial: utiliza trayectorias cilíndricas desde el interior hacia la periferia. También permite tiempos de eco muy cortos. Tiene buena resolución espacial pero peor contraste.

- Espiral: realiza un barrido del espacio *k* con una trayectoria en espiral iniciada desde el centro hasta la periferia adquiriendo una señal de RM constante. Permite tiempos de eco muy cortos con un buen contraste pero peor resolución espacial.

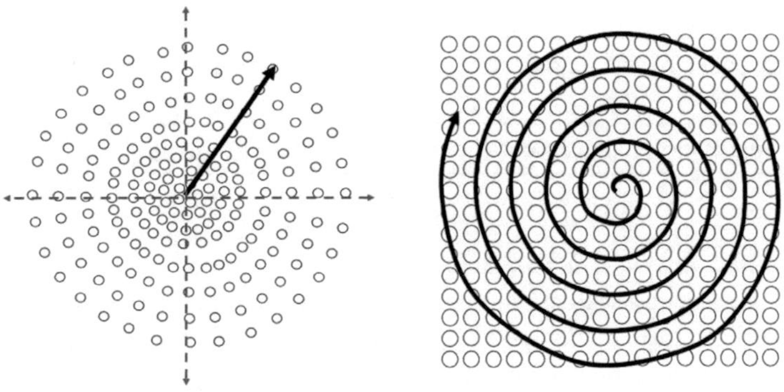

FIGURA 10.9. Barrido radial y espiral del espacio *k*.

– Tiempo de eco efectivo (TE efectivo).

Es el tiempo que transcurre desde el pulso de excitación y el eco situado en el centro del espacio *k* (eco efectivo). Es el parámetro que controla el contraste de la imagen (T1, T2 o DP). El resto de ecos influirán en el detalle y la relación S/R de la imagen.

Un TE efectivo corto potencia la imagen en T1, sin embargo, cuando es largo la potencia en T2.

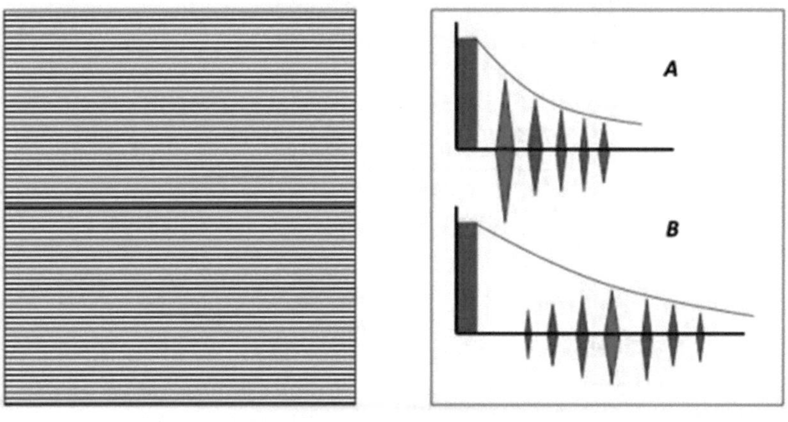

FIGURA 10.10. Comparativa TE efectivo corto (T1) y largo (T2).

Cuadro 10.3
Principales características de las secuencia *SE* y *TSE*

SE	TSE
Cada ciclo de TR adquiere un eco.	Cada ciclo de TR adquiere varios ecos.
Cada eco rellena una línea del espacio *k*.	Se rellenan tantas líneas espacio *k* como ecos se recogen (factor turbo).
Los ecos tienen la misma codificación de fase.	Los ecos tienen diferente codificación de fase.
Tiempo de adquisición relativamente largo.	Menor tiempo de adquisición.

b) Secuencia Inversión Recuperación (IR)

La secuencia se inicia con un pulso de inversión de 180º. Una vez transcurrido un periodo corto de tiempo (TI), se inicia la secuencia de pulsos igual que en *TSE*.

Proporciona buen contraste entre tejidos que tienen una composición similar, como por ejemplo la sustancia gris y blanca del encéfalo.

La secuencia IR clásica está potenciada en T1, y tiene un TI aproximado de 700 a 800 ms.

El Tiempo de Inversión (TI) es un nuevo parámetro utilizado para anular selectivamente la señal de determinados tejidos, dando lugar a dos variantes de esta secuencia:

– *STIR (Short Time Inversion Recovery).* En este caso se produce una potenciación T2 con supresión inespecífica de la grasa. Proporciona gran contraste entre los tejidos sanos y la lesión que aparece hiperintensa. Tiene un TI corto,

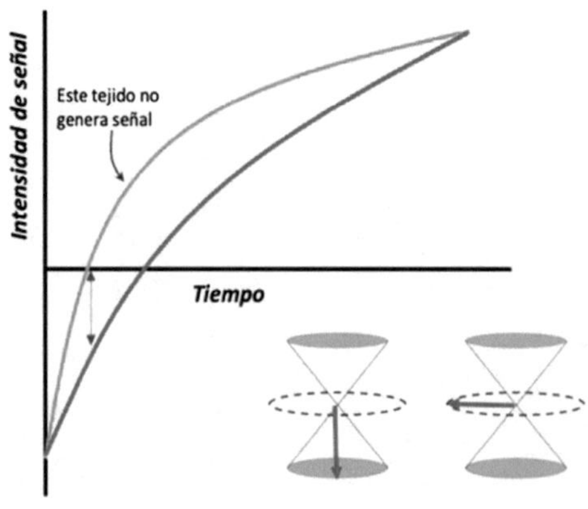

FIGURA 10.11. Ante un TI corto se anula la señal del tejido que aparece en gris (por ejemplo: grasa). Su señal es 0 porque hay el mismo número de protones en paralelo que en antiparalelo. El tejido representado en color negro presenta para ese mismo tiempo un vector con valor negativo, lo cual tiene consecuencias en la imagen.

de 60 a 160 ms en un equipo de 1,5 T. Muy utilizada en exploraciones del sistema musculoesquelético.

- *FLAIR (Fluid Attenuated Inversion Recovery).* Atenúa la señal de las colecciones líquidas. Realmente es una secuencia con predominio de contraste T2. El TI suele variar de 1 500 a 2 500 ms. Suele utilizarse en exploraciones de RM cerebral, donde las lesiones suelen aparecer hiperintensas independientemente de su naturaleza, ya sea de tipo inflamatorias, infecciosas, tumorales o traumáticas. Destaca su utilidad para el diagnóstico de placas periventriculares de esclerosis múltiples, así como la extensión de neoplasias encefálicas.

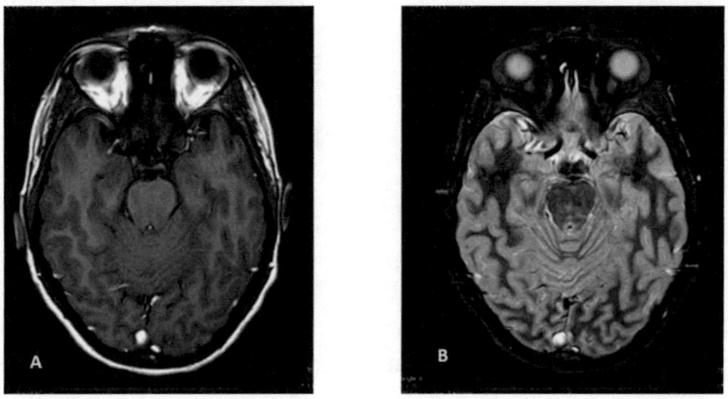

FIGURA 10.12. Comparativa de secuencias axiales de cráneo *TSE* T1 (a) y *FLAIR* SPIR (b).

c) Secuencia Single-Shot TSE (SS-TSE)

Es una secuencia *TSE* con un *tren de ecos* tan largo que permite rellanar todo el espacio *k* en un solo pulso de excitación (TR), dando lugar a secuencias muy rápidas. El eco más intenso (TE efectivo) se sitúa en el centro del espacio *k*, proporcionando una fuerte potenciación T2 debido a que también es largo.

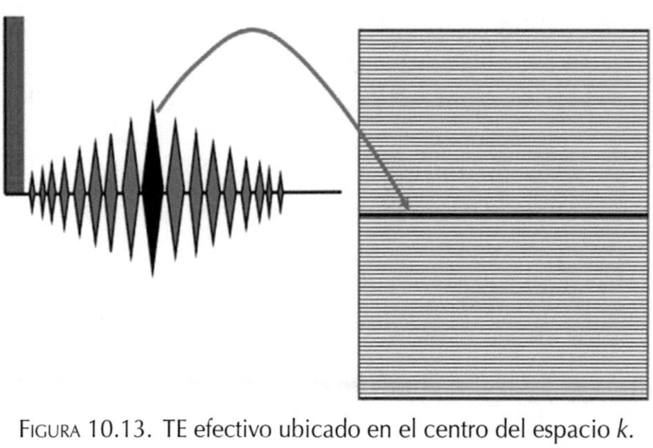

FIGURA 10.13. TE efectivo ubicado en el centro del espacio *k*.

d) Secuencia Half-Fourier Acquired Single Shot Turbo Spin Echo (HASTE)

También es conocida como *Half-Fourier*. Consigue rellenar el 60% del espacio *k* en un solo pulso de excitación (TR). El resto se reconstruye automáticamente basándose en cálculos automáticos de simetría del espacio *k* por el método *Half-Fourier*.

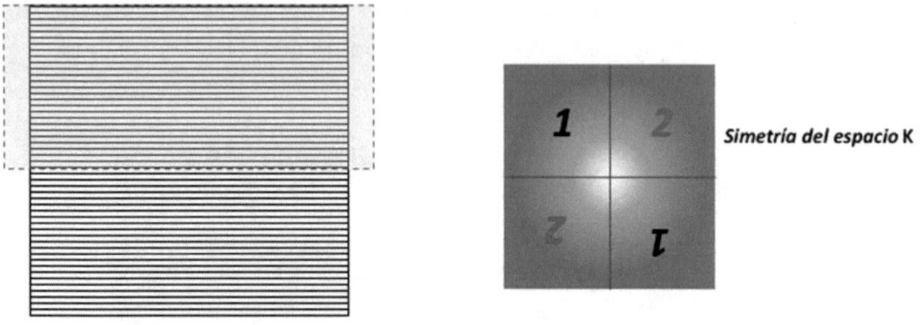

FIGURA 10.14. Se completa el 60 % del espacio *k* en un solo TR.

Aunque SS-*TSE* y HASTE son secuencias distintas, pueden aparecer combinadas llegando a obtener una imagen por segundo.

Tiene aplicación en exploraciones de abdomen: colangioRM, enteroRM, uroresonancia, etc.

10.2.2. Secuencia Eco de Gradiente (*EG*) y derivadas

Reducir los tiempos de exploración es un objetivo constante en las diferentes líneas de investigación y desarrollo de los equipos de RM.

Aunque hay varios parámetros que afectan a la duración de una secuencia (*NEX*, matriz, etc.), principalmente hay dos formas de reducir el tiempo de adquisición:

- Realizando un relleno parcial del espacio *k*. Aprovechando la posibilidad de realizar una adquisición reducida o haciendo uso de la simetría del espacio *k*.
- Disminuyendo la duración de los ciclos de pulsos al reducir el TR.

Las secuencias *EG* se basan principalmente en la reducción del TR, además de adquirir un tren de ecos en cada uno de ellos. Algunas de ellas también recurrirán al relleno parcial del espacio *k*.

Cada pulso de RF genera una *FID*, pero cuando los tiempos de repetición son extremadamente cortos, además de la *FID* se generan dos ecos adicionales apareciendo:

- Un eco de espín cada dos pulsos de RF.
- Un eco estimulado cada tres pulsos de RF.

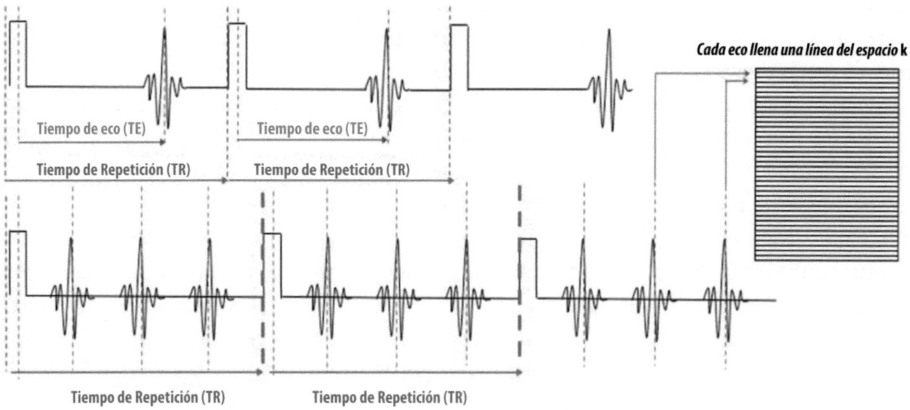

FIGURA 10.15. Secuencia *EG* con un tren de ecos en cada TR.

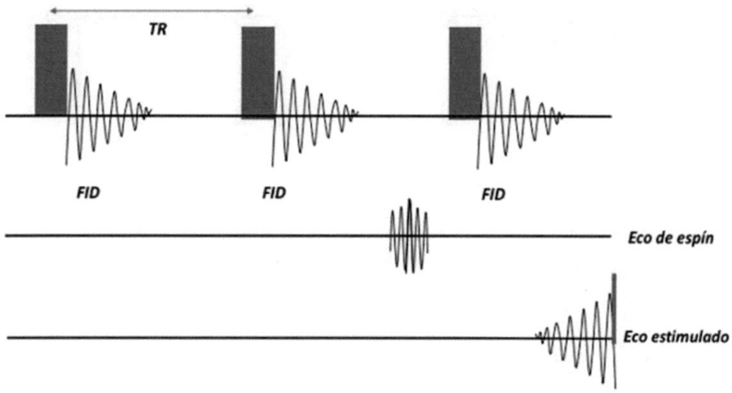

FIGURA 10.16. TR muy cortos generan ecos adicionales a la *FID*.

La característica principal de estas secuencias es la formación del eco mediante la aplicación de gradientes bipolares (gradientes de igual amplitud y duración, pero signo opuesto) y no por pulsos de refase de 180º como ocurre en las secuencias *SE*.

La secuencia se inicia con un pulso de excitación cuyo ángulo de inclinación del vector de magnetización varía entre 10º y 70º. Esto hace posible TR y TE más cortos que en *SE*. El inconveniente de utilizar ángulos más pequeños es la pérdida de señal debido a una menor magnetización transversal y a su rápida desaparición. Al igual que ocurre con *SE*, la señal obtenida (*FID*) es muy débil y desaparece en poco tiempo, por lo que es insuficiente para reconstruir la imagen. Para amplificar la señal, en lugar de enviar un pulso de reenfoque como en *SE*, durante un corto espacio de tiempo se activarán uno o dos gradientes que crearán un campo magnético adicional al ya existente provocando un desfase más rápido de los protones. Después se interrumpe este gradiente de campo magnético para volver conectarse con idéntica intensidad, pero dirección opuesta, consiguiendo que los protones vuelvan a precesar en fase y se produzca la señal del eco.

El ángulo de inclinación, junto con el TR y TE, es determinante para la potenciación de la imagen en T1 y T2. De manera estándar, se considera potenciación T1 con ángulos mayores de 45º y T2 con ángulos menores a 45º. Realmente se obtiene una información T2* ya que *EG* no corrige las heterogenidades del campo magnético principal, ni la producida por los propios tejidos, como por ejemplo la degradación de la hemoglobina (Hb). Por este motivo, una de las aplicaciones de la secuencia *EG* es la detección de hemorragias. Otros factores responsables de acentuar las heterogeneidades del campo magnético son el desplazamiento químico y la presencia de dispositivos ferromagnéticos.

También es posible agregar pulsos de RF selectivos que estimulen o eliminen la señal de algunos tejidos, por ejemplo la grasa.

La rápida adquisición de *EG* hace posible la realización de secuencias 3D y dinámicas. Una secuencia dinámica consiste en la adquisición de varios cortes con alta resolución temporal durante la inyección de contraste y permite conocer la captación del contraste por los tejidos mediante una curva de intensidad de señal. Su análisis puede aportar información valiosa en determinadas lesiones o patologías.

A) Tipos de secuencias EG

a) Incoherentes

Son secuencias en las que se destruye la magnetización transversal residual, dando lugar a una potenciación en T1, donde el líquido aparece hipointenso. También se denominan *Spoiled.* Clasificación:

- Secuencias clásicas T1-*FFE*

  La señal procede únicamente de la *FID* ya que previamente se ha destruido cualquier señal secundaria procedente de *SE* y eco estimulado (StE).

  Al destruirse la magnetización transversal responsable del contraste T2, estas secuencias solamente miden magnetización longitudinal, por lo que su potenciación únicamente es T1.

  Tiene aplicación en estudios dinámicos y vasculares con inyección de gadolinio (T1 corto).

  La utilización de ángulos menores de 90º implica que siempre haya una magnetización transversal que se pueda acumular a favor o en contra de la secuencia. Existe un ángulo óptimo que proporciona la mejor señal para la relación TR y contraste T1 en cada pulso de RF. Este ángulo se conoce como “ángulo de Ernst”.
- Secuencias ultrarrápidas *TFE*

  Son secuencias capaces de adquirir imágenes en menos de un segundo.

  Lograr una buena señal y contraste utilizando TR y TE tan cortos es muy complejo ya que para ello se necesita utilizar ángulos de inclinación mayores.

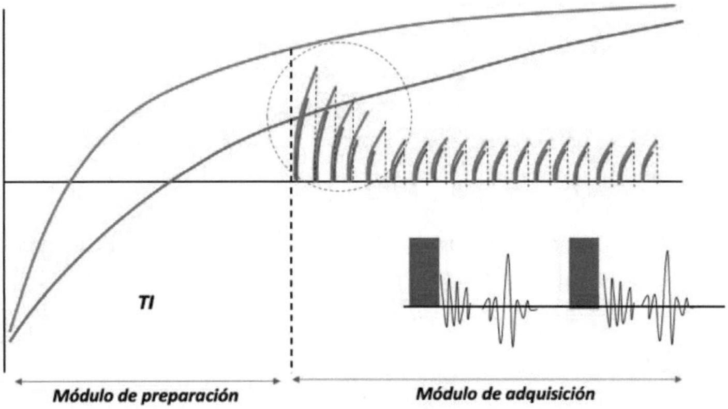

FIGURA 10.17. Secuencia ultrarrápida *TFE* con un módulo de preparación.

Para solucionar este problema e incrementar la potenciación en T1, se aplica un módulo de preparación (pulso de inversión de 180º) antes de iniciar la secuencia.

El contraste de la imagen puede modificarse al variar el tiempo de inversión, pudiendo atenuar o incluso anular la señal de un tejido. Por ejemplo: anular la señal del miocardio en un estudio de perfusión miocárdica.

– *Secuencia Fase y Fuera de Fase (Fase Opuesta)*

Detecta la coexistencia de grasa y agua en un determinado espacio o estructura.

Realiza una adquisición simultánea de dos TE en un mismo TR. Los protones del agua y de la grasa tienen T1 distintos, lo que hace que se desfasen de diferente manera cuando cesa el pulso de RF. Para uno de los TE, ambos se encontrarán en fase sumándose la señal que emiten. Sin embargo, en el otro TE se encuentran en fase opuesta, la señal de ambas se restará produciendo una pérdida de señal en los vóxeles que contienen agua y grasa. Esto último hace que aparezca en la imagen un reborde negro en las diferentes estructuras de la imagen (artefacto de tinta china), como fruto del fenómeno *chemical shift* o desplazamiento químico.

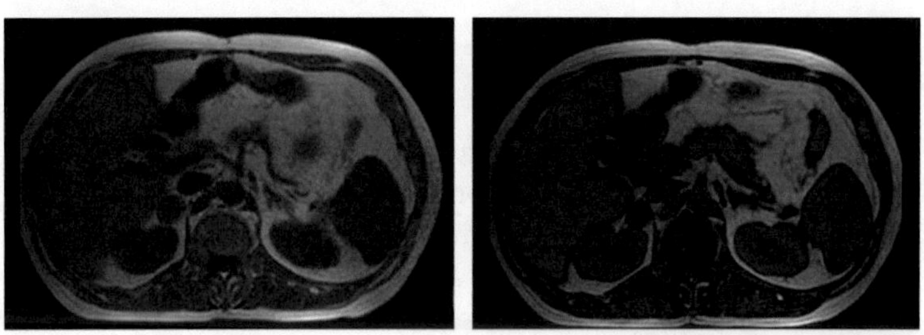

TE 4.8 ms TE 2.4 ms

FIGURA 10.18. Secuencia fase (TE 4,8 ms) y fuera de fase (TE 2,4 ms) en RM de hígado.

- Secuencias ultrarrápidas 3D

  Al igual que en las secuencias ultrarrápidas 2D, se utiliza un pulso de preparación de 180º antes de iniciar la secuencia para favorecer la potenciación T1. Sin embargo, la secuencia 3D requiere de un tiempo de adquisición muy largo, por lo que son necesarios varios pulsos preparatorios durante toda la secuencia.

  Su gran ventaja es la posibilidad de realizar reconstrucciones multiplanares con excelente resolución espacial.

  Tiene varias aplicaciones, destacando la realización de secuencias angiográficas con contraste intravenoso que proporcionan una reconstrucción *MIP (Proyección de Máxima Intensidad).*

b) Coherentes

Las secuencias *EG* coherentes mantienen la magnetización transversal residual contribuyendo a la señal que forma la imagen. Este fenómeno se conoce como "estado de equilibrio" *(Stady State)*, y se produce por rápidos pulsos de RF con pequeños ángulos de inclinación.

Como resultado genera un contraste complejo, una señal hiperintensa del líquido tanto en potenciaciones T1 como T2. De esta manera pueden visualizarse todo tipo de cavidades o conductos que contengan líquido, suelen denominarse "secuencias hidrográficas" (efecto mielográfico u artrográfico).

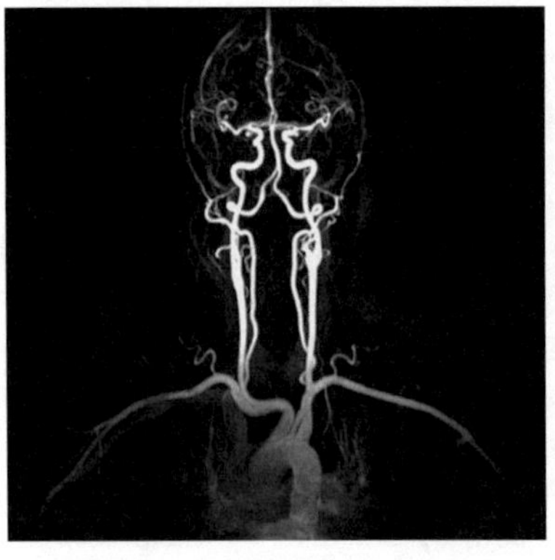

FIGURA 10.19. MIP de troncos supraaórticos, secuencia *TFE*-3D.

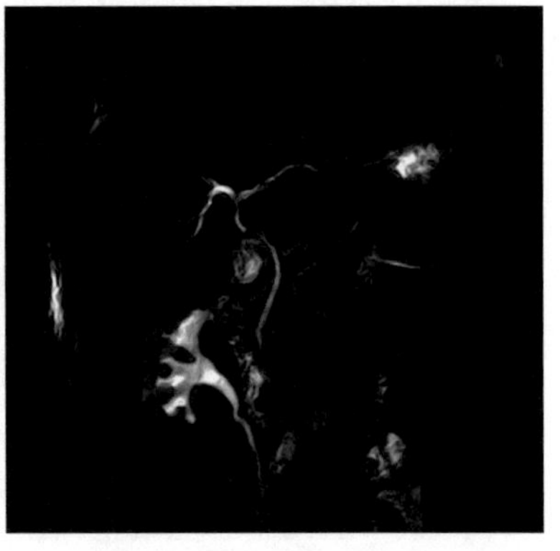

FIGURA 10.20. ColagioRM.

Cuando las secuencias tienen un TR tan corto y no se destruye la magnetización transversal residual, los pulsos de excitación generan señales secundarias que pueden superponerse a la *FID*, o pueden aparecer antes del siguiente pulso con una señal ascendente. En este último caso se produce una señal continua. La imagen puede obtenerse de la *FID*+*SE*+StE o solamente de los StE +*SE*. Atendiendo a esto, las secuencias *EG* Coherentes se pueden agrupar en:

- *Refase total.* La señal se obtiene de la señal de la *FID* + *señales secundarias*, dando lugar a un contraste complejo (T1/T2*). Para potenciar la secuencia en T1 se aplica un ángulo de inclinación grande. La potenciación T2 requiere un ángulo pequeño que afecta negativamente a la relación S/R.

Son muy sensibles a efectos de susceptibilidad magnética. Cabe destacar la señal hiperintensa de la sangre. La secuencia *BALANCED (PHILIPS)* es un ejemplo de este tipo de secuencias. Se caracteriza por tener un TE que dura la mitad del TR.

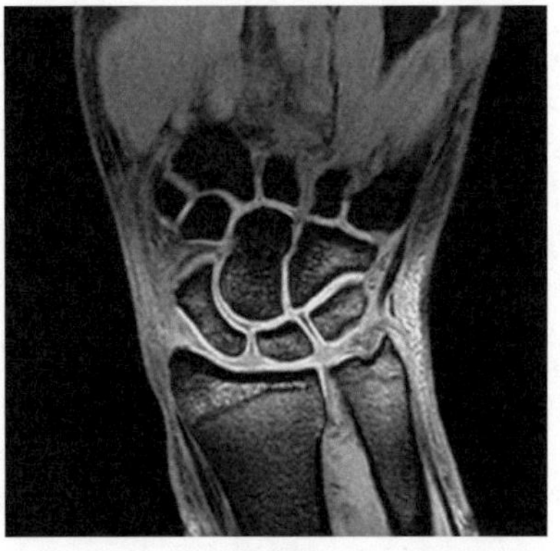

FIGURA 10.21. Secuencia Balance en RM de muñeca.

– *Refase parcial.* En este caso, la señal procede solamente de las *señales secundarias* (4StE +2SE). El refase de la magnetización transversal residual de pulsos de excitación previos produce los ecos secundarios que forman la imagen, lo que da lugar a una situación insólita en la cual el TE es más largo que el TR.

Son secuencias muy potenciadas en T2*. Pueden utilizarse en la detección de líquidos a pesar de su baja relación S/R y sensibilidad al movimiento.

FIGURA 10.22. Secuencia *FFE* coherentes.

c) Eco Planar Imaging (EPI)

Son secuencias de adquisición muy rápidas que utilizan la técnica *Single-Shot,* es decir, con un solo pulso de excitación (o TR) se adquieren a la vez varios ecos al aplicar una conmutación muy rápida de gradientes. Cada eco tiene un valor determinado de codificación de fase que permite el llenado de una línea del espacio *k* diferente para reconstruir una imagen.

Tiene fuerte potenciación T2*. Sin embargo, existe una variante que se forma a partir de un eco de espín inicial, obteniendo una potenciación T2.

El inconveniente de la secuencia EPI es su sensibilidad a los artefactos de susceptibilidad magnética y desplazamiento químico.

También permite una adquisición *multi-shot,* donde cada pulso rellena una parte del espacio *k*. Tiene mejor relación S/R pero requiere de mayor tiempo de exploración.

Habitualmente tiene aplicación en secuencias avanzadas como difusión, perfusión, funcional, etc.

Las secuencias EPI, a pesar de cumplir con los criterios de seguridad marcados para su utilización, deben aplicarse teniendo conocimiento del efecto que producen sobre el cuerpo las corrientes eléctricas generadas por la rápida conmutación de gradientes. Dichas corrientes pueden llegar a estimular nervios periféricos y miocárdicos.

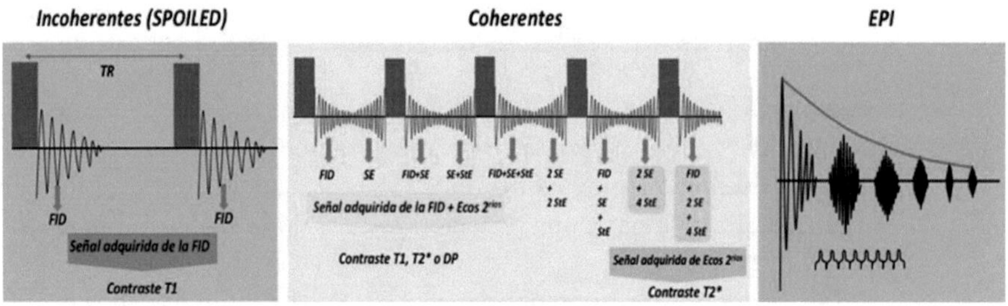

Figura 10.23. Secuencias Eco de Gradiente.

10.2.3. Secuencias híbridas

La combinación de secuencias *SE* y *EG* dará lugar a una secuencia híbrida denominada *Gradient and Spin Echo (GraSE).* En ella se adquieren múltiples ecos de espín, los cuales posteriormente se descomponen aplicando gradientes rápidos para obtener varios ecos de gradiente por cada eco de espín. En la señal predomina un contraste T2 procedente de la secuencia *SE* sobre el contraste T2* de la secuencia *EG.*

El factor turbo, propio de la secuencia *SE,* está determinado por el número de pulsos de refase (180º). Y el factor EPI indica el número de ecos de gradiente que se aplica a cada uno de los pulsos de refase.

A pesar de mostrar una aparente ventaja, ya que combina la calidad de la imagen de las secuencias *SE* con la velocidad de las secuencias *EG,* actualmente no tiene mucha utilidad en la práctica clínica.

10.3. Elementos y parámetros que influyen en la calidad de la imagen

Desde un punto de vista técnico, se puede afirmar que la realización de una RM tiene entre sus objetivos principales conseguir una óptima calidad de imagen en el menor tiempo posible. En este proceso intervienen diferentes elementos. Algunos son inherentes al propio equipo de RM o dependen de la colaboración del paciente, pero otros son susceptibles de manipulación por parte del operador para mejorar la calidad de la imagen.

10.3.1. Dependientes del paciente

Es imprescindible que el paciente permanezca totalmente inmóvil durante toda la exploración. Cualquier movimiento provocará un artefacto en la imagen que afectará a su calidad.

Durante la entrevista de seguridad realizada al paciente antes de entrar en la sala de exploración, se le informará de la importancia que tiene su colaboración para obtener imágenes de calidad.

Los pacientes no colaboradores (pacientes pediátricos o adultos con alteración de la conciencia) requieren de apoyo anestésico para realizar la exploración.

El movimiento producido por la respiración o latido cardiaco puede minimizarse utilizando dispositivos de sincronismo.

10.3.2. Dependientes de los componentes del equipo

Es importante identificar las características técnicas del equipo para conocer sus posibilidades y limitaciones. Los componentes propios más representativos del sistema son el imán, los gradientes, el generador de RF y las antenas o bobinas.

Cuadro 10.4
Clasificación de equipos atendiendo a la intensidad de B_0

Hasta 0,1 T	Ultra bajo
0,1 T - 0,3 T	Bajo
0,4 T - 1,0 T	Medio
1,0 T - 2,0 T	Alto
> 2,0 T	Ultra alto

El imán es el componente básico del equipo y responsable de la potencia, homogeneidad y estabilidad del campo magnético principal. Los equipos se pueden clasificar de alto (superior a 1 T), medio y bajo campo magnético. Los equipos superiores a 1 T proporcionan imágenes de mejor calidad en menor tiempo que los de medio y bajo campo. La realización de estudios avanzados de RM (cardiaca, funcional, etc.) requiere la utilización de secuencias ultrarrápidas *(single shot),* lo cual solo es posible en equipos de alto campo magnético.

Los gradientes de campo crean una variación del campo magnético principal al encenderse y apagarse constantemente durante la adquisición de las imágenes. La intensidad (miliTesla/metro) y tiempo de subida (milisegundos) de los gradientes determinan las posibilidades del equipo respecto a las secuencias que pueden realizarse y duración de la exploración. En RM clínica pueden variar entre 8 y 60 mT/m.

El generador de radiofrecuencia es responsable de la emisión de ondas de RF para excitar los protones. Los pulsos durarán muy poco tiempo y se emitirán a la misma frecuencia de precesión que los núcleos de interés, teniendo además una determinada amplitud.

El sistema dispone de una serie de antenas o bobinas que detectan la señal emitida por los tejidos.

10.3.3. Dependientes de parámetros de la secuencia

Una secuencia de adquisición se compone de muchos parámetros y elementos que tienen repercusión directa en la calidad de la imagen y tiempo de adquisición donde algunos de ellos admiten determinada manipulación por el operador. Principalmente se pueden destacar los siguientes:

A) Relación señal-ruido (S/R)

Se considera ruido cualquier alteración que interfiere en la recepción de la señal y deteriora la calidad de la imagen. Suele manifestarse como un aumento del grano fotográfico que resta nitidez a la imagen. Toda secuencia de RM debe presentar la mejor relación señal-ruido, es decir, debe conseguir la máxima señal de los tejidos y captar el menor ruido posible del sistema.

La señal de resonancia magnética que formará la imagen es muy débil debido a que se utilizan energías bajas. La señal emitida por los tejidos es captada en forma de corriente por la antena receptora. En ella será amplificada, codificada y transformada para formar la imagen en blanco y negro, donde los cambios de intensidad de la señal se traducirán en una escala de grises formando las estructuras anatómicas.

La imagen está formada por filas y columnas de píxeles creando la matriz de imagen. La señal de cada pixel representa la señal procedente de un vóxel de tejido.

Si los parámetros de la secuencia están bien ajustados, la relación S/R será alta, aunque hay otros factores que pueden deteriorarla (movimiento del paciente, interferencias eléctricas producidas por sistema de monitoreo de dudosa compatibilidad con el equipo de RM, presencia de algún dispositivo ferromagnético que altera la homogeneidad del campo magnético, etc.).

El equipo suele indicar este parámetro de la secuencia con un valor inicial del 100% o 1. De esta manera se puede conocer si las modificaciones realizadas contribuyen o disminuyen a la relación S/R. Los parámetros u otros aspectos a tener en cuenta por su influencia en ella son:

1. Densidad de protones.

   Los tejidos que tienen gran cantidad de protones proporcionan mejor señal que aquellos que tienen menos.

2. Grosor de corte.

   Además de su clara influencia en la relación señal-ruido, ya que un mayor grosor de corte proporciona mayor cantidad de protones y por consiguiente mejor señal, es el parámetro con mayor repercusión en la resolución espacial. Es necesario tener presente la relación inversa que mantienen ambos parámetros (grosor de corte – resolución espacial).

3. Tamaño del vóxel.

   A mayor tamaño de vóxel, mayor cantidad de protones, incrementando así la señal producida por los tejidos.

   Cualquier variación en el volumen del mismo afectará a la relación S/R. Viene definido por el grosor de corte, y la combinación entre *FOV* y matriz. Al igual que en el parámetro anterior, también existe una relación inversa entre tamaño de vóxel y resolución espacial.

4. Tiempo de Repetición (TR).

   Es el tiempo que tarda en repetirse la secuencia de pulsos de excitación (RF). Un TR largo aumenta la señal al permitir mayor recuperación de la magnetización longitudinal para el siguiente pulso de excitación. Si se reduce el TR, disminuye la relación señal-ruido, y es necesario valorar la posibilidad de utilizar otros recursos que compensen dicha pérdida.

5. Tiempo de Eco (TE).

   Es el tiempo transcurrido desde el pulso inicial de RF hasta la recogida del eco máximo (momento óptimo de la señal emitida por los tejidos). Un tiempo de eco corto proporciona una señal más intensa de los tejidos, pero la diferencia entre ellos será menor. Un TE demasiado largo, además de obtener una señal más débil, tendrá peor relación señal-ruido.

6. Ángulo de inclinación *(flip angle)*.

   Es el ángulo que se forma al inclinar el vector de magnetización longitudinal sobre el plano transversal tras la aplicación del pulso de RF. Influye en la cantidad de señal. Las secuencias cuyo ángulo de inclinación es de 90º (secuencias *SE*) generan la mayor señal posible, ya que toda la magnetización longitudinal se transfiere al plano transversal. Con ángulos más pequeños se genera menor señal (secuencias *EG*).

7. Número de adquisiciones o excitaciones *(NEX)*.

   Es el número de veces que se recogen los datos. La señal de los tejidos se ve reforzada cuando se repite todo el ciclo de pulsos. A mayor número de adquisiciones mejor relación S/R, pero supone un incremento del tiempo que dura la secuencia. Hay que valorar el riesgo de que aparezcan artefactos de movimiento involuntario o voluntario por parte del paciente al incrementar el tiempo de adquisición.

8. Bobina.

Actúa como receptor de la señal. El éxito del estudio depende en gran medida de la elección adecuada de la antena, atendiendo a sus prestaciones y características del paciente, además de una correcta colocación.

Se elegirá aquella que sea tan pequeña como sea posible y tan grande como sea necesaria. La antena de cuerpo *(gantry)* es la que proporciona peor relación S/R pero tiene mayor cobertura.

9. Ancho de banda *(bandwidth).*

   Es la amplitud de frecuencias transmitidas en la emisión y recepción de la señal. Es necesario mantener un balance equilibrado entre el ancho de banda y la relación S/R. A mayor amplitud se incluyen más frecuencias, pero también se incrementa el ruido que deteriora la recepción de la señal.

B) Field Of View (FOV)

Es el campo de visión (CDV). El operador deberá ajustarlo a la zona de exploración. En algunos equipos es un parámetro que se modifica indirectamente a través del tamaño de vóxel.

Al reducirlo, pueden producirse artefactos de *Aliasing*. Se puede compensar combinándolo con *FOV* y matriz rectangular.

C) Tiempo de adquisición (TA)

El tiempo que dura una secuencia está ajustado para obtener la mejor calidad de imagen en el menor tiempo posible, disminuyendo así el riesgo de movimiento del paciente. Sin embargo, si fuera necesario, este tiempo puede reducirse aún más modificando algunos parámetros:

- Reducir el TR.
- Aplicar FOV rectangular. Consiste en reducir el FOV en la dirección de fase.
- Reducir el número de pasos de codificación de fase (reducir líneas de la matriz), por ejemplo: aplicar técnica *Half Fourier.*
- Disminuir el número de excitaciones (*NEX*).

Es necesario tener presente que dichas modificaciones disminuyen la relación S/R óptima.

D) Resolución espacial

Es una medida del nivel de detalle con el que se pueden representar estructuras anatómicas de pequeño tamaño en la imagen. Está determinada por el tamaño de vóxel y la representación del píxel en la pantalla. En algunos equipos de RM la resolución espacial es inversamente proporcional al FOV, aunque como ya hemos mencionado anteriormente, también es posible modificar ambos parámetros de manera independiente.

Hay varias opciones para mejorar la resolución espacial:

- Disminuir el tamaño del vóxel (o FOV cuando ambos parámetros van unidos).
- Aumentar la matriz de imagen o el número de píxeles dentro de ella.
- Reducir el grosor de corte y espacio entre cortes.
- Cualquiera de ellas supone un aumento del tiempo de adquisición de la secuencia y peor relación señal ruido.

E) Resolución de contraste

Es la variación de la intensidad de señal entre dos estructuras contiguas, que permite su diferenciación y caracterización tisular. Un protocolo de exploración incluye varias secuencias potenciadas en diferente contraste que aportan información complementaria sobre la zona de estudio.

El contraste depende de:

- Parámetros de los tejidos: principalmente densidad protónica, relajación T1 y T2, así como propiedades magnéticas locales.
- Parámetros manipulables por el operador: TR, TE y ángulo de inclinación.
- La utilización de medios de contraste que intensifican la señal de los tejidos, tanto normales como patológicos.

Los tipos de contraste en la imagen son:

1. Contraste T1.

   Es muy dependiente del campo magnético principal, y presenta una relación directamente proporcional sobre el tiempo de relajación T1. Las sustancias con T1 corto tienen alta señal, mientras que esta señal es baja cuando el T1 es largo. En secuencias *SE* suelen tener un TR comprendido entre 400 - 600 ms, y un TE de aproximadamente 20 ms. Si se disminuye mucho el TR, inferior al T1 de los tejidos, conlleva una pérdida considerable de señal.

2. Contraste T2.

   Los tejidos con T2 corto tienen baja señal, frente aquellas que tienen alta señal cuando el T2 es largo. En secuencias *SE*, el TR varía entre 2 000 y 2 500 ms, y el TE de 80 a 160 ms.

Utilizar de forma adecuada los parámetros básicos de la secuencia (TR, TE, TI, ángulo de inclinación y factor de aceleración en las secuencias rápidas) y conocer las propiedades bioquímicas de los tejidos (tiempo de relajación y densidad de protones) hace posible el diseño de las secuencias de adquisición, y pone de manifiesto el mayor contraste posible entre sano y patológico.

Cuadro 10.5
Resumen de variación de parámetros TR y TE

Aumento del TR:	Aumento:	De la relación S/R. Potenciación DP y T2. Posibilidad de realizar mayor n.º de cortes. El tiempo de adquisición.
	Disminución:	De la potenciación T1.
Aumento del TE:	Aumento:	La potenciación T2.
	Disminución:	La relación S/R. Del número de cortes a realizar.
	Sin efecto:	Tiempo de adquisición.

Las secuencias potenciadas en T2 o T2* aportan mayor contraste a la imagen frente a las potenciadas en T1. En las secuencias *SE* la señal de los tejidos es muy dependiente del TR y TE, si ambos parámetros son principalmente los responsables del contraste. Sin embargo, en las secuencias *EG* es el ángulo de inclinación del vector de magnetización el que proporciona mayor contraste.

Para mejorar el contraste en una secuencia se debe adecuar el TR al campo magnético principal. También es posible aplicar TE largos en secuencias T2.

La transferencia de la magnetización o *MTC (Magnetization Transfer Contrast)*, es la aplicación de pulsos selectivos para aumentar la diferencia entre los tejidos. Disminuye la señal de algunos tejidos al transferir su magnetización a los tejidos adyacentes. Su aplicación aumenta principalmente el contraste entre el agua libre y agua ligada.

F) Medios de contraste

La utilización de medios de contraste intensifica la señal de algunos tejidos, tanto sanos como patológicos. Actúa acortando el T1 y T2 de los protones.

Principalmente se suele administrar de forma intravenosa, aunque también es posible realizarlo de forma oral, rectal, vaginal e intraarticular.

10.4. Clasificación de artefactos y medidas para corregirlos

Se considera "artefacto" cualquier elemento visible en la imagen que no existe realmente en el paciente y que puede afectar a la calidad del estudio o provocar confusión en el diagnóstico.

Es imprescindible conocerlos para saber si pueden ser corregidos o minimizados por el operador o es necesaria la intervención del servicio técnico.

10.4.1. Artefactos relacionados con el movimiento o anatomía del paciente

Cualquier tipo de movimiento, voluntario o involuntario, disminuye la calidad de la imagen o incluso puede impedir su valoración.

Para evitar el movimiento voluntario, es necesario instruir previamente al paciente para permanecer inmóvil durante toda la prueba. También es aconsejable proporcionar el mayor confort posible para ayudarle a conseguirlo. Los pacientes no colaboradores, o cuya edad o patología les impida permanecer sin moverse durante la adquisición de imágenes, podrán precisar de la asistencia de un médico anestesiólogo para la realización de la prueba.

También existen artefactos por movimiento involuntario, cuyo origen se encuentra en el funcionamiento fisiológico del organismo:

a) Artefactos de movimiento "fantasma" y pulsación de flujo.

Debido a que la codificación espacial de la imagen requiere cierto tiempo, en ocasiones existe un movimiento fisiológico involuntario en las estructuras de estudio o adyacentes que provoca una réplica del objeto.

Es frecuente el registro de artefactos de flujo, por movimiento sanguíneo, como manchas blancas repetidas regularmente en la imagen en la dirección de codificación de fase.

El artefacto producido por el movimiento de deglución o peristáltico del intestino se puede reducir con preparación previa, anestesia y/o farmacología.

Otro recurso técnico para reducir el artefacto por movimiento respiratorio, de flujo (LCR) o cardiaco, es la utilización de dispositivos de sincronismo.

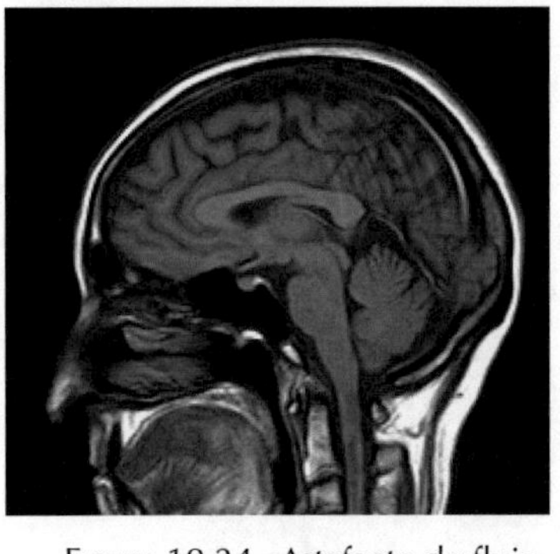

Figura 10.24. Artefacto de flujo del seno longitudinal.

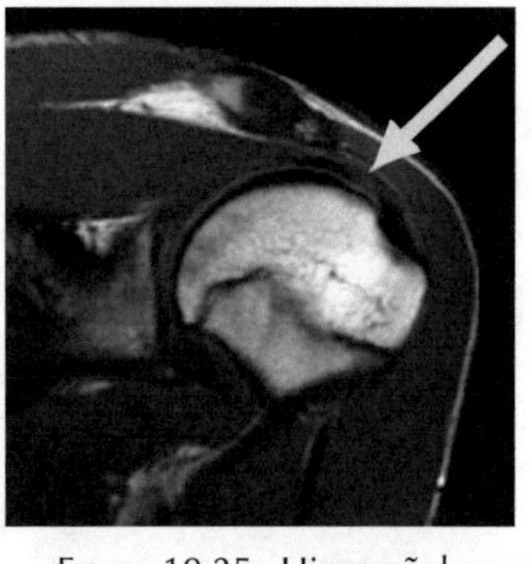

Figura 10.25. Hiperseñal en una porción del tendón.

b) Artefacto del ángulo mágico.

Tiene su origen en la propia anatomía del paciente.

El valor T2 de los tendones puede variar según su orientación en el espacio. Puede aparecer cuando el ángulo que forma el eje del tendón con el eje del campo magnético externo es aproximadamente de 55º, visualizándose una señal falseada en esa porción del tendón.

Se puede evitar alargando el TE.

10.4.2. Artefactos relacionados con la técnica de captación de la imagen

Es posible que determinados artefactos sean dependientes de la intervención del operador.

A) Aliasing

Se produce cuando la zona de estudio es mayor que el *FOV*. La parte de la imagen que queda fuera del *FOV* aparece superpuesta en el lado contrario de la imagen.

Puede aparecer tanto en la dirección del gradiente de fase como en el de frecuencia.

Una de las posibles soluciones es aumentar el *FOV*.

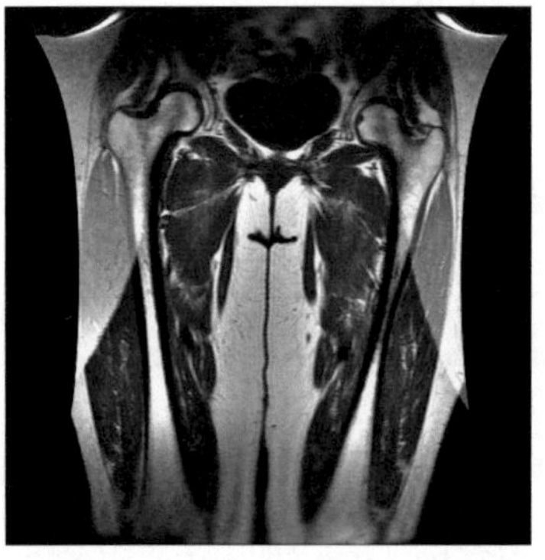

Figura 10.26. Artefacto de *Aliasing*.

B) Artefacto de Gibbs o de truncación

Consiste en una serie de líneas de brillo contrario, paralelas y periódicas producidas por el intento de reconstruir una interfase entre tejidos de intensidades muy diferentes.

Puede aparecer tanto en la dirección de codificación de fase como de frecuencia.

Es posible reducirlo aumentando el número de codificaciones de fase.

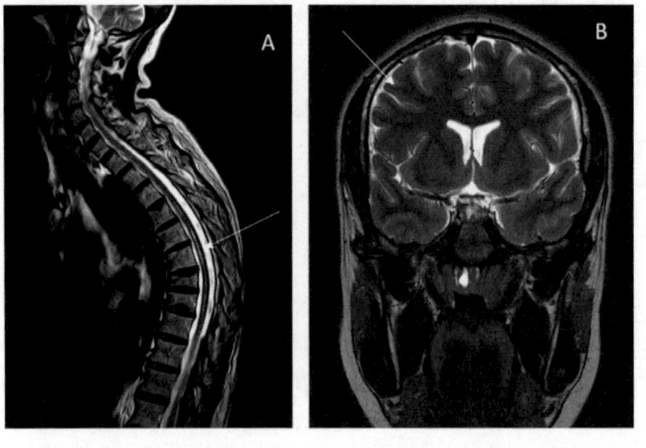

Figura 10.27. *a)* Artefacto Gibbs o truncación que simula una cavidad siringomiélica, *b)* artefacto de Gibbs formando líneas paralelas hiperintensas.

C) Volumen parcial

Se produce cuando el vóxel de la matriz de estudio es de mayor tamaño que el detalle de la estructura a representar. El vóxel representa el promedio de la intensidad de señal, lo cual puede suponer una pérdida de resolución espacial. Se puede solucionar adquiriendo un vóxel de menor tamaño, aunque implique empobrecer la relación señal/ruido.

10.4.3. Artefactos relacionados con el campo magnético

La homogeneidad del campo magnético externo es relativa y puede verse seriamente disminuida por fallos en el ajuste o la calibración del campo *(shimming)*. Se aprecia peor señal y relación S/R en una parte de la imagen.

Pueden ser más evidentes en secuencias de supresión grasa.

Cuando el campo no es homogéneo, aparecerán distorsiones espaciales y/o de intensidad de señal en la imagen que darán lugar a diferentes artefactos:

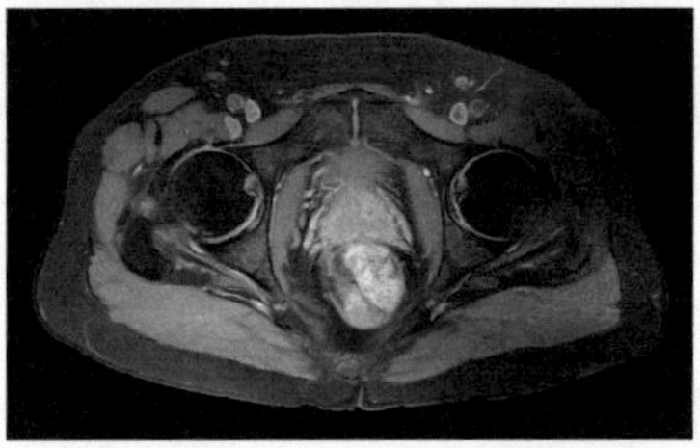

FIGURA 10.28. Menor señal y peor relación S/R en el lado izquierdo de la imagen.

A) Susceptibilidad magnética

Se produce por la presencia de material ferromagnético que altera la homogeneidad del campo magnético, y aparece una zona con alteración de la señal.

Para minimizarlo se deben evitar las secuencias *EG* y secuencias con TE largo. También se puede aumentar el tamaño de matriz.

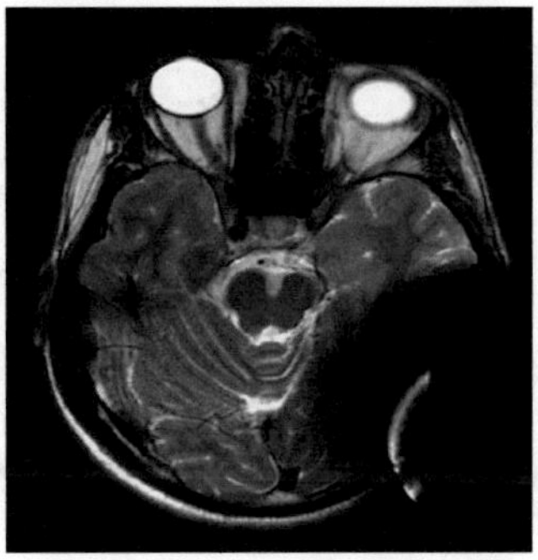

FIGURA 10.29. Artefacto producido por una válvula de derivación ventrículo peritoneal.

B) Artefacto por desplazamiento químico o Water Fat-Shift (WFS)

Está relacionado con la física molecular de los tejidos.

El entorno magnético de las moléculas de grasa y agua es distinto. Esto provoca en sus interfases un borde oscuro en una parte de la imagen y otro brillante en el lado opuesto en el eje de codificación de frecuencia.

Aparecerá más frecuentemente en determinadas secuencias cuanto mayor sea el campo magnético externo. Su efecto puede reducirse aumentando el ancho de banda, o disminuyendo el *FOV* o la matriz.

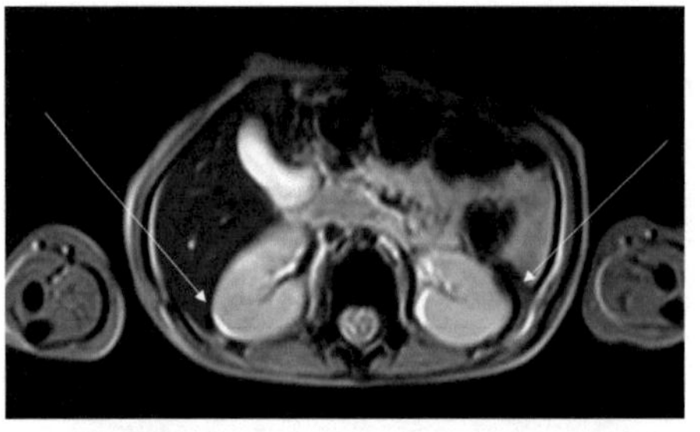

FIGURA 10.30. Artefacto de desplazamiento químico en riñones, bazo, hígado y brazos.

C) Artefacto de contorno negro (ACN), black boundary *o tinta china*

También se debe al fenómeno de desplazamiento químico, pero solo aparece en las secuencias *EG*.

Aparece una línea negra localizada en las interfases agua-grasa.

El TE del agua y la grasa dentro de un mismo vóxel están fuera de fase y la señal entre ellos se cancela.

Se corrige utilizando TE en fase, incrementando el ancho de banda o tamaño de la matriz, o utilizando técnicas de supresión grasa.

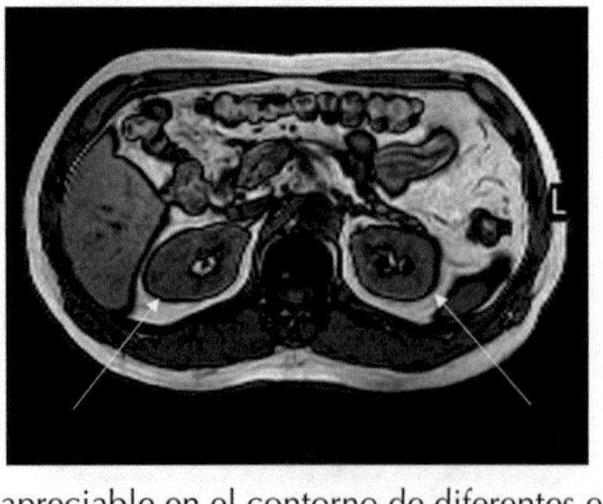

FIGURA 10.31. Artefacto apreciable en el contorno de diferentes estructuras abdominales.

D) Artefactos por corrientes Eddy o remolino

Aparecen distorsiones geométricas en la imagen.

La interacción entre la activación de campos magnéticos intermitentes y el imán principal pueden crear campos magnéticos no deseados. Los equipos de RM disponen de mecanismos para reducirlos o eliminarlos, sin embargo, cuando aparecen es necesaria la asistencia del servicio técnico.

En las secuencias EPI, como por ejemplo la Difusión (DWI) puede aparecer con cierta frecuencia.

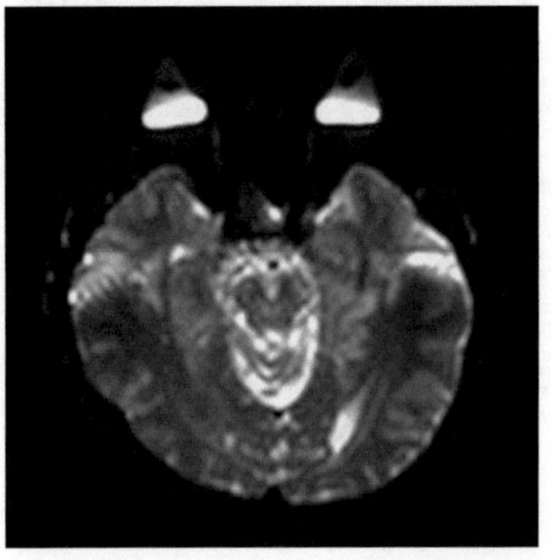

FIGURA 10.32. Distorsión en los globos oculares provocado por corrientes Eddy.

10.4.4. Artefactos relacionados con los gradientes

Un mal funcionamiento del sistema de gradientes causará artefactos similares a los de inhomogeneidad de B_0. Cuando un gradiente no es constante, provoca distorsiones en la imagen.

Requiere de asistencia del servicio técnico para la reparación de la bobina de gradiente dañada.

10.4.5. Artefactos relacionados con los dispositivos o sistema de radiofrecuencia

A) Ruido de RF o cremallera

Tiene lugar cuando se produce un fallo en el blindaje de RF de la sala, y aparece un ruido externo en forma de líneas diagonales en la imagen.

También es posible que haya algún equipo de monitoreo incompatible con la RM dentro de la sala de exploración, o alguna fuente de electricidad estática.

Para evitarlo, se recomienda comprobar que la puerta de acceso a la sala esté correctamente cerrada, así como la compatibilidad de los equipos y dispositivos que hay dentro de la sala de exploración. Si aun así persiste el artefacto, hay que avisar al servicio técnico.

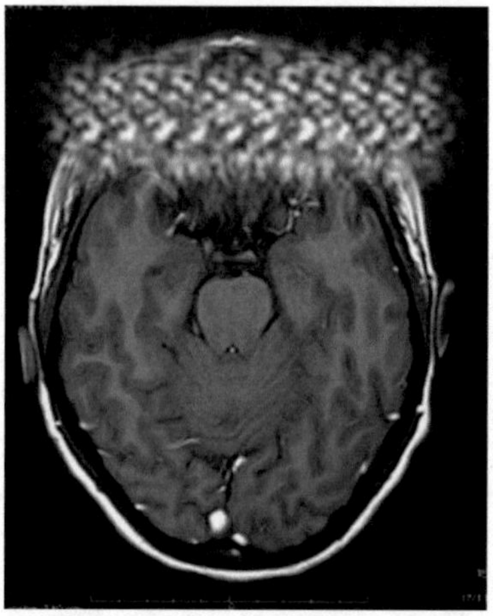

FIGURA 10.33. Artefacto de cremallera.

B) Inhomogeneidad de RF

Aparece una variación de intensidad de señal en la imagen causada por una alteración en la emisión de los pulsos de RF que crean un campo magnético adicional a B_0, o por fallo en uno de los elementos de la bobina receptora. También puede manifestarse por la presencia de material ferromagnético.

C) Cross-talk, *interferencia o cruce de pulsos*

Tiene lugar cuando los pulsos de RF excitan no solo los protones del corte seleccionado, sino también los protones de un corte adyacente por estar muy próximo. También aparece cuando en una misma secuencia los cortes adquiridos se cruzan en una misma zona anatómica, por ejemplo, en la programación de cortes axiales en la columna lumbar.

Se manifiesta como una falta de señal en la imagen.

Para evitarlo, se puede aumentar la distancia entre cortes, o realizar dos secuencias por separado adquiriendo en una de ellas los cortes impares y en la otra los pares.

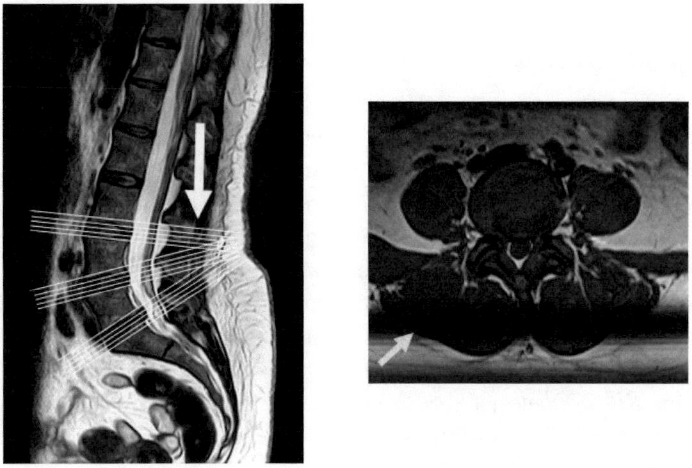

FIGURA 10.34. La superposición de cortes en la misma secuencia provoca ausencia de señal en la zona de cruce.

10.5. Criterios de calidad mínimos y repetición de exploraciones

Una imagen se considera diagnóstica y de calidad cuando tiene el contraste adecuado respecto a las estructuras que representa, existe un equilibrio entre la resolución espacial y la relación señal ruido; además debe haber sido obtenida en un tiempo considerado aceptable.

Por tanto, se pueden identificar como factores básicos de calidad la relación señal-ruido, resolución espacial y contraste. Cualquier cambio realizado sobre uno de ellos influye en el resto de diferentes modos.

El tiempo de adquisición se considera un factor más, aunque no es un parámetro identificable en la imagen 10.34, pero es decisivo para que el estudio se realice con éxito. Cualquier secuencia con un tiempo de adquisición superior a 5 minutos tiene mayor probabilidad de presentar movimiento por parte del paciente.

En determinadas ocasiones, para conseguir los criterios mínimos de calidad y evitar repetir la exploración, es necesario priorizar uno de los cuatro indicadores en función de la zona de estudio y lesión a estudiar. Será el médico radiólogo el que decidirá dar más relevancia a uno de ellos y la validez diagnóstica de la exploración o necesidad de repetirla bajo control anestésico.

Previo a esta decisión, se habrán repetido algunas secuencias para intentar completar el estudio. No se puede establecer un número determinado de repeticiones ya que dependerá del estado del paciente y gravedad de la lesión.

10.6. Sistemas de archivo e impresión

10.6.1. Sistemas *RIS-PACS*

Los servicios de diagnóstico por imagen han experimentado un gran avance en la gestión de la información del paciente, así como en la adquisición, almacenamiento, procesado y comunicación de imágenes radiológicas digitales. Los Sistemas de Archivo y Comunicación de Imagen *(SACI)* son una herramienta informática que ha aportado nuevos modos de trabajo a la radiología diagnóstica. Los *SACI* son un conjunto de equipos informáticos que se dedican a adquirir, almacenar, procesar y posibilitar la comunicación de imágenes radiológicas digitales e información asociada. Dentro de ellos se debe distinguir conceptualmente dos grupos:

a) Sistema *RIS (Radiology Information System),* encargado de la gestión de información asistencial y administrativa en formato texto dentro del servicio de radiología. Posibilita:

- La citación y seguimiento de los pacientes para pruebas diagnósticas.
- Recepción y registro de pacientes.
- Transcripción y emisión de informes radiológicos.
- Gestión de información y realización de estadísticas.

b) Sistema *PACS (Picture Archiving and Communication System),* dedicado a la gestión de las imágenes y exploraciones. Han conseguido eliminar la película radiográfica, ahorrando espacio físico y haciendo más funcional el acceso a las imágenes. Anteriormente las placas se guardaban en la historia del paciente, y estas en el archivo hospitalario, siendo necesario solicitarla previamente para su visualización. Funcionalmente dependen del *RIS* en el tratamiento de la información. Está compuesto por:

- Sistema de adquisición de imágenes.
- Red de comunicación intradepartamental e intrahospitalaria.
- Sistema de gestión, transmisión e impresión de imágenes.
- Sistema de archivo de información e imágenes.
- Sistema de visualización y procesado de imágenes. Las estaciones de trabajo cuentan con monitores de alta resolución (2-5 megapíxeles).

La integración de ambos sistemas supone una valiosa herramienta administrativa, de gestión asistencial, docente e investigadora, la cual recoge toda la información del servicio de radiología. Cuando están integrados en el sistema *HIS (Hospital Information System),* desde la historia clínica electrónica del paciente se puede acceder a las imágenes e información relativa a las pruebas realizadas o solicitadas al servicio de radiología. Esto implica una serie de requisitos en materia de seguridad en el almacenamiento, rapidez en la recuperación de imágenes y una visualización de calidad de las mismas.

10.6.2. Formato de imágenes

Las imágenes adquiridas en RM tienen formato *DICOM (Digital Image Communication).* Desde finales de 1992 se insta a los constructores de equipos de electromedicina e informática a la creación de un formato estándar de imagen para comunicaciones en red y almacenamiento, que sea soportado por todos los fabricantes de equipos radiológicos. El formato *DICOM* contiene las propias imágenes, y toda la información relativa a la exploración: datos del paciente, parámetros de las secuencias realizadas, etc.

10.6.3. Transmisión de imágenes

Los equipos de RM cuentan con un sistema interno automático de almacenamiento de imágenes a corto plazo, cuya duración aproximada son 10-15 días, dependiendo del número y tipo de exploraciones realizadas diariamente.

También pueden ser emitidas a dispositivos externos de almacenamiento: CD, DVD o discos magneto-ópticos (MOD) cuya capacidad varía de 4 a 20 Gb. En ellos se realiza un registro del número de estudios almacenados en cada dispositivo, archivándose ordenadamente en un espacio próximo a la RM.

Actualmente, el principal destino de emisión de imágenes para su almacenamiento es el PACS, aunque también es posible emitirlas a cualquier estación de trabajo que esté conectada a la red interna del hospital.

10.6.4. Impresión de imágenes

La impresión de imágenes en placa radiográfica o papel es posible por la conexión directa de los equipos de RM con las impresoras. Sin embargo, desde la incorporación del sistema *PACS,* no es habitual su utilización.

Aun así, todos los servicios de radiodiagnóstico mantienen activas la conexión de la RM y estaciones de trabajo con diferente tipo de impresoras para determinadas ocasiones en las que es necesario enviar las imágenes en soporte físico a otro centro. Actualmente, lo más habitual es grabar las imágenes en un CD o DVD.

11

Identificación de los riesgos asociados a la adquisición de imágenes de resonancia magnética

11.1. Riesgos asociados al manejo de equipos de resonancia magnética

Una exploración de RM debe ser realizada por personal técnico cualificado para garantizar la seguridad del paciente y personal sanitario. Existe una serie de riesgos potenciales asociados a la interacción con el campo magnético estático, activación de gradientes de campo magnético y emisión de pulsos de radiofrecuencia, que solo se evitarán respetando las normas generales de seguridad durante la práctica profesional. Para ello, es necesario identificar los diferentes espacios existentes en un servicio donde se ubica un equipo de resonancia magnética y como aparecen señalizados.

11.2. Señalización de seguridad en las salas de resonancia magnética. Delimitación física de espacios

Existen dos tipos de señalización relacionada con los equipos de RM que los profesionales deben conocer.

A) Señalización de seguridad en dispositivos y materiales

La *ASTM (American Society for Testing and Materials)* elaboró un conjunto de términos "RM" con iconos para determinar la seguridad de los dispositivos médicos en el entorno de la RM.

– RM Seguro. Objetos o dispositivos desprovistos de componentes metálicos, no conductores y no reactivos con la radiofrecuencia. Son seguros, independientemente de la intensidad del campo magnético principal, gradientes o secuencias de pulsos.

FIGURA 11.1. Identificador de material y dispositivos seguros en RM.

– RM condicional. Son objetos o dispositivos seguros en determinadas condiciones. Deberán enumerar las condiciones examinadas seguras en su envase.

FIGURA 11.2. Identificador de material seguro en determinadas condiciones.

– RM no seguro. Se califican de esta manera los objetos o dispositivos que son peligrosos bajo la acción de un campo magnético, debido a que están fabricados o contienen materiales ferromagnéticos. Los materiales o dispositivos que tienen componentes ferromagnéticos y carecen de identificación deberán considerarse como “no seguros”.

FIGURA 11.3. Identificador de material incompatible con RM.

B) Señalización en las salas de RM

El Colegio Americano de Radiología ha elaborado una guía práctica que distingue cuatro zonas de seguridad en las instalaciones de RM.

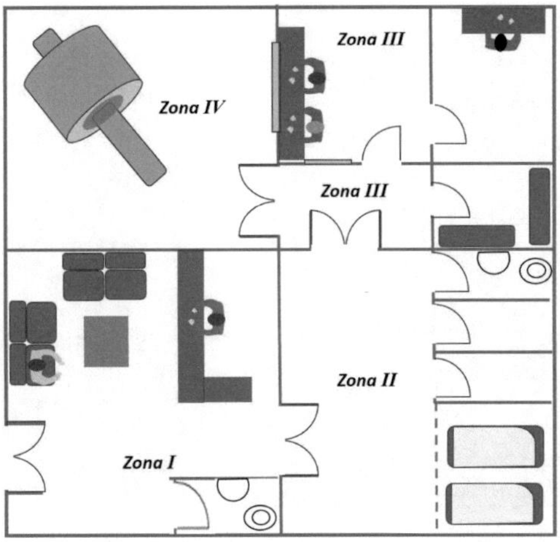

FIGURA 11.4. Clasificación de zonas de seguridad en las instalaciones de RM.

- Zona I. Fuera de la influencia del campo magnético. Área de libre acceso. Corresponde con la zona de recepción y sala de espera de pacientes ambulantes (incluidos aseos).
- Zona II. Estancias de enlace con las zonas de control estricto. En ella se encuentran las cabinas, sala de espera de pacientes ingresados o urgencias (incluidos aseos) y sala de preanestesia o recuperación si las hubiera.
- Zona III. Acceso limitado por barreras físicas (puertas con cierre) bajo control del personal de RM. Existe riesgo de accidente por una posible interacción de pacientes o personal sanitario con el equipo de RM y el campo magnético estático. La línea de 5 gauss es la zona, fuera de la sala de exploración, en la que aún existe influencia del campo magnético estático y requiere de señalización de potencialmente peligrosa. Esta línea se extiende en todas direcciones pudiendo afectar, no solo a las salas contiguas, sino también a los espacios ubicados en el plano vertical.
- Zona IV. Corresponde con la zona de exploración. Zona señalizada como potencialmente peligrosa. Habitualmente hay carteles informativos, luz que indique la existencia de un campo magnético activo y/o líneas que indican acceso prohibido. También se pueden instalar sistemas de detección de metales en la puerta de acceso. Su señalización prohíbe la entrada a personas con objetos y dispositivos metálicos o de activación eléctrica/magnética (marcapasos, neuroestimuladores, etc.).

Próximos a un equipo de resonancia magnética pueden encontrarse las siguientes salas o espacios, las cuales deben contar con su correspondiente señalización en un lugar visible:

- Recepción. Es la zona donde se establece el primer contacto con el paciente y se realiza su registro.

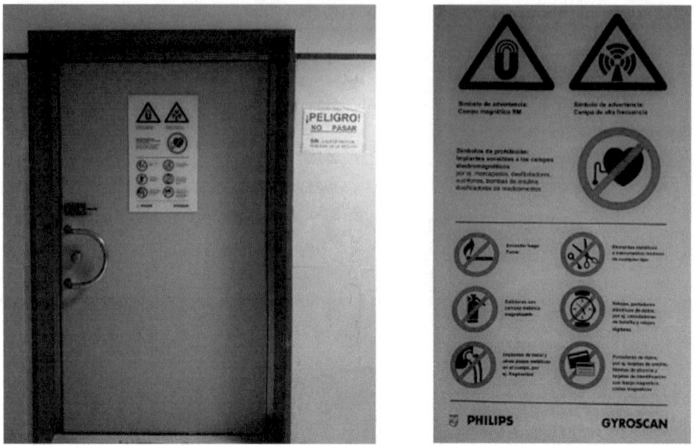

FIGURA 11.5. Señalización en la puerta de acceso a la sala de exploración de RM.

- Sala de espera. Lugar en el que permanecerá el paciente hasta que se tenga que iniciar el procedimiento. Existe la posibilidad de estar acompañados por un familiar. Es aconsejable disponer de dos espacios diferentes para separar los pacientes ambulatorios de los ingresados o de urgencias. Ambas tendrán aseos y asientos. En la sala de espera de pacientes ingresados o urgencias, también habrá material necesario para trasladar a pacientes con movilidad reducida (camilla compatible y tabla deslizante), sistema de aspiración y toma de oxígeno de pared.
- Cabinas. Lugar donde se realizará la entrevista de seguridad y el paciente se cambiará de ropa. Es recomendable que tenga cierre con llave para que el paciente deposite sus pertenencias de forma segura. Antes de entrar en la sala de exploración habrá un lugar habilitado para dejar la llave sin que interfiera en el imán. Deberá haber un aseo cerca y más de una cabina para agilizar el flujo de pacientes.
- Sala de exploración. En ella se encuentra el equipo de RM. Contará con la equipación necesaria para atender a todo tipo de pacientes. Tendrá la posibilidad de fácil desinfección tras el paso de pacientes con diferente tipo de aislamiento por riesgo de contagio.
- Sala del operador. Sala contigua a la anterior. Desde ella el técnico realizará la exploración y vigilará al paciente a través de una ventana y sistema de comunicación audiovisual.
- Sala técnica. Espacio en el que se ubican diferentes máquinas, equipos (compresor, armario de gradientes, etc.) y ordenadores necesarios para el funcionamiento de la RM.

Los equipos de RM superconductivos tienen un pulsador de seguridad que desactiva rápidamente el campo magnético ante una situación de emergencia de riesgo vital (atrapamiento de una persona). Estará correctamente señalizado tanto dentro como fuera de la sala de exploración. La reactivación del campo magnético será realizada por el servicio técnico, es un proceso de alto coste económico y requiere un tiempo considerable.

Todos los espacios en un servicio de RM, además de mantenerse limpios y ordenados, deberán contar con una adecuada iluminación, temperatura y ventilación.

11.3. Daños derivados del campo magnético estático *(Fringe field)*

El campo magnético estático presente en la sala de exploración de RM, es un campo de fuerza producido por el imán o electroimán principal que no varía con el tiempo *(fringe field)*. La intensidad de ese campo magnético puede oscilar desde 0,1 T (RM bajo campo) hasta 3 T (RM alto campo). Los más utilizados actualmente en diagnóstico clínico son los equipos de 1,5 T y 3 T. Las líneas de fuerza que generan son muy superiores al campo magnético terrestre que oscila alrededor de 0,5 gauss (1 tesla = 10 000 gauss).

11.3.1. Efectos biológicos, sobre objetos y personal técnico expuesto

La utilización de equipos cada vez más potentes hace necesario prever sus posibles consecuencias sobre la salud. Actualmente existen diferentes vías de investigación para conocer los mecanismos de interacción del *fringe fiel* con el tejido biológico. Las propiedades físicas del campo, su intensidad y dirección en una zona específica dentro del cuerpo, son los factores que más determinan su efecto.

Cuadro 11.1
Interacción de campos magnéticos con tejido biológico

Mecanismo	Tipo de acción	Efecto físico	Efecto biológico
Inducción magnética	Electrodinámica	Fuerzas de Lorenz	Efectos hemodinámicos.
	Eléctrica	Corrientes de Faraday	Efectos en el sistema nervioso.
			Efectos en el sistema cardiovascular.
			Magnetosfenos.
Fenómenos magnetomecánicos	Orientación magnética	Minimizar energía libre molecular	Giro de orientación de moléculas en células retinianas.
	Traslación magnética	Fuerza sobre materiales para y ferromagnéticos	En ciertas especies que poseen partículas de magnetita.
Interacciones electrónicas	Espín electrónico	Radicales libres	Modificación de la actividad enzimática.

Fuente: NTP 598. *Exposición a campos magnéticos estáticos*. Ministerio de Trabajo y Asuntos Sociales (2001).

La interacción de los campos magnéticos con el tejido biológico aparece recogida en la Nota Técnica de Prevención (NTP) 598, que trata sobre la exposición a campos magnéticos estáticos. Las Notas Técnicas de Prevención no son de obligado cumplimiento salvo que estén recogidas en una disposición normativa vigente, sin embargo, recogen una serie de indicaciones que sirven como guías de buenas prácticas. La NTP 598, confirma que los campos magnéticos estáticos pueden interaccionar con tejido vivo a través de tres mecanismos diferentes.

A) Inducción magnética

- Interacciones electrodinámicas con electrólitos en movimiento.

  Un campo magnético estático o variable en el tiempo puede producir la aparición de fuerzas de Lorentz sobre cargas eléctricas en movimiento. Las cargas eléctricas que componen la sangre (electrólitos), al circular por los vasos sanguíneos pueden sufrir estas fuerzas y producir diferentes efectos hemodinámicos.
- Corrientes eléctricas.

  Los campos magnéticos variables en el tiempo inducen corrientes eléctricas (Faraday) en los tejidos. Producen efectos en el sistema nervioso y cardiovascular. También son responsables de la aparición de magnetofosfenos, visualización de pequeños puntos luminosos (*flashes*).

B) Fenómenos magnetomecánicos

- Orientación magnética.

  Algunas moléculas se orientan respecto al campo magnético externo para minimizar la energía libre dentro del campo. En determinadas ocasiones, las moléculas en células retinianas experimentan un giro en su orientación.
- Traslación magnetomecánica (desplazamiento).

  La fuerza que ejerce el campo magnético sobre materiales para y ferromagnéticos puede provocar su desplazamiento. Si el paciente es portador de algún dispositivo o prótesis con dichas características, también existe riesgo de desplazamiento, al igual que ocurre con los materiales que puedan introducirse en el interior de la sala de exploración.

  La zona de influencia del campo magnético se produce en las tres direcciones del espacio, presenta mayor intensidad en el eje *Z*. A mayor intensidad del imán, mayor será su zona de influencia. Una práctica laboral segura atenderá a dicha zona de influencia para evitar accidentes por el "efecto proyectil", el cual se produce cuando un objeto ferromagnético es atraído de manera brusca e inesperada hacia el centro del imán, suponiendo un grave riesgo para paciente y profesionales.

C) *Interacciones electrónicas*

Se puede ver modificada la actividad enzimática por la aparición de radicales libres que interfieran en algunas reacciones químicas del cuerpo. El personal se ve expuesto principalmente a los efectos del campo magnético estático ya que deben permanecer fuera de la sala de exploración durante la adquisición de imágenes, momento en el que se produce la activación de los gradientes de campo magnético y la emisión de los pulsos de radiofrecuencia.

Cuadro 11.2
Valores límite de referencia para la exposición a un campo magnético estático

Criterio de valoración			Densidad de flujo magnético *B*	
			Exposición continuada	**Valor techo**
IRPA-ICNIRP (1998)	Exposición laboral	Cuerpo completo	200 mT	2 T
		Localización en miembros (por ejemplo piernas)	–	5 T
	Exposición del público		40 mT	2 T (*)
	Portadores de marcapasos		–	0,5 mT
ACGIH (2002)	Exposición laboral	Cuerpo completo	110 mT	2 T
		Localización en miembros (por ejemplo piernas)	1 100 mT	5 T
	Portadores de marcapasos y prótesis metálicas		–	0,5 mT
Recomendaciones del Consejo de Europa (1999/519/CE)	Exposición del público		40 mT	2 T (*)
Real Decreto (1066/2001)	Exposición del público		40 mT	2 T (*)

(*) Bajo condiciones controladas.

Fuente: NTP 598. *Exposición a campos magnéticos estáticos.* Ministerio de trabajo y asuntos sociales (2001).

IRPA-ICNIRP: International Raditation Protection Association - *International Commission on non-ionizing Radiation Protection.*

ACGIH: Association Advancing Occupational and Environmental Health.

El personal técnico y sanitario se verá expuesto principalmente a los efectos del campo magnético estático ya que deberán permanecer fuera de la sala de exploración durante la adquisición de imágenes, momento en el que se produce la activación de los gradientes de campo magnético, y la emisión de los pulsos de radiofrecuencia.

11.3.2. Extinción brusca del campo magnético *(quench)*. Exposición a líquidos criogénicos

Los equipos de RM utilizados en clínica e investigación de alto y ultra alto campo magnético poseen un imán superconductor. El campo magnético se crea por el paso de la corriente eléctrica aprovechando un estado de la materia conocido como "superconductividad". Esta propiedad de algunos materiales, como el niobio, hace que pierdan la resistencia y aumenten su conductividad cuando se enfrían a temperaturas próximas a –269 ºC.

Para mantener las condiciones óptimas de temperatura del electroimán, los equipos tienen un diseño tipo termo con dos receptáculos que envuelven al mismo. Uno de los espacios contiene helio líquido, y el otro contiene un material criógeno (nitrógeno líquido) que rodea a su vez al contenedor de helio, actuando como amortiguador entre las temperaturas de la habitación y del helio líquido. El helio tiende a evaporarse, lo cual condiciona su recarga periódica debido a una pérdida progresiva. Si el nivel de helio es insuficiente, no refrigerará correctamente el material conductor, pudiendo aumentar la temperatura y producir un mal funcionamiento del imán.

También es posible que se produzca un calentamiento repentino del helio líquido, evaporándose y saliendo al exterior, provocando una situación de riesgo conocida como *quench*. Durante la fuga del helio, el imán deja de ser superconductivo descendiendo el campo magnético en cuestión de segundos. Existe una chimenea de evacuación del helio gaseoso fuera de las instalaciones del edificio. Si se produjera una obstrucción de este conducto de evacuación, el helio gaseoso se liberaría en la sala de exploración desplazando al oxígeno ambiente y creando una situación de peligro por asfixia. Ante esta situación, toda persona que se encuentre dentro de la sala de exploración deberá salir inmediatamente.

11.4. Riesgos derivados de la activación de los gradientes del campo magnético

11.4.1. Efectos biológicos

La activación de los gradientes, para localizar espacialmente la señal de RM y su codificación para generar la imagen, produce un campo magnético de menor intensidad adicional al campo magnético estático. La rápida activación y desactivación de los gradientes puede inducir corrientes en el paciente que estimulen el sistema nervioso periférico y producir contracciones musculares (corrientes de Faraday). Existe mayor probabilidad de que se produzcan estos fenómenos cuando se realizan secuencias ultrarrápidas que exigen mayor rendimiento de los gradientes.

También se pueden producir otros efectos, mucho menos frecuentes, pero que deben ser tenidos en cuenta igualmente:

- Las variaciones del campo magnético podrían inducir un campo eléctrico susceptible de provocar una fibrilación ventricular. Esto resulta poco probable, pues los equipos de 1 T inducen un campo eléctrico de 11mA/m^2, y es necesario un campo eléctrico mucho mayor (3 A/m^2) para producir dicha fibrilación ventricular.
- Aparición de magnetosfenos o efectos luminosos en campos de 2 T a 5 T.

Los efectos producidos son reversibles, y desaparecen cuando cesa la secuencia de pulsos de radiofrecuencia.

11.4.2. Exposición al ruido

Un factor importante es el ruido que se produce durante las exploraciones de RM es debido a las vibraciones mecánicas de las bobinas de gradiente. Su intensidad es variable en función del diseño de la bobina, la secuencia de pulsos y la duración de la exploración. En equipos superiores a 0,5 T puede considerarse problemático y desagradable para el paciente.

La intensidad del ruido puede ser superior a 80 dB en el interior del túnel, por lo que será necesario utilizar protectores auditivos (tapones de cera - espuma) o auriculares que lo atenúen. Habitualmente ninguno de los dispositivos consigue eliminar el ruido completamente, sino solo amortiguarlo. En raras ocasiones los pacientes comentan tener sensación de acúfenos después de realizar la exploración.

La sala de exploración debe cumplir con los requisitos necesarios de aislamiento acústico para proteger a los trabajadores de la exposición al ruido, garantizando una exposición promedio diaria debe ser inferior a 80 dB.

11.5. Riesgos asociados a la emisión de pulsos de radiofrecuencia

La obtención de la señal de RM de los tejidos es posible por la combinación del campo magnético estático, campos magnéticos generados por los gradientes y pulsos de radiofrecuencia.

El principal efecto de la radiofrecuencia (RF) sobre los tejidos y objetos es el depósito de calor. Por este motivo, la temperatura del paciente puede aumentar 1 °C. La energía calorífica absorbida por los tejidos depende de varios parámetros, entre los que se pueden destacar el volumen del paciente y su capacidad para disipar el calor, la frecuencia generada y la bobina utilizada. En el caso de objetos metálicos, el incremento de temperatura puede llegar a producir quemaduras de diferente gravedad por calentamiento de los mismos. Se extremarán las precauciones durante la colocación del paciente y las antenas evitando el contacto directo con el intensificador y cableado, a pesar de estar fabricados con materiales que reducen el riesgo de calentamiento.

La cantidad de energía depositada en el organismo cuando se expone a emisiones de RF se cuantifica mediante un parámetro denominado Coeficiente de Absorción Específica, más conocido como *SAR (Specific Absortion Rate).* Se expresa como vatio partido por kilogramo de peso (W/kg) y debe ser especialmente tenido en cuenta en pacientes embarazadas y niños. Los equipos de RM limitan de manera automática el SAR de cada paciente de manera automática basándose en su peso. Además, disponen de un sistema de alerta que se activa al sobrepasar este límite, obligando a modificar algún parámetro de la secuencia que disminuya su valor.

Durante la adquisición de imágenes no debe permanecer ningún profesional dentro de la sala de exploración (salvo casos excepcionales). Por lo tanto, solamente el paciente se encontrará bajo su influencia.

11.6. Cuestionario de seguridad y aplicación en la práctica diaria

Con el objetivo de minimizar los riesgos que conlleva la adquisición de imágenes de resonancia magnética, es necesario realizar el cuestionario de seguridad a todos los pacientes antes de acceder a la sala de exploración. Para ampliar la información al respecto, sugerimos repasar el capítulo 7 *(Preparación de la exploración)* de este libro.

11.7. Contraindicaciones de las exploraciones por resonancia magnética: absolutas y relativas

Además de realizar el cuestionario de seguridad a los pacientes, es de vital importancia conocer las contraindicaciones absolutas y relativas respecto a la realización de una exploración de resonancia magnética, y se apliquen correctamente. Es aconsejable repasar las contraindicaciones absolutas y relativas que aparecen en el capítulo 7 *(Preparación de la exploración)* de este libro.

11.8. Complicaciones médicas

Se puede definir una complicación médica en RM, como cualquier problema que puede aparecer durante la realización del procedimiento. Aparece de forma inesperada y puede tener una relación causal más o menos directa con las características y patología del paciente, algún tratamiento que tenga pautado, o la realización de la prueba.

Pueden ser leves o de diferente gravedad, incluso fatales.

Es necesario saber identificar las más comunes para actuar de manera eficaz en el menor tiempo posible.

Cualquiera de estas situaciones debe ser comunicada con diligencia al radiólogo responsable para que tome las medidas oportunas y decida cuándo el paciente podrá abandonar el servicio de RM.

11.8.1. Hiperventilación y ansiedad

Debido al diseño que presentan los equipos de RM, es posible que el paciente experimente un episodio de ansiedad al enfrentarse a una exploración de RM. Una de las reacciones más habituales es la hiperventilación, la cual se produce al respirar por encima de las necesidades del cuerpo de forma muy rápida, superficial o haciendo grandes inspiraciones.

Esta situación hace que se rompa el equilibrio entre el O_2 y el CO_2 del organismo. Consecuencias:

- El cerebro detecta la disminución de CO_2 en sangre e intenta reducir el impulso de respirar para compensarlo. La persona que se encuentra en esta situación siente sensación de ahogo e intenta aumentar su respiración, lo que agrava aún más esta situación.
- Varía el pH de la sangre volviéndose más alcalina, pudiendo producir sensación de hormiguero, mareos, frío o calor, tensión muscular, piernas débiles, palpitaciones, dificultad de visión, etc.
- Para revertir este desequilibrio, hay que intentar que el paciente respire más lentamente de forma regular y menos superficial. Hablaremos con él para tranquilizarlo y le daremos indicaciones que le ayuden a reducir su ritmo respiratorio.

11.8.2. Reacción vagal

Conocida más comúnmente como desmayo. Se produce por una reducción de la frecuencia cardiaca y una dilatación de los vasos sanguíneos en el organismo. Todo esto se traduce en una disminución del aporte sanguíneo al cerebro, lo que provoca una breve pérdida de conocimiento.

Puede aparecer por un cambio rápido en la posición del cuerpo (ej: levantarse muy rápido), hambre, estar sentado o de pie mucho tiempo, estrés emocional, etc.

Se puede tratar colocando al paciente en decúbito supino y levantarle las piernas para favorecer el retorno venoso.

11.8.3. Crisis convulsivas

Se produce una alteración súbita en el funcionamiento del cerebro que provoca desvanecimiento, convulsiones y alteración del nivel de conciencia.

Durante la crisis se debe colocar al paciente en decúbito lateral de forma segura sobre el suelo, proporcionando un entorno seguro para que no se dañe con los objetos cercanos. Si es posible, hay que colocar un objeto entre los dientes para que no se muerda la lengua, la ropa no debe comprimir tórax ni abdomen para facilitar la respiración. Cuando finalice el episodio, hay que tranquilizar al paciente y ayudarle a recupera la movilidad voluntaria.

11.8.4. Síndrome coronario agudo (SCA)

Cuando se detiene o reduce considerablemente el flujo de sangre al corazón a través de las arterias coronarias, el miocardio puede dañarse, dando lugar a un ataque al corazón o angina inestable de pecho.

La sintomatología más común es dolor en el pecho, que puede irradiarse hacia el brazo izquierdo y ángulo izquierdo mandibular, además de dificultad respiratoria. Los pacientes lo describen como dolor opresivo, acompañado de sensación de náuseas y sudoración.

El manejo del paciente ante un SCA se realizará siempre fuera del túnel del imán. Se intentará trasladarlo fuera de la sala de exploración para una intervención segura y sin riesgo por parte de los servicios médicos de urgencias.

El procedimiento a seguir variará en función del nivel de conciencia del paciente. Si está consciente, intentar que se tranquilice y respire de forma regular mientras se solicita ayuda médica urgente. En caso de estar inconsciente, se evaluará el ritmo cardiaco y la respiración. Si una de ellas o ambas se ven comprometidas, es necesario solicitar ayuda médica urgente y se proporcionará la asistencia básica necesaria hasta que llegue.

Cerca de la sala de exploración, tiene que haber un carro de parada con el material necesario para atender una parada cardiorrespiratoria (desfibrilador, medicación, ambú, etc.) así como tomas de oxígeno y aspiración.

11.8.5. Reacciones alérgicas

En algunas exploraciones de RM es necesario administrar contraste oral, rectal, vaginal o intravenoso para hacer un diagnóstico más completo. La utilización de agentes de contraste puede suponer un riesgo para la salud del paciente si se produce una reacción alérgica, siendo la administración de contraste intravenoso la más susceptible de producir un episodio de este tipo.

El paciente debe ser informado de los riesgos que supone la administración de contraste y dar su consentimiento por escrito para ello.

La inyección de contraste se administrará en bolo o con inyector mecánico dependiendo del protocolo de exploración.

El tipo de contraste intravenoso utilizado en RM está basado en gadolinio (Gd). Este, de forma libre en el organismo, es muy tóxico debido a su tendencia a precipitar y a depositarse en hígado, ganglios linfáticos y médula ósea. Sin embargo, unido a una molécula orgánica (quelato), tiene una tolerancia aceptable tanto a baja como alta dosis. La incidencia de efectos adversos resulta muy inferior a la descrita para los efectos secundarios de los contrastes yodados.

Las reacciones alérgicas pueden ser:

a) *Agudas:* se observan en los primeros 10 segundos una vez administrado el contraste. Atendiendo a su gravedad se pueden clasificar en:

- Leves. Son las más frecuentes. Pueden presentar cefaleas, náuseas, vómitos, erupción cutánea y picor.

  Tratamiento: observar al paciente y asegurar la permeabilidad de la vía aérea y venosa. Si los síntomas se prolongan, valorar la administración de un fármaco antiemético (vómitos) o antihistamínico (urticaria) por un facultativo.
- Moderadas. Incluyen vómitos persistentes, urticaria marcada, hipotensión, broncoespasmo, edema laríngeo o crisis vasovagal.

  Tratamiento: es necesaria la administración de medicación por un facultativo; generalmente se produce una respuesta rápida favorable al tratamiento. En el caso del broncoespasmo o edema laríngeo, se tratará con oxígeno en mascarilla y adrenalina vía intramuscular por un facultativo. Ante un episodio aislado de hipotensión, se elevarán las piernas y se administrará oxígeno en mascarilla, suero intravenoso a flujo rápido (solución salina normal o Ringer lactato).
- Graves. *Shock* hipotensivo, parada cardiorespiratoria y convulsiones. Es necesaria una actuación rápida y efectiva.

  Tratamiento: cuando se produce hipotensión y bradicardia secundaria a una reacción vagal, se tratará como en el apartado anterior, pero añadiendo atropina vía intramuscular para tratar la bradicardia. Ante una reacción anafiláctica generalizada hay que llamar al equipo de emergencias. Se mantendrá la vía aérea permeable y se administrará oxígeno. Si hay hipotensión, se debe elevar las piernas. Se administrarán fluidos por vía intravenosa junto con adrenalina intramuscular, entre otros fármacos que el personal facultativo considere necesario.

b) *Tardías:* pueden ocurrir entre una hora y una semana tras la inyección de contraste.

Se pueden producir diversos síntomas: náuseas, vómitos, dolor de cabeza, fiebre, etc. En ocasiones, puede no tenerse la certeza de su relación con el contraste administrado.

La fibrosis sistémica nefrogénica por administración de contrastes con Gd suele aparecer a la semana de la inyección de contraste, o incluso después.

Pueden aparecer lesiones cutáneas leves o moderadas tardías.

11.8.6. Protocolos de actuación ante emergencias médicas en RM

Es recomendable la creación de protocolos de actuación ante las posibles situaciones de emergencia que pueden producirse en RM, esto contribuye a prestar una asistencia más rápida y eficaz. Para ampliar, información sugerimos retomar la lectura del epígrafe 8.6 de este libro.

Cuadro 11.3
Posibles situaciones de emergencia médica

Patología	Situación de emergencia
Problemas neurológicos	Síncope, crisis epilépticas, síndrome confusional agudo, vértigo, etc.
Problemas cardiovasculares	Fallo cardiaco, arritmias cardiacas, dolor torácico agudo y edema agudo de pulmón.
Enfermedad cardiaca o respiratoria. Trastornos de ansiedad y crisis de angustia	Disnea
Reacciones alérgicas al contraste	Situaciones de inestabilidad cardiovascular
Complicaciones en sedación o anestesia	Depresión cardiovascular y cardiorespiratoria

El carro de parada cuenta con material y medicación necesaria para atender una urgencia médica. Estará ubicado lo más cerca posible de la sala de exploración y en correcto estado para su uso.

Cuadro 11.4
Ejemplo de protocolo de actuación ante emergencia médica en RM

1.º Si el paciente no respira, no tiene pulso o ambas, Aviso de emergencia:	
Personal de RM	Personal UCI y/o emergencias
2.º Proporcionar atención básica.	
Asegurar vía aérea permeable y posición lateral de seguridad. Realización de RCP básica si fuera necesario.	
3.º Control del personal externo y material a introducir en la sala.	
Evitar situación de riesgo por efecto proyectil al introducir objetos ferromagnéticos incompatibles con el campo magnético.	
4.º Intentar dirigir la atención del paciente fuera de la sala.	
Informar al facultativo de la dificultad de actuar dentro de la sala de exploración al no poder utilizarse determinado material y dispositivos incompatibles, para que valore la posibilidad de traslado fuera de la sala de exploración.	

11.9. Normas y criterios de seguridad en el manejo de equipos de resonancia magnética

Aunque no se conocen efectos adversos relacionados con el campo magnético y los pulsos de radiofrecuencia utilizados en RM, esta técnica puede suponer diferentes riesgos para el paciente y profesionales. Existen una serie de criterios y normas de seguridad a tener en cuenta para su manejo.

- Todas las zonas tendrán la señalización adecuada de seguridad.
- El personal de RM contará con la formación adecuada. .
- Realizar una correcta entrevista de seguridad al paciente antes de acceder a la sala de exploración, comprobando que no exista ninguna contraindicación para realizar la exploración. El paciente entregará, cumplimentado y firmado, el consentimiento informado que previamente le habrá dado el médico peticionario.
- Si el paciente fuera portador de algún dispositivo u objeto metálico, se comprobará su compatibilidad, en caso de duda, no se realizará el procedimiento. Si la zona afectada fueran las órbitas (trabajadores del metal), es necesario hacer una radiografía de órbitas para asegurar la ausencia de material ferromagnético alojado en ellas.
- Colocar al paciente en la mesa de exploración evitando el contacto con el cableado de las antenas u otros dispositivos eléctricos necesarios para la realización del estudio, los cuales podrían calentarse y provocar quemaduras. Evitar que el cableado de antenas, electrodos, etc., se crucen entre sí o estén enrollados.
- Se proporcionará al paciente aislamiento acústico, además de un timbre de emergencia con el que podrá avisar al personal técnico en caso de no encontrarse bien o necesidad de hacer alguna consulta.
- Controlar el material que se introduce en la sala de exploración. El riesgo "efecto proyectil" causado por la introducción de material ferromagnético es la principal causa de accidentes en los equipos de RM.
- Durante la exploración, solamente deberá permanecer el paciente en el interior de la sala de exploración salvo excepciones (familiar o personal de anestesia si fuera necesario). De esta manera, únicamente el paciente estará expuesto a los posibles riesgos de los campos magnéticos de gradientes y pulsos de RF.
- Existen algunos riesgos asociados a la administración de contraste (reacción alérgica, reacción adversa o extravasación) que hacen necesario tener preparada la medicación, oxigenoterapia y carro de parada para resolver cualquier incidencia de este tipo.
- Si el paciente presenta cierta inestabilidad o se realiza la exploración bajo anestesia, es necesaria la presencia del anestesiólogo o intensivista para asegurar la estabilidad del paciente. Para ello, dispondrá de medicación, sistema de monitoreo, bombas de mediación, etc., compatibles con RM. Es imprescindible disponer de una camilla compatible para realizar el traslado del paciente.
- La mayoría de equipos de alto campo son electroimanes que requieren de líquidos criógenos para su refrigeración. Por tanto, existe riesgo de que se produzca un *quench,* con el consiguiente riesgo de asfixia y congelación si se permanece en la sala de exploración. Se deberá evacuar la sala de exploración con rapidez.

12

Caracterización de pruebas de resonancia magnética funcional e intervencionista

12.1. Indicaciones médicas de estudios mediante resonancia magnética

La RM tiene ventajas destacadas como técnica diagnóstica. Una de ellas es no utilizar radiaciones ionizantes ni presentar efectos perjudiciales significativos para la salud. Aporta gran resolución de contraste para tejidos blandos y tiene posibilidad de adquisición multiplanar.

Por estos motivos, desde el principio, fue una técnica muy demandada para la realización de estudios del sistema nervioso y musculoesquelético. Sin embargo, la mejora constante de su tecnología la ha convertido en un recurso muy solicitado desde diferentes especialidades médicas para realizar también estudios abdominales y torácicos. No obstante, la TC sigue siendo habitualmente la primera opción para dichos estudios.

Su capacidad para realizar medidas directas de flujo, y obtener imágenes angiográficas sin la utilización de medios de contraste, la sitúan como el principal método de elección para la visualización del sistema vascular de forma no invasiva.

12.1.1. Estudios cardiacos

Las guías elaboradas por la Sociedad Europea de Cardiología en 2004 y las recomendaciones del Colegio Americano de Cardiología-Asociación Americana del Corazón en 2006 consideran indicada la realización de RM cardiaca en los siguientes casos:

Estudio de miocardiopatías: sospecha de miocardiopatía hipertrófica apical, miocardiopatía dilatada, displasia arritmogénica del ventrículo derecho y hemocromatosis.

- Evaluación de la función ventricular. Permite una evaluación de la contractilidad segmentaria gracias a su resolución espacial.
- Estudio de viabilidad miocárdica mediante la valoración del realce tardío.
- Estudio de miocarditis, permitiendo diagnóstico diferencial con la cardiopatía isquémica en función del patrón de realce tardío.
- Valoración de masas cardiacas o tumores a través de la caracterización tisular utilizando distintas secuencias.
- Estudio de cardiopatías congénitas, más concretamente extracardiacas, realizando cuantificación de circulación pulmonar y sistémica (QP/QS).
- Evaluación de venas pulmonares.

Para obtener un estudio de calidad, establecen como necesario tener presentes las siguientes consideraciones generales:

- Es recomendable que el paciente pueda realizar apneas aproximadamente de 15 segundos. Si no fuera posible, existe la opción de realizar las secuencias con sincronismo respiratorio, aunque de esta manera se alargaría el tiempo de exploración. También es necesario sincronismo cardiaco durante todo el estudio.
- El paciente debe tolerar el decúbito supino ya que es una exploración larga.
- Se desaconseja la administración de gadolinio en pacientes con insuficiencia renal.
- Tener presente las contraindicaciones propias de dispositivos incompatibles para la realización de una RM.

12.1.2. Angiorresonancia

La angiorresonancia (ARM) obtiene imágenes de gran calidad de los vasos sanguíneos sin necesidad de administrar contraste. Sin embargo, en determinadas patologías es necesaria su utilización para realizar una evaluación más detallada de los mismos, especialmente para distinguir vascularización arterial y venosa. Al ser menos agresiva que la angiografía habitual por cateterismo, y no utilizar radiaciones ionizantes, hace que sea una exploración cada vez más solicitada.

La ecografía Doppler es una exploración rápida y poco invasiva pero se encuentra limitada por la calidad de la imagen y la accesibilidad del vaso a evaluar.

Está indicada para el estudio de:

- Arterias carótidas y vasos intracraneales.
- Arteria aorta torácica y abdominal.
- Arterias y venas pulmonares.
- Sistema venoso y arterial de los miembros superiores e inferiores.

Cuando es necesario administrar contraste i.v., se recomienda hacerlo con inyector mecánico sincronizando la inyección de contraste con la adquisición de imágenes.

12.1.3. Estudios corporales

Consisten en obtener imágenes de todo el cuerpo en un mismo estudio.

Su principal aplicación es la evaluación del sistema musculoesquelético, como por ejemplo en el estudio de las miopatías, enfermedad muscular que implica inflamación muscular crónica y debilidad muscular. Su realización requiere del movimiento de la mesa durante la adquisición de imágenes para poder registrar desde la cabeza hasta los pies del paciente.

12.1.4. Estudios neurológicos

La resolución espacial y caracterización tisular de la RM hacen que sea el estudio con mayor demanda para la detección de patología del SNC.

Los estudios se pueden clasificar en:

a) Generales: cerebrales.
b) Específicos: hipófisis (alteraciones del sistema endocrino, tumor, etc.), lóbulo temporal (epilepsia), ángulos pontocerebelosos o conducto auditivo interno (sordera neurosensorial, tumores, etc.), entre otros.
c) Avanzados: difusión, perfusión, RM funcional y espectroscopía por RM.

Está indicada ante la sospecha o estudio de tumores primarios y metástasis. El protocolo de exploración puede incluir secuencias avanzadas de difusión y perfusión cerebral para valorar la zona afectada y caracterizar mejor la lesión. También pueden realizarse secuencias funcionales que, junto al resto de secuencias anatómicas, permitan elaborar mapas de navegación que ayuden a planificar la cirugía o tratamiento.

También está indicada para el estudio de los trastornos de la memoria y demencias.

Las limitaciones que presenta actualmente la RM frente a la TC son:

- Escasa sensibilidad a la detección de calcio.
- Poca definición de estructuras óseas.

La TC sigue siendo la principal indicación de prueba diagnóstica de imagen urgente ante la sospecha de accidente cerebrovascular (ACV), cefalea aguda o muy intensa, traumatismo craneoencefálico (TCE), o cuando la situación del paciente así lo requiere. La falta de disponibilidad de la RM (hospitales grandes, horario de funcionamiento, personal cualificado, etc.), y el tiempo de exploración, son las principales desventajas de la RM frente a la TC.

12.2. Características de los equipos de resonancia magnética y limitaciones para el desarrollo de las técnicas

Un equipo de RM está formado por un imán que genera un campo magnético estático muy potente (B_0), cuya finalidad es alinear los momentos magnéticos de los protones de hidrógeno de los tejidos cuando se introduce al paciente en el interior del mismo. También son necesarios otros imanes menos potentes, que generan gradientes de campo magnético adicionales en las tres direcciones del espacio. Estos provocarán variaciones locales del campo magnético principal, permitiendo localizar las zonas de exploración. Además, se debe disponer de un sistema de bobinas que emitan pulsos de RF para excitar los núcleos seleccionados, y que recojan la señal que producen los tejidos al relajarse.

Todos los equipos de RM básicamente cuentan con los mismos componentes: imán principal, sistema de gradientes y bobinas de radiofrecuencias. Sin embargo, existen especificaciones técnicas que permiten clasificarlos atendiendo a diferentes criterios: la intensidad del campo magnético, su orientación y funcionamiento del imán.

A pesar de las importantes ventajas de la RM, se debe tener en cuenta las limitaciones que presenta. Las actuales líneas de investigación y desarrollo van dirigidas a obtener imágenes de mayor resolución espacial y contraste en el menor tiempo posible. Inevitablemente, esto implica un aumento de la intensidad del campo magnético principal.

Utilizar equipos por encima de los 3-4 T conlleva mayor dificultad para conseguir:

- Homogeneidad del campo magnético principal.
- Correcto apantallamiento activo.
- Sistemas de refrigeración eficaces con un consumo aceptable de helio.
- Equipos que no excedan demasiado el peso de los equipos actuales.
- Reducir los artefactos de susceptibilidad magnética.

La utilización de RM de mayor campo necesita bobinas que emitan pulsos de RF más potentes. Con lo cual, además de tener mayores efectos de estimulación, se incrementa la probabilidad de calentamiento de los tejidos y antenas. Es necesario un control exhaustivo de la tasa de absorción específica o *Specific Absorption Rate (SAR)* en diferentes zonas del cuerpo. *La Food and Drug Administration (FDA)* establece las siguientes especificaciones de seguridad:

- El SAR debe ser menor de 4 W/kg como promedio en todo el cuerpo. Y menor de 8 W/kg promedio en cualquier zona específica.
- La energía que los pulsos de RF depositan en el cuerpo del paciente no debe superar los 38 ºC en la cabeza, 39 ºC en el tronco, ni 40 ºC en las extremidades. Tampoco podrá suponer un aumento de la temperatura corporal del paciente mayor a 1 ºC.

El aumento de la intensidad del campo magnético principal hace necesaria una revisión detallada de la compatibilidad de los dispositivos que puede portar el paciente, así como extremar las precauciones con los materiales y equipos que pueden acceder a la sala de exploración. Aumenta considerablemente el riesgo de accidentes por efecto proyectil.

12.2.1. Alto y bajo campo

La parte más importante de un equipo de RM es el imán principal. Será el responsable de la intensidad del campo magnético generado en la sala de exploración. Tiene que ser lo suficientemente potente para interactuar con los protones del paciente y obtener la señal de RM que formará las imágenes.

La intensidad del campo magnético se mide en tesla o gauss:

1 TESLA (T) = 10 000 (10^4) gauss
100 GAUSS (G) = 0,01 tesla

Los equipos de RM se pueden clasificar en función de la intensidad del campo magnético en:

Cuadro 12.1
Intensidades del campo magnético

Intensidad de campo	Bajo	Medio	Alto	Ultra alto
Tesla (T)	0,1 T – 0,4 T	0,4 T – 1 T	1 T – 2 T	Superior a 2 T

La mayoría de los imanes utilizados en RM clínica tienen una intensidad variable entre 0,2 y 3 T aunque pueden llegar hasta los 9 T. Sin embargo, los equipos de espectroscopia por RM incluso alcanzan los 20 T.

Como se explicó en temas anteriores (véase capítulo 4), también es posible hacer una clasificación según el funcionamiento del imán:

a) Imanes permanentes.

Están compuestos por materiales ferromagnéticos que mantienen siempre activo el campo magnético.

b) Electroimanes.

El campo magnético se produce por el flujo de corriente eléctrica a través de un material conductor en forma de solenoide, creándose en su interior un fuerte campo magnético. Al colocar un material ferromagnético dentro de la bobina, la intensidad del campo magnético aumenta miles de veces. El campo magnético desaparece cuando cesa el paso de la corriente eléctrica.

Según el tipo de material conductor utilizado, los imanes pueden ser:

- Resistivos: utilizan materiales que son muy buenos conductores (ejemplo: cobre). Generan campos magnéticos de media intensidad.
- Superconductores: el campo magnético se crea aprovechando la propiedad de la superconductividad de algunos metales como las aleaciones de titanio y niobio. Esta propiedad hace que algunos materiales, al enfriarse a temperaturas cercanas a –273 ºC , pierdan la resistencia y aumentan la conductividad.

Se emplean solenoides coaxiales (bobinas) dispuestos según el método Helmholtz, sumergidos en helio líquido para su refrigeración. El nivel de helio debe mantenerse constante para garantizar un correcto funcionamiento del equipo, sin embargo, su tendencia a evaporarse requiere de cargas periódicas para mantener un nivel óptimo.

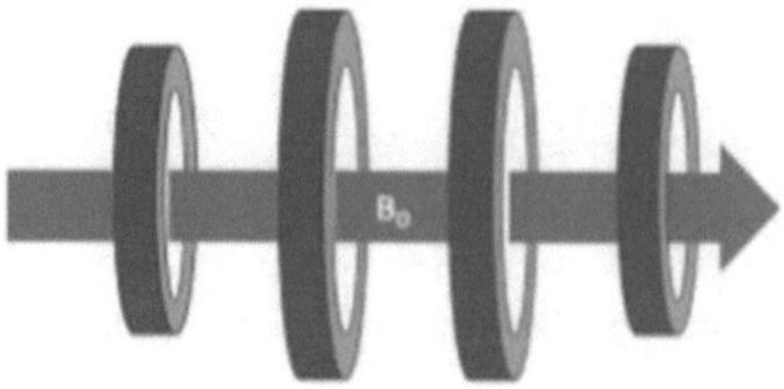

Figura 12.1. Disposición de solenoides coaxiales (bobinas).

El contenedor de helio está rodeado por un receptáculo lleno de material criógeno (nitrógeno líquido) para ayudar a mantener la temperatura del helio. Actúa de amortiguador entre la temperatura de la sala de exploración y el helio líquido minimizando las pérdidas de helio por evaporización.

Son los más utilizados al generar campos magnéticos altos y ultra altos.

Cuadro 12.2
Comparativa de los principales tipos de imanes

	I. permanentes	I. resistivos	I. superconductores
ventajas	– Económicos. – No necesitan energía eléctrica ni refrigeración para el mantenimiento del imán. – Buena tolerancia del paciente en los diseños "abiertos".	– Baratos e instalación relativamente sencilla. – Campo magnético más homogéneo que los imanes permanentes. – Pueden desconectarse. – Buena tolerancia del paciente en los diseños "abiertos".	– Homogeneidad y estabilidad del campo magnético. – Buena relación S/R. – Posibilidad de realizar estudios avanzados de RM (espectroscopía, RMf, etc.).
inconvenientes	– Campo limitado hasta 0,3 T. – No competitivos con imanes de alto campo. – Homogeneidad de B_0 dependiente de la temperatura ambiente. – Baja relación S/R. – Sin posibilidad de desconexión ante accidente o riesgo del paciente. – Muy pesados.	– Poco competitivos frente a los imanes superconductores. – Elevado coste de mantenimiento debido a un mayor consumo de energía. – Requiere un sistema de refrigeración para disipar el calor generado por el imán. – Relación S/R supeditada a la intensidad del campo magnético.	– Mayor coste económico de adquisición y mantenimiento. – Habitualmente presentan diseños "cerrados" que aumentan la posibilidad de sufrir claustrofobia por parte del paciente. – Producen más ruido durante la adquisición de imágenes.

12.2.2. Configuración abierta y cerrada

El diseño de los equipos de RM determinan el tipo y forma del imán principal que alojará dando lugar a una configuración abierta o cerrada.

Para realizar la exploración, el paciente debe tumbarse en una camilla que se desliza hasta el centro del equipo. Aunque el túnel permanece abierto en los extremos, este tipo de diseño se conoce como equipos de RM "cerrados". Uno de los inconvenientes de este diseño es la sensación de claustrofobia que pueden experimentar algunos pacientes. Con el objetivo de eliminarla, se diseñaron equipos de RM "abiertos" con forma de "C", los cuales dejan libre un lateral del *gantry*. Un cambio en el diseño implica un cambio en la disposición del imán principal y campo magnético que genera. En los equipos cerrados el campo magnético es horizontal y paralelo al túnel, mientras que en los abiertos es vertical y perpendicular.

Los equipos abiertos tienen como desventaja la dificultad de mantener un campo magnético homogéneo, lo cual limita el tipo de exploraciones a realizarse ya que la intensidad máxima de estos diseños es de 1 T aunque existen diferentes líneas de desarrollo para incrementarlo.

12.2.3. Gradientes

Los gradientes o bobinas de gradiente producen un campo magnético adicional al campo magnético principal. A pesar de ser mil veces más pequeño que el B_0, produce un incremento de la intensidad de dicho campo en una dirección espacial determinada definiendo un plano y grosor de corte.

Los núcleos que se encuentran bajo la influencia de este nuevo campo de gradiente precesan a una frecuencia diferente. Su variación en una dirección del espacio requiere de dos bobinas de gradiente por plano. Por lo tanto, son necesarias seis bobinas para graduar las tres direcciones del espacio (véase el capítulo 4).

Los gradientes se activan y desactivan muy rápidamente con pulsos de radiofrecuencia cuya duración es del orden de milisegundos. Esta rápida conmutación de los gradientes producen vibración en las bobinas de gradientes y su soporte, causando el ruido característico de la RM.

12.2.4. Secuencias

El médico radiólogo indicará el protocolo de estudio a realizar en función de la información clínica. Cada protocolo está formado por varias secuencias con diferentes contrastes (T1, T2, DP, flujo, etc.) en determinados planos (axial, coronal y sagital). Cada secuencia presenta diferente sensibilidad ante la detección y caracterización de lesiones y se complementan entre ellas.

Una secuencia de adquisición es la combinación de pulsos de RF y gradientes aplicados de una manera ordenada para obtener la imagen. Está determinada por múltiples parámetros, entre los cuales se pueden considerar como básicos: los grados de inclinación del vector de magnetización, el tiempo de repetición (TR) de cada pulso y el tiempo de eco (TE) de la señal.

Prácticamente, todas las secuencias se basan en dos básicas: Spin Eco *(SE)* y Eco de Gradiente *(EG)*. Actualmente existe gran proliferación de secuencias de adquisición *(FLASH, HASTE, DRIVE, SSTSE,* EPI, etc.); aunque aportan determinadas ventajas sobre el resto, en parte se deben al afán innovador de los fabricantes por marcar la diferencia con los equipos de la competencia.

Cuadro 12.3
Características básicas de la secuencia *SE*

	Secuencia Spin Eco	
Potenciación	**TR (ms)**	**TE (ms)**
T1	Corto: 300 - 800	Corto: < 40
T2	Largo: > 1 500 - 3 000	Largo: > 60
DP	Largo: > 1 500 - 3 000	Corto: < 40

12.3. Ventajas de la RM frente a técnicas que emplean radiaciones ionizantes

La RM se considera una técnica no invasiva e inocua si se respetan las normas básicas de seguridad, y hasta el momento no se han encontrado efectos adversos. La tecnología de la resonancia magnética mantiene un constante avance en la mejora, no solo de la calidad de la imagen, sino también en la seguridad y comodidad del paciente.

No utiliza radiaciones ionizantes ni radiofármacos. Para obtener las imágenes se necesita un potente campo magnético y un sistema de emisión/recepción de pulsos de RF.

Tiene una excelente resolución de bajo contraste que permite evaluar estructuras de partes blandas. En el TAC, el contraste de los tejidos depende básicamente de su densidad, con alguna contribución del flujo. Es decir, los elementos con número atómico más alto (calcio) son más densos y aparecen en la imagen como "blancos". Los más bajos aparecen con diferente gama de grises o negro. Sin embargo, en la RM influyen muchos factores: densidad protónica, T1, T2, flujo, TR, TE, TI, ángulo de inclinación, etc., que hacen posible la definición de diferentes tejidos.

Presenta muy buena resolución espacial, la cual hace posible la visualización y evaluación de estructuras muy pequeñas que no serían visibles con otras técnicas.

Se pueden obtener imágenes multiplanares directas.

Aporta información del metabolismo y composición de los tejidos, constituyendo la base para la realización de resonancia magnética funcional y espectroscopía en estudios neurológicos.

Tiene la posibilidad de visualizar el flujo vascular realizando angiografía sin y con contraste intravenoso.

12.4. Flujo en RM. Angiografía por resonancia magnética

La angio-RM es una técnica no invasiva en la cual se obtienen imágenes de calidad del sistema cardiovascular, sin y con administración de contraste i.v., que permite reconstrucciones MIP multiplanares.

La sangre en el sistema cardiovascular y otros fluidos en movimiento pueden visualizarse en secuencias morfológicas "no vasculares" gracias a la señal intrínseca de los protones en movimiento no saturados. Esta señal varía en función de varios factores: velocidad, patrón del flujo laminar o turbulencia, dirección del flujo respecto al plano adquirido, y secuencia utilizada.

La técnica angio-RM se considera de gran utilidad clínica para la detección y diagnóstico de cualquier enfermedad vascular o cardiaca. Las exploraciones habituales son de corazón, grandes vasos y arterias distales. Se pueden realizar administrando contraste intravenoso, o también sin él, esto es posible por la influencia que tiene el flujo en la señal de RM para formar la imagen.

De manera general, las angio-RM sin contraste se clasifican en:

a) Técnicas de sangre negra. Las secuencias *SE* generalmente representan el flujo como vacío de señal cuando es rápido (arterial) y perpendicular al plano de corte. Sin embargo, el flujo venoso lento, cuando es paralelo al plano de corte, produce una señal heterogénea.

b) Técnicas de sangre blanca. Las secuencias *EG* o *FE* producen alta señal de flujo, y en ellas se basan las secuencias TOF *(Time Of Flight* o tiempo de paso) y PC *(Phase Contrast* o contraste de fase).

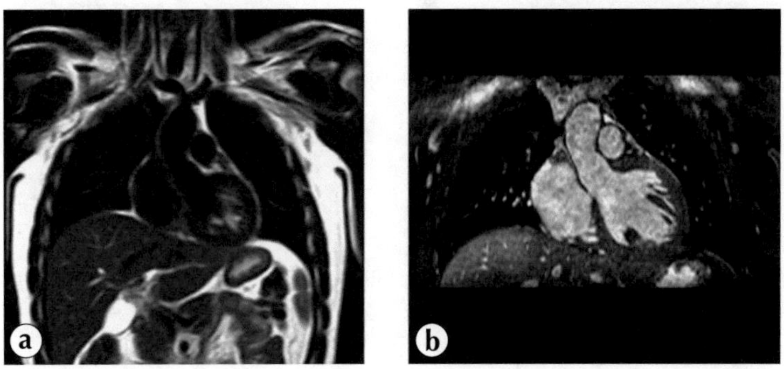

Figura 12.2. Secuencia SShot TSE T1 coronal sangre negra (a) y *FFE* 3D coronal sangre blanca (b).

Actualmente, las secuencias angio-RM 3D con contraste han sustituido a las clásicas de angio-RM sin contraste, salvo en algunas excepciones, como por ejemplo las secuencias 3D TOF del polígono de Willis.

12.4.1. Angio-RM sin contraste intravenoso

A) Secuencias TOF (Time Of Flight)

Saturan el tejido estacionario en el plano de corte seleccionado. El flujo sanguíneo que procede de otros planos donde no ha sido saturado contribuye a la señal en la imagen. La potenciación T1 hace que la sangre o fluidos proteicos tengan señal similar al flujo.

Hay dos tipos de secuencias *TOF*:

a) Secuencias *2D TOF.*

Adquisición de imágenes secuenciales (corte a corte) y reconstrucciones MIP en las que aparece un considerable efecto "escalera".

– Ventajas: permite obtener imágenes de flujo arterial o venoso dependiendo de la dirección de corte en la que se aplique los pulsos de saturación.

Inconvenientes: sobreestimación de estenosis, poca sensibilidad al flujo lento de vasos distales, artefactos por turbulencias de flujo y disminución de la señal si el plano de adquisición no es perpendicular al flujo.

En la actualidad se utiliza para imágenes de flujo venoso cerebral, abdomen, miembros inferiores, y arterias carótidas.

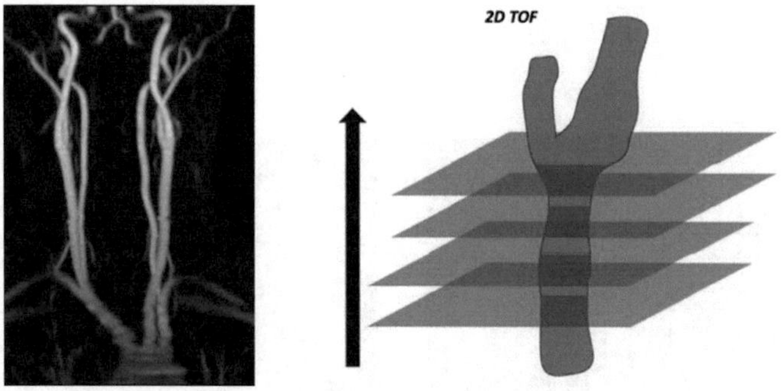

FIGURA 12.3. Secuencia *2D TOF* de arterias carótidas con efecto escalera en la imagen. *2D TOF* es más adecuada para segmentos de imagen alargados (aorta, carótidas, extremidades, etc.).

b) Secuencias *3D TOF*

Adquisición de un volumen utilizando un gradiente adicional en la dirección de corte con reconstrucciones MIP.

– Ventajas respecto al *2D TOF:* obtiene cortes más finos con vóxeles isotrópicos que permiten reconstrucciones MIP en diferentes planos sin artefacto escalera.

Buena relación señal-ruido, también presenta alta señal de vasos no perpendiculares al corte y menos artefactos por turbulencias de flujo.

Desventaja: requiere mayor tiempo de adquisición.

Habitualmente se utiliza para evaluar el polígono de Willis.

Ante la sospecha de malformaciones arteriovenosas cerebrales (MAVs) puede realizarse administrando contraste i.v. para mejor visualización de pequeños vasos.

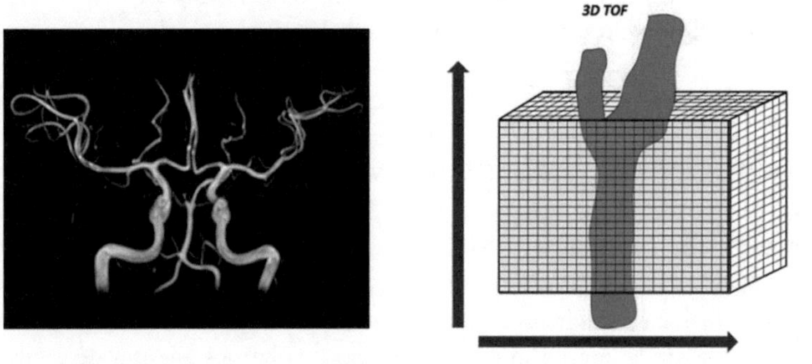

Figura 12.4. Secuencia *3D TOF* del polígono de Willis. Es aconsejable para áreas más pequeñas que requieren alta resolución espacial (polígono de Willis, bifurcación carotidea, etc).

B) *Secuencias de contraste de fase (PC)*

La magnetización transversal de un vóxel se esquematiza de manera vectorial con magnitud y fase. En un estudio de RM morfológico, solo se tiene en cuenta la magnitud de estos vectores. Sin embargo, cuando también se considera la fase (dirección del gradiente del campo magnético), se obtiene información del movimiento de los tejidos, al ser linealmente proporcional a la velocidad de estos. La secuencia *PC* realiza dos adquisiciones de imagen, una que permite definir la fase en la magnetización transversal y sensible al flujo y otra con compensación de flujo para sustraerla a la primera de forma automática. La diferencia entre ambas dependerá del desplazamiento de fase intravóxel. Para obtener la señal del flujo correctamente sin artefactos de *aliasing,* se debe predefinir un rango de velocidad del mismo en el parámetro "velocidad de codificación" de la secuencia.

Aplica un gradiente bipolar produciendo un desfase que depende de los componentes de la velocidad de los tejidos. Los protones de los fluidos que están en movimiento presentan cambios de fase de magnetización transversal respecto a los tejidos estacionarios (sin movimiento) a lo largo de un gradiente, provocando cambios en la señal. De esta manera, la técnica *PC* aporta información medible de la velocidad, dirección y volumen de flujo.

Genera dos tipos de imagen, una similar a la obtenida en secuencias *TOF* (de sangre blanca) y otra imagen de fase en la que aparecen diferentes niveles de gris en función de la velocidad y sentido del flujo.

Se pueden clasificar en:

a) Secuencias *PC 2D*. Indicada para distinguir flujo venoso lento de trombosis.
b) Secuencias *PC 3D*. Obtiene imágenes angiográficas en 3D. Se aplican gradientes bipolares en las tres direcciones del espacio. Mejor resolución espacial y relación señal-ruido. Supone mayor tiempo de adquisición que *PC 2D*.
c) Cine. Utilizada en la cuantificación de flujo: líquido cefalorraquídeo, corazón y grandes vasos.

Respecto a otras técnicas angiográficas con RM, su desventaja principal es que requiere mayor tiempo de exploración, lo cual limita la resolución espacial y disminuye la relación señal-ruido.

12.4.2. Angio-RM con contraste intravenoso

El contraste más utilizado en angio-RM es el gadolinio (Gd). Favorece un acortamiento del T1 de la sangre, el cual no se satura (pérdida de señal) como ocurre con los tejidos estacionarios, a pesar de utilizar secuencias ultrarrápidas 3D *FFE spoiled* con TR y TE muy cortos. Hay que tener presente la aparición en el mercado de algunos agentes de contraste, como por ejemplo *GD-BOPTA* o gadobutrol, que consiguen una relajación T1 mayor que los contrastes de Gd convencionales, suponiendo un avance en la técnica agiográfica por RM.

Como resultado, se obtiene una señal hiperintensa durante el recorrido del contraste a través de las arterias y venas, aumentando la señal de la luz vascular. A continuación, el contraste pasa al espacio intersticial a través de la circulación capilar. Finalmente se elimina por filtración glomerular.

La secuencia 3D *FFE spoiled* permite adquirir volúmenes evitando la mayoría de los artefactos de flujo de las anteriores técnicas. Se consigue mejor resolución espacial y temporal, permitiendo imágenes de gran calidad diagnóstica similares a la angiografía convencional de forma menos invasiva. Se evitan las falsas estenosis al visualizar el interior del vaso con contraste.

Es necesario sincronizar la inyección de contraste con el inicio de la secuencia para que las imágenes muestren el contraste en el interior de los vasos de interés, sistema arterial, venoso o ambos si se adquieren varias series dinámicas. Si se inicia demasiado pronto la adquisición de las imágenes, aparece un artefacto conocido como *ringing*, donde se visualizan hiperintensas las paredes de los vasos, pero no el volumen del vaso. Si por el contrario se inicia tarde, puede aparecer contaminación venosa cuando interesaba solo la visualización del sistema arterial. Para resolver este problema, es posible realizar, antes de la secuencia de adquisición de imágenes, distintas técnicas con el objetivo de obtener una sincronización adecuada:

a) *Bolus-test*. Permite calcular el tiempo que tarda en llegar el contraste a un vaso determinado. Consiste en inyectar una cantidad muy pequeña de contraste (2-3 cc de gadolinio) y adquirir imágenes cada segundo (secuencia *FFE* rápida) para detectar el momento exacto de llegada del contraste. Este será el tiempo de retraso con el que se adquirirán las imágenes una vez inyectado el contraste.

b) *Bolus triggering*. Se coloca un pequeño *ROI (Region of Interest*) en el interior del vaso para iniciar automáticamente la secuencia cuando detecta el aumento de señal con la llegada de contraste.

c) *Fluoro trigger*. Es posible visualizar la entrada y progresión del contraste en tiempo real, pudiendo activar manualmente el inicio de la secuencia.

Entre los inconvenientes que tiene la angio-RM se encuentran:

- Necesidad de sincronizar el bolo de contraste y la adquisición de la imagen.
- Menor resolución temporal respecto a la angiografía convencional que permite estudiar fenómenos dinámicos (aferencias y eferendias en las MAVs, *shunts* cardiacos, etc.) aunque se están empezando a utilizar secuencias que resuelven parcialmente este problema al manipular el llenado del espacio *k* para acortar la adquisición, visualizar la cinética del contraste, un ejemplo es la técnica *TRICKS (Time-Resolves Imaging of Contrast Kinetics)*.
- Menor resolución espacial.
- Difícil visualización de calcificaciones vasculares.
- Mayor coste que las técnicas anteriores al utilizar contraste i.v.
- Mayor riesgo a desarrollar una fibrosis nefrogénica sistémica causada por la inyección de contraste Gd en pacientes con insuficiencia renal.

12.5. Estudios angiográficos por resonancia magnética

Se utilizan para diagnosticar enfermedades de los vasos sanguíneos y planificar distintos tratamientos. A continuación, aparecen algunos de los estudios angiográficos más habituales.

12.5.1. Cráneo

Se estudia la patología de los vasos intracraneales. La técnica 3D-TOF sin contraste i.v. aporta imágenes de calidad del polígono de Willis o sistema vascular venoso.

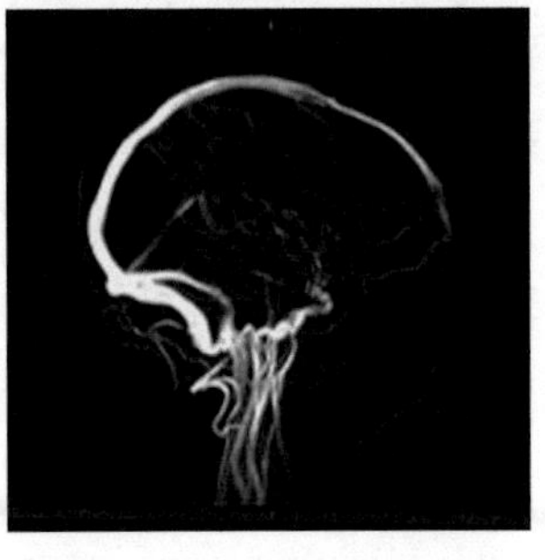

FIGURA 12.5. Sistema vascular venoso cerebral. Secuencia 3D TOF con banda de saturación inferior para anular el flujo arterial.

La secuencia cuenta con una banda de saturación que anula la señal del flujo entrante en los cortes, determinando la visualización del sistema arterial o venoso en función de su ubicación.

La evaluación del flujo de los senos durales también se puede realizar con una secuencia de contraste de fase 2D.

La cuantificación de flujo del líquido cefalorraquídeo (LCR) se realiza con una secuencia contraste de fase en modo cine, siendo necesario sincronismo cardiaco para evitar artefacto de movimiento provocado por el LCR.

La secuencia *TRICKS (Time-Resolved Imaging of Contrast Kinetics)* permite la adquisición de imágenes del sistema vascular con gran resolución temporal, de 2 a 5 segundos. Está indicada en malformaciones o fístulas arterio-venosas.

12.5.2. Troncos supraaórticos

Las arterias carótidas se encargan del aporte sanguíneo del cerebro. Es necesario evaluar su anatomía y permeabilidad, para descartar patología susceptible de producir estrechamiento u obstrucción de las arterias. La ecografía Doppler de TSA es la principal prueba de imagen para descartar dicha patología. Sin embargo, en ocasiones, los cirujanos pueden solicitar una angio-RM para obtener imágenes más detalladas que ayuden a planificar el tratamiento o cirugía, evitando exploraciones más agresivas como la angiografía. Puede realizarse sin y con contraste i.v., recomendándose la utilización de inyector mecánico para introducir el contraste.

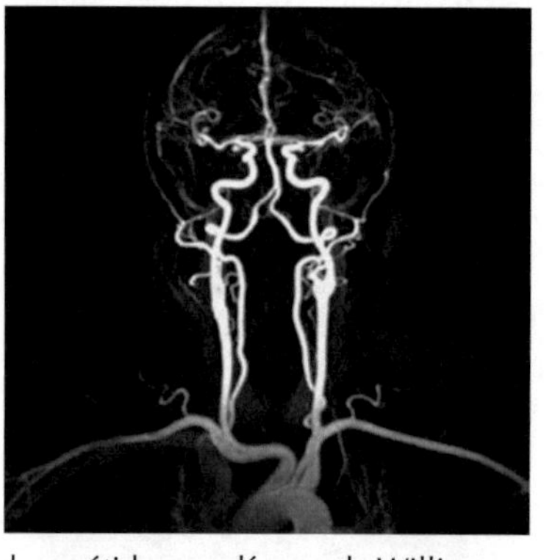

FIGURA 12.6. Angio-RM de carótidas y polígono de Willis con contraste intravenoso.

12.5.3. Aorta y arterias renales

Es aconsejable utilizar inyector mecánico para introducir el contraste i.v. La sincronización entre la adquisición de imágenes y la inyección de contraste es clave para visualizar correctamente la aorta o arterias renales.

Su indicación principal es el diagnostico de aneurismas asintomáticas de la aorta para ser tratadas y evitar complicaciones posteriores. También está indicada en la evaluación de arterias renales previa a cirugía.

12.5.4. Extremidades inferiores

Consiste en un estudio vascular desde la parte distal de la aorta abdominal hasta la completa vascularización arterial de ambas extremidades inferiores. Es necesaria la inyección de contraste i.v. con inyector mecánico y la sincronización adecuada para la adquisición de imágenes.

Está indicada en pacientes con sospecha de enfermedad vascular en los miembros inferiores, para obtener un mapa vascular previo a la intervención quirúrgica en pacientes con lesiones óseas o musculares, etc.

12.5.5. Coronariografía por resonancia magnética

Es una exploración compleja debido a la anatomía, ubicación y pequeño tamaño de las arterias coronarias (2-4 mm), que además se encuentran en continuo movimiento. Aunque no requieren necesariamente la inyección de contraste, esta puede ser necesaria dependiendo de la técnica utilizada y características del paciente. A pesar de haber avanzado considerablemente, sigue sin cumplir las expectativas de los cardiólogos, lo que convierte a la ecocardiografía y coronariografía con TAC en las pruebas de imagen más indicadas para la evaluación de las arterias coronarias.

La coronariografía por RM permite visualizar prácticamente la totalidad del trayecto de las arterias coronarias, detectando un alto porcentaje de las estenosis significativas que en ellas se localizan.

12.6. Estudios de corazón por resonancia magnética

La resonancia magnética cardiaca se ha convertido en una técnica habitual para el estudio del corazón y grandes vasos debido a su inocuidad, seguridad y buena tolerancia por parte del paciente.

Obtiene imágenes multiplanares con gran detalle del corazón, incluyendo cavidades y válvulas, así como un estudio de la anatomía y función cardiaca.

La colocación y preparación del paciente es fundamental para realizar la exploración con éxito, es necesario utilizar dispositivos de sincronismo *(gating)* cardiaco y respiratorio para eliminar o minimizar los movimientos fisiológicos del corazón y la respiración.

Para que el registro del electrocardiograma (ECG) sea efectivo, se requiere una correcta colocación de los electrodos para identificar adecuadamente las ondas R. Es recomendable seguir las instrucciones del fabricante para la colocación de los electrodos, teniendo presente que siempre será entre las costillas para obtener la señal cardiaca. También hay que comprobar la señal del ECG antes y después de introducir al paciente en el interior del imán, ya que puede verse afectado por interferencias de los procesos físicos cardiovasculares, campo magnético y gradientes. Algunos equipos de RM tienen la opción de utilizar el vector-ECG para captar y transmitir la señal del ECG. Incluso es posible realizar el sincronismo con un sensor periférico de pulso, el cual, aunque es más impreciso, se ve menos artefactado por las interferencias del sistema.

Antes de iniciar el estudio, se debe instruir al paciente respecto a la manera de respirar cuando se le indique. Se recomienda realizar la adquisición de imágenes en espiración mantenida, pero si no es posible por las características del paciente, se hará en inspiración o con sincronización respiratoria utilizando un dispositivo de registro colocado en la parte superior del abdomen.

Un protocolo de exploración de RM cardiaca incluye secuencias sobre la morfología del corazón y secuencias funcionales donde se aprecia su movilidad y la dinámica de los flujos dentro de las cavidades cardiacas. Aunque se puede realizar sin contraste i.v., para evaluar determinadas patologías, es necesaria su administración (manual o con inyector mecánico).

12.7. Neurología avanzada

El desarrollo y progreso tecnológico en los equipos de RM ha permitido mejorar y crear diferentes técnicas para el estudio del sistema nervioso.

12.7.1. Espectroscopia por resonancia magnética (ERM)

La RM, además de obtener información anatómica, también puede aportar información química sobre otros elementos que están presentes en los procesos fisiológicos y patológicos de los tejidos.

Los estudios espectroscópicos se pueden realizar sobre diversos núcleos atómicos: potasio, carbono, sodio, flúor y fósforo aunque el hidrógeno el más utilizado (especialmente en RM cerebral).

Esta técnica es posible gracias al desplazamiento químico de las moléculas en función de sus enlaces químicos, es decir, la diferente composición química de los metabolitos se refleja en diferentes frecuencias de resonancia. De esta manera, un mismo núcleo atómico, en moléculas distintas, puede presentar diferentes frecuencias de resonancia debido a la influencia recibida del resto de átomos que lo rodean. Esta diferencia se expresa en partes por millón (ppm), una medida arbitraria propia del espectro por RM que permite comparar espectros adquiridos en RM con diferentes intensidades de campo. Se calcula dividiendo la frecuencia de precesión de los átomos de hidrógeno entre un millón.

Existen dos formas de realizar ERM atendiendo al estado de la muestra:

a) ERM in vitro. El estudio espectroscópico se realiza sobre una muestra de tejido. Suele realizarse en equipos de RM superiores a 8 T. Proporcionan campos magnéticos muy homogéneos capaces de ofrecer una alta resolución de los picos de los metabolitos que aparecen en la muestra. Es un instrumento indispensable para los estudios químicos de algunas ramas de la ciencia.

b) ERM in vivo. Son los estudios realizados en la práctica clínica con pacientes. El campo magnético es de menor intensidad (1,5 - 3 T). Es una técnica complementaria a la imagen por RM. Aunque puede realizarse en cualquier parte del cuerpo, es más frecuente su aplicación en RM cerebral. Tiene aplicaciones clínicas en el diagnóstico de enfermedades, evaluación de respuesta a tratamientos farmacológicos y evolución de determinadas enfermedades. Entre ellas se pueden destacar:

- Tumores cerebrales. Junto con la imagen de RM, contribuye a discernir si se trata o no de una lesión tumoral.
- Esclerosis múltiple. El aumento o disminución de la concentración de algunos metabolitos, por ejemplo el NAA, tiene una correlación con las alteraciones neurológicas que puede presentar el paciente.

Hay que tener en cuenta algunos factores adicionales a la técnica de ERM:

- Los metabolitos en el cerebro aparecen en concentraciones mucho más pequeñas (milimolares) que el agua, grasa o cualquier tejido adyacente, lo cual puede distorsionar su señal. Por este motivo, es necesario utilizar técnicas de supresión del agua o grasa para anular o minimizar su señal.
- La baja concentración de los metabolitos provoca una pobre relación señal-ruido que hace necesario adquirir un volumen a estudiar superior a 6-8 cc. Lo cual provoca, que en determinadas ocasiones, la información obtenida pueda tener cierto margen de error ante lesiones muy pequeñas.
- La cuantificación del espectro no es absoluta sino relativa a los diferentes metabolitos. Suele utilizarse como control el pico de la creatina ya que es bastante estable.

La planificación de la secuencia de espectroscopia puede realizarse de dos maneras, univóxel o multivóxel (corte). En ambos casos, es aconsejable tener secuencias previas en axial, coronal y sagital, que permitan ubicar el volumen de interés correctamente. Antes de adquirir la señal en la propia secuencia, se realiza una homogeneización del campo magnético (*shimming*), y una supresión de la señal del agua y la grasa.

a) Univóxel *(single voxel)*. Consiste en adquirir un único volumen de tejido (voxel) superior a 6 cc. Es recomendable ubicarlo alejado de los ventrículos, hueso y focos hemorrágicos para obtener una señal homogénea. Está indicado en lesiones bien delimitadas.

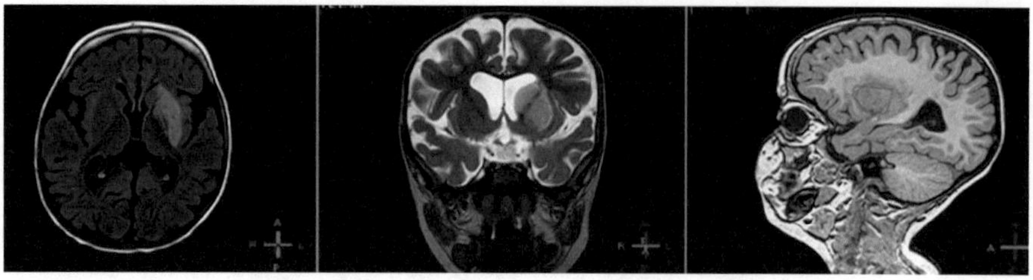

Figura 12.7. Espectroscopía por RM univóxel.

b) Multivóxel. Se adquiere mayor volumen, un corte axial de 10 mm de grosor. Está compuesto por varios vóxeles que pueden seleccionarse independiente o conjuntamente por el operador para hacer estudios comparativos. Está indicado ante lesiones difusas o multifocales.

La señal obtenida se utiliza para crear una gráfica en la que los metabolitos aparecen representados con diferentes picos. Su concentración determina la altura y amplitud de cada pico. Los picos y la separación entre ellos tiene un valor de frecuencia determinado expresado en Hz o ppm, conocido como "constante de acoplamiento". Algunos de los metabolitos analizados en RM cerebral y su correspondiente localización son: N-acetilaspartato (2,02 ppm), creatina (3,03 ppm), colina (3,20 ppm) y mioinositol (3,55 ppm).

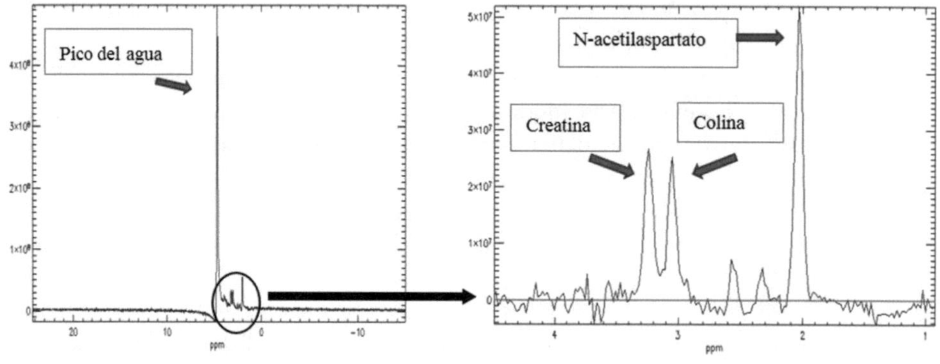

Figura 12.8. La eliminación el pico del agua en el espectro favorece el análisis del resto de metabolitos. En el eje de abscisas se representa la ubicación y amplitud de los picos de cada metabolito. En el eje de ordenadas se representa la intensidad de señal registrada en cada uno de ellos, correlacionando con su concentración en la muestra de tejido.

La gráfica va acompañada de una tabla en la que se expresa más detalladamente la información que en ella aparece.

Cuadro 12.4
Ejemplo de datos perteneciente a un espectro univóxel

Metab	Position ppm	Area/Cr	SNR	Height	Width ppm	Area
NAA	2.081	1.177	3,9	79,6	0,067	6,0
Cr	3.098	1.000	4,5	91,4	0,050	5,1
Cho	3.076	1.550	5,7	117,3	0,060	7,9

12.7.2. Estudios de difusión en RM

Las imágenes potenciadas en difusión se basan en la captación y cuantificación del movimiento *browniano* (aleatorio) de algunas partículas en un medio líquido. Aunque este movimiento sea aleatorio, se puede registrar y medir el desplazamiento que se produce debido al choque de gran número de partículas con la siguiente ecuación:

$$R^2 = 2Dt$$

R: Recorrido de una partícula.
D: Coeficiente de difusión de la molécula.
t: Intervalo de tiempo de desplazamiento.

Cuando el movimiento es cercano a 0, donde prácticamente no se ha producido desplazamiento o la suma de los desplazamientos es similar a una esfera, se denomina *difusión isotrópica*. Sin embargo, en ocasiones la capacidad de difusión se ve restringida en alguna dirección y el desplazamiento neto adopta la forma de una elipse, en este caso se denomina *difusión anisotrópica*.

A) Difusión isotrópica. Diffusion Weighted Imaging (DWI)

El movimiento se produce tanto por el coeficiente de difusión de la molécula (dependiente de la temperatura), como de la microcirculación sanguínea, por lo que se hace necesario utilizar el término *coeficiente de difusión aparente (CDA)* para referirse a dicho desplazamiento. Las zonas de menor difusión aparecen hiperintensas.

La sensibilidad de la secuencia respecto a la difusión de las moléculas viene representada por el factor de potenciación en difusión *b*. Este es inversamente proporcional a la contribución de la potenciación T2 en la señal obtenida. Para un factor $b = 0$ s/mm^2, la señal obtenida depende únicamente de la potenciación del tiempo T2 del tejido, y no por una restricción en la difusión. Un incremento en el factor *b* aumenta la proporción de la señal procedente de la difusión, pero disminuye la relación S/R, siendo necesario aumentar el número de adquisiciones para compensarlo. Se elegirá el factor *b* más alto posible que no comprometa la relación S/R y permita estimar los *CDA*. La intensidad del campo magnético condiciona los valores del factor *b*. Los factores más elevados se aplican en las exploraciones del encéfalo.

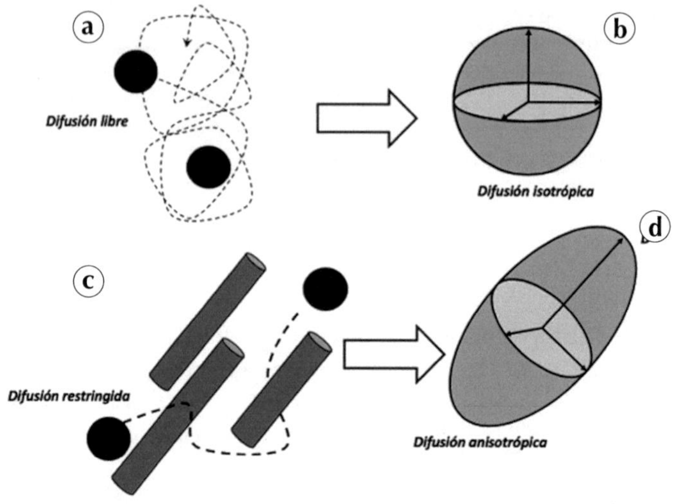

FIGURA 12.9. Movimiento *browniano* de las partículas en un medio líquido.

Las secuencias de difusión presentan gran distorsión en la imagen debido a los artefactos producidos por corrientes *Eddy* o remolino, que provocan heterogeneidades en el campo magnético principal.

La secuencia requiere un postproceso para obtener el mapa *CDA,* el cual generará una imagen donde aparecerán hipointensas las zonas con menor difusión, al contrario que en la *DW.*

Actualmente, la secuencia de difusión está incluida en todos los protocolos de RM cerebral, y cobra mayor relevancia para accidente cerebrovascular (ACV) agudo, neoplasias malignas, abscesos, enfermedad desmielinizante, etc.

B) Difusión anisotrópica o tensor de difusión (Diffusion Tensor Imaging - DTI)

La capacidad de difusión de las partículas puede verse restringida en una dirección predominante (anisotropía). De esta manera aparece una nueva estructura de análisis denominada *tensor de difusión*, el cual se obtiene a través de complejos cálculos tridimensionales sobre la movilidad de las moléculas del agua en las fibras nerviosas mielinizadas.

El tensor de difusión permite evaluar la integridad de las fibras de sustancia blanca. En el postproceso de sus datos es posible visualizar el trayecto de las fibras nerviosas, creando mapas de color en función de su dirección.

Cada vez es más importante su utilidad diagnóstica y pronóstico en los ACV, placas de esclerosis múltiple, así como para la planificación quirúrgica en lesiones tumorales cerebrales.

12.7.3. Estudios de perfusión en RM

Un estudio de perfusión en RM consiste en la evaluación del flujo sanguíneo que atraviesa y ocupa un vóxel en un momento determinado. Con ello es posible estimar:

- El volumen y flujo de sangre en una zona concreta.
- Evaluar la microvasculatura encefálica y miocárdica, principalmente la isquemia y angiogénesis tumoral.
- Analizar la permeabilidad de las membranas capilares y posible alteración de la barrera hematoencefálica.

Las secuencias potenciadas en perfusión requieren de la inyección de contraste i.v. (gadolinio) con inyector mecánico a concentración 0,2 mmol/kg. Se adquieren varias secuencias dinámicas de diferentes cortes, y puede estar potenciada en T1 o T2.

a) Contraste de imagen por relajación dinámica *(Dinamic Relaxivity Contrast Imaging - DRCI).*

La secuencia está potenciada en T1. El contraste endógeno de la imagen depende de la relajación T1 de los tejidos al pasar el contraste del espacio intravascular al extravascular.

Ayuda a predecir el grado de permeabilidad y área endotelial, así como el volumen del espacio extracelular.

b) Contraste de imagen por susceptibilidad dinámica *(Dynamic Susceptibility Contrast Imaging).*

La secuencia está potenciada en T2 y emplea un contraste exógeno (en la imagen). Para reducir el aumento de señal por efecto de la relajación T1 de la inyección de contraste (efecto T1), se utilizan secuencias *FFE*-EPI con un ángulo de inclinación muy pequeño, que lamentablemente también reduce la relación S/R.

Se asume que el comportamiento del contraste es puramente vascular para determinar los siguientes valores:

- Volumen sanguíneo cerebral (VSC).
- Flujo sanguíneo cerebral (FSC) muestra el pico máximo de circulación del contraste en los capilares.
- Tiempo de tránsito medio (TTM), se aprecia la variación de la señal en un período de tiempo.

El cálculo de estos parámetros requiere un postproceso de las imágenes obtenidas en color. Muestran principalmente la variación transitoria de la intensidad de señal de los vasos y, de manera secundaria, también la de tejidos circundantes al pasar el contraste.

Las secuencias de perfusión cerebral están indicadas especialmente en la valoración de ictus cerebral y revisiones postquirúgicas tumorales para detectar restos o recidivas.

También se realizan secuencias de perfusión en otros protocolos de exploración, como por ejemplo, ante la sospecha de enfermedad isquémica cardiaca o la detección de restos tumorales o recidiva en diferentes partes del cuerpo.

12.7.4. Resonancia magnética funcional (RMf)

Las investigaciones realizadas por los Drs. Theodor Meynert (1867) y Korbinian Brodmann (1909) han permitido tener un conocimiento anatómico del córtex cerebral y su distribución en diferentes áreas. Sin embargo, existe una variabilidad a nivel individual que hace necesario utilizar métodos no invasivos de mapeo cortical para aportar una localización lo más exacta posible con distintos fines.

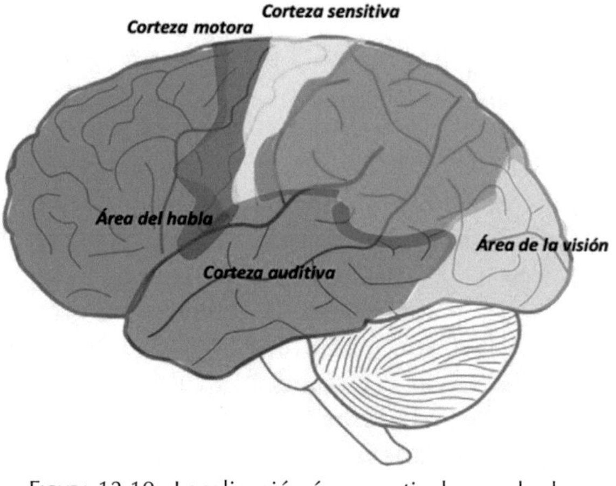

FIGURA 12.10. Localización áreas corticales cerebrales.

La RM funcional es una herramienta avanzada que permite localizar las áreas cerebrales funcionales que intervienen al realizar tareas específicas (principalmente cognitivas y motoras), la recepción de un estímulo o en estado de reposo. Su realización como estudio prequirúrgico en lesiones cerebrales focales adyacentes a determinadas áreas cada vez es mayor. También ha aumentado su demanda en patologías neuropsiquiátricas, respuesta a tratamientos farmacológicos, estudios de investigación sobre las redes de conexiones cerebrales, etc.

Se utiliza una secuencia basada en el efecto *BOLD (Blood Oxigenation Level Dependent)* para visualizar las áreas de activación cortical. Este efecto está basado en el flujo sanguíneo cerebral, el metabolismo neuronal y las propiedades magnéticas de la hemoglobina. Al realizar una tarea, se produce la activación de determinadas áreas cerebrales que requieren un aumento local del consumo de oxígeno. El aumento de flujo sanguíneo produce un incremento de la concentración de oxihemoglobina (comportamiento diamagnético) y una disminución de la desoxihemoglobina (comportamiento paramagnético). Esto produce cambios en la homogeneidad del campo magnético local, generando un aumento local de la señal de RM.

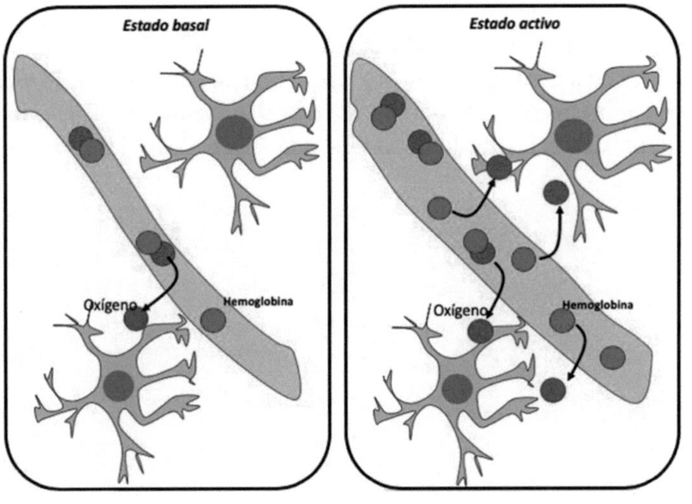

FIGURA 12.11. La activación cortical cerebral provoca un aumento del metabolismo celular (5 %), volumen (30 %) y flujo sanguíneo.

La colaboración del paciente es crucial en la correcta adquisición de imágenes, ya que deberá realizar una determinada tarea permaneciendo el resto del cuerpo totalmente inmóvil. Es recomendable explicar previamente la tarea que deberá realizar y asegurarse de su correcta comprensión.

El diseño de una secuencia de estímulos o tareas que debe realizar el paciente para valorar la activación de áreas elocuentes se denomina "paradigma". Existen dos tipos:

a) *Diseño de bloques.* Se caracteriza por la adquisición de datos durante periodos (bloques) +/- 10 segundos de activación y reposo. Posteriormente se realizará un análisis estadístico en el cual se sustraen los datos obtenidos durante los periodos de activación (realiza la tarea) y reposo. De esta manera es posible detectar las áreas elocuentes de acuerdo a un *patrón de estímulo* determinado respecto a su frecuencia, duración e intensidad de señal.

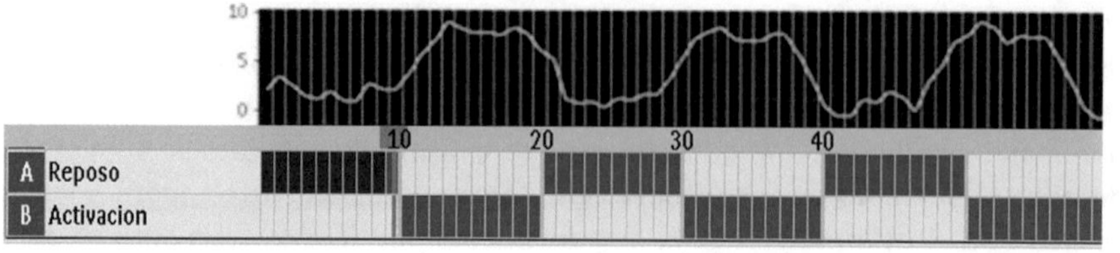

FIGURA 12.12. Adquisición de datos durante una secuencia RMf motora primaria.

Los pequeños errores de sincronismo que se produzcan entre la presentación del estímulo y la adquisición de datos pueden ser corregidos.

Las áreas más evaluadas son:

- Área motora primaria. La tarea más estandarizada es el denominado *fingertapping* el cual consiste en mover alternativamente los dedos de la mano. También es posible realizar movimientos de flexión-extensión, con la mano o el pie contralateral al hemisferio cerebral que se desea estudiar.

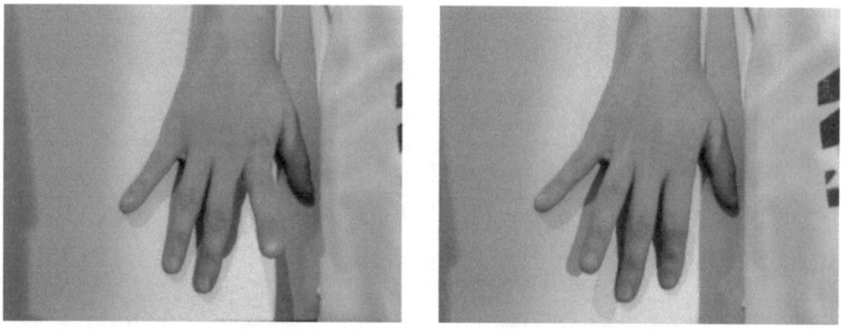

FIGURA 12.13. Movimiento *fingertapping*.

- Área motora del lenguaje (área de *Broca).* El paciente deberá generar, pronunciar o repetir, una o varias palabras.
- Área sensorial de la audición o comprensión del lenguaje (área de *Wernicke*). El paciente escuchará, a través de los auriculares, un texto en su lengua materna durante los periodos de activación y el mismo texto en un idioma desconocido durante los periodos de reposo.
- Área sensitiva primaria. El paciente recibirá un estímulo con un objeto suave o puntiagudo, habitualmente en la palma de la mano, siguiendo los periodos de activación y reposo. Requiere que haya alguien dentro de la sala de exploración que proporcione el estímulo al paciente (con un objeto suave o con punta).
- Área visual. El paciente visualizará una serie de imágenes en las que se producirán cambios lumínicos. Es necesario disponer de un espejo acoplado en la parte superior de la antena de cráneo que permita visualizar las imágenes proyectadas sobre una pantalla situada en el interior de la sala de exploración.

El proyector de imágenes estará ubicado en la sala del operador, conectado a un ordenador para proporcionar la secuencia adecuada de imágenes en los tiempos estipulados en el paradigma.

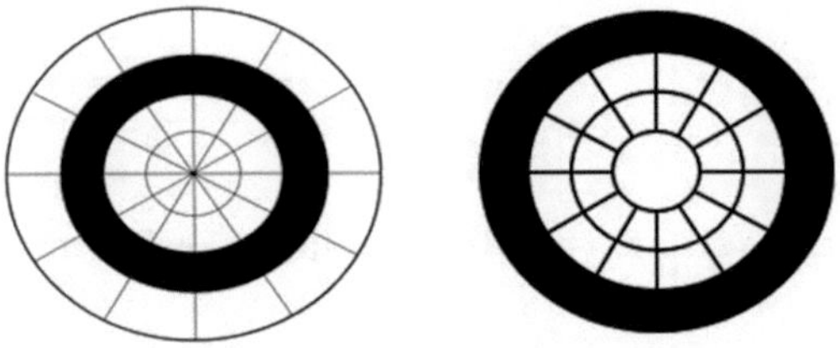

FIGURA 12.14. Imágenes utilizadas en RMf visual.

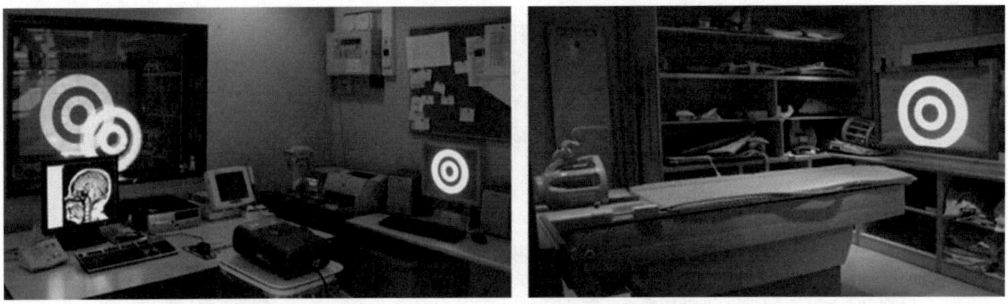

FIGURA 12.15. Recursos utilizados en la sala del operador y exploración durante una RMf visual.

El procedimiento seguido durante la preparación y realización de la exploración depende del tipo de RM funcional que se vaya a realizar. Sin embargo, todas ellas tienen en común la necesidad de proporcionar la información suficiente al paciente para conseguir la mejor colaboración posible. En ocasiones, el paradigma puede ser modificado para adaptarse a las necesidades del paciente. También se garantiza la comodidad del paciente y el aislamiento sensorial necesario, acorde con el tipo de exploración a realizar.

b) Diseños ligados a eventos. Son más complejos de diseñar, realizar y analizar. Tratan de estimar el cambio de una activación a lo largo del tiempo. En la actualidad, suelen estar orientados a desarrollar proyectos de investigación, como por ejemplo valorar el talento matemático.

El protocolo de una RM funcional suele durar aproximadamente entre 15 y 20 minutos. Consta de una secuencia localizadora en los tres planos utilizada para planificar una secuencia morfológica (potenciada en T1 o T2), sobre la que se superpondrán los resultados de la secuencia funcional.

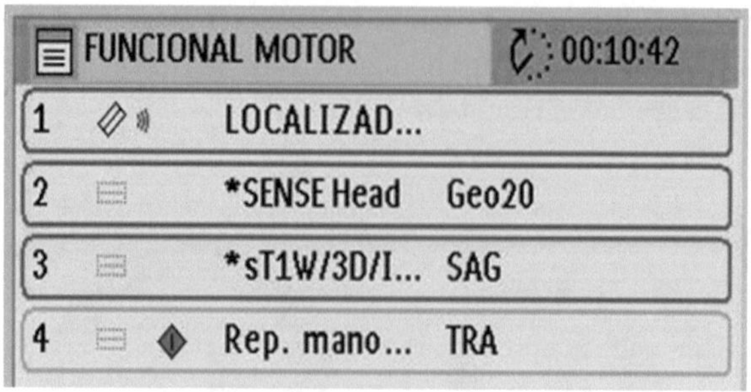

FIGURA 12.16. *Examcard* de una exploración RMf motor.

La secuencia funcional consiste en realizar aproximadamente 16 cortes con 80 dinámicos (1.280 imágenes), lo que limita su cobertura a la zona de interés. Es una secuencia muy rápida de disparo único (EPI) potenciada en T2*. Proporciona imágenes pobres en resolución espacial, pero con suficiente resolución de contraste que determinan la zona de activación cortical. Estas imágenes se superpondrán a las obtenidas en la secuencia morfológica para localizar con mayor precisión su ubicación y correlación con la zona de lesión o de interés.

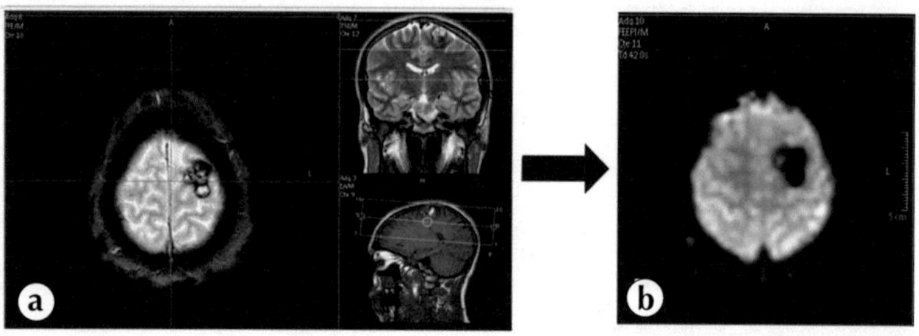

FIGURA 12.17. Centrado de la secuencia funcional (a) e imágenes obtenidas (b).

Una vez finalizado el protocolo de exploración, es necesario utilizar un programa de análisis estadístico, por ejemplo *Statistical Parametric Mapping* (*SPM),* para llevar a cabo un postproceso de las imágenes. Los pasos seguidos consisten en:

a) Preparación de imágenes realizando:

- Alineación de las imágenes para corregir los pequeños artefactos producidos por leves movimientos del paciente. Si fueran movimientos importantes es necesario repetir la exploración.
- Normalización. Se adaptan las imágenes del paciente a un patrón estándar.

– Suavizado. Se homogeinizan las imágenes mejorando la relación señal-ruido y sacrificando resolución espacial.

b) Análisis estadístico. Se obtiene un mapa estadístico paramétrico que permite identificar los vóxeles cuyas variaciones de señal correlacionan con los cambios en los periodos de activación y reposo del paradigma.

El análisis estadístico de las imágenes debe ser realizado por personal con formación adecuada para minimizar tanto los errores asociados a la propia técnica de análisis, como a los falsos positivos causados por movimiento voluntario o involuntario del paciente, flujo de grandes vasos y los artefactos de susceptibilidad magnética.

La necesidad de realizar un postproceso dependiente del operador hace que se haya generado un debate sobre la fiabilidad de la RM funcional, a pesar de haber demostrado suficientemente su utilidad en la actualidad.

12.8. Intervención y terapia por resonancia magnética

La falta de efectos perjudiciales para el paciente y operador durante la realización de exploraciones de RM diagnóstica contribuyen a posicionarla como una alternativa adecuada para desarrollar nuevos procedimientos intervencionistas y terapéuticos.

12.8.1. Resonancia magnética intervencionista *(Interventional Magnetic Resonance Imaging - iMRI)*

Existe una tendencia a incrementar la utilización de la RMI como guía de imagen en técnicas intervencionistas o como asistencia y evaluación de la terapia en tiempo real. Sin embargo, aún tienen lugar importantes desafíos técnicos y financieros que deben ser superados.

La MRI hace posible una evaluación excelente de las estructuras de tejidos blandos, además de una información fisiológica de la cual carecen otras técnicas de imagen basadas en RX. Permite medir de forma no invasiva la difusión del agua dentro de los tejidos, la perfusión tisular, el movimiento cardiaco, el flujo sanguíneo y la temperatura del tejido. También facilita la creación de pequeños campos magnéticos inducidos por una corriente eléctrica a través de un microcoil situado en la punta de un catéter para direccionar su avance dentro de los vasos.

Actualmente deben tenerse en cuenta varias desventajas en estos procedimientos tales como la exposición a sonidos fuertes en algunas secuencias (alrededor de 80-90 dB), lo cual requiere la utilización de protección auditiva con tapones o auriculares. Respecto a los efectos biológicos de una exposición repetida a fuertes campos magnéticos cambiantes, aún no se han desarrollado sistemas de monitoreo que los registren y cuantifiquen de manera rutinaria para elaborar un protocolo de trabajo que cumpla todos los criterios de seguridad para el paciente y equipo operativo. La mayoría de los diseños en los equipos de RMI no favorecen un acceso directo al paciente para la realización de procedimientos intervencionistas, es necesario desplazarlo desde el interior del túnel (adquisición de imágenes) hasta el exterior donde se realiza la intervención. Otro de los problemas pendientes de solucionar es la escasez de dispositivos compatibles y seguros con los equipos de RMI (registros de monitoreo de signos vitales del paciente, herramientas y dispositivos quirúrgicos, etc.), los cuales suponen un encarecimiento del procedimiento. Por último, y no por ello menos importante, también es necesario considerar un incremento en la duración de este tipo de exploraciones debido la utilización de la RMI como guía de imagen.

Son pocas las intervenciones que se realizan exclusivamente guiadas por MRI que aparece implementada con fluoroscopia de RX. Los sistemas que combinan ambas modalidades presentan dos diseños diferentes. Ambos equipos pueden aparecer alineados y separados por una mesa deslizante que transfiere al paciente de un equipo a otro o también colocar un sistema de fluoroscopia de RX en el espacio que se crea en un equipo de RMI abierto con diseño de "doble donut". La diferencia entre ambos es la intensidad del campo magnético utilizado (con la consecuente repercusión en la calidad de imagen), el tiempo de adquisición en las imágenes y la accesibilidad al paciente para la realización del procedimiento. En el primer caso habitualmente son equipos de B_0 de 1,5 T con muy buena resolución espacial en la imagen y rapidez de las secuencias. Y un B_0 de 0,5 T para el segundo, con menor resolución espacial en la imagen y empleando mayor tiempo de adquisición pero con mejor acceso al paciente.

Entre las aplicaciones más destacadas se encuentran:

1. Biopsias y marcaje de lesiones. Para su localización se utiliza un sistema de referencias internas y externas en el paciente que determinan el abordaje de la lesión de la manera menos invasiva posible. La Biopsia Asistida por Vacío (BAV) es el procedimiento más realizado. Utiliza un sistema de corte y aspiración de pequeñas zonas de lesión para extraer una muestra que permita un análisis histológico.
2. Ablación de tumores. Está indicada tanto para tumores primarios como metastásicos en diversos órganos. Aparece combinada con la cirugía de ultrasonido focalizado que permite la termocoagulación (30 W a 450 W) no invasiva de determinadas lesiones de útero, próstata, mama, entre otras. El sistema de ultrasonido se integra en el equipo de RMI.
3. Planificación de abordaje quirúrgico y resección de tumores en neurocirugía. La valoración de una resección máxima del tumor versus la creación de nuevos déficits neurológicos es una decisión difícil para el neurocirujano. Tanto la estereotaxia preoperatoria como la MRI intraoperatoria aportan información valiosa a la cirugía aunque la inmediatez de los cambios de volumen y ubicación producidos durante la resección del tumor únicamente pueden ser mostrados con la MRI intraoperatoria. También se está desarrollando la posibilidad de realizar tractografía con tensor de difusión *in situ,* que permite una nueva planificación de la cirugía atendiendo a la información anatómica actualizada. Otra de las líneas de investigación abierta es la posibilidad de realizar resonancia magnética funcional intraoperatoria para el mapeo motor.

4. Administración de fármacos, genes y células. La IRM actúa de guía para dos técnicas diferentes de administración. Es posible realizarlo con un tratamiento percutáneo a través de catéteres endovasculares. Y también puede realizarse de forma combinada con la sonificación pulsada con ultrasonido, pero con menor potencia a la utilizada en termocoagulación (0,2 W). Esta última abre la barrera hematoencefálica de forma temporal sin dañar el tejido adyacente, permitiendo el suministro conjunto de gadolinio (visible en la imagen) y fármacos o células a determinadas partes del sistema nervioso central que habitualmente se encuentran secuestrados de la vasculatura.
5. Intervenciones por control remoto. Los avances en robótica y nanotecnología abren las puertas a la posibilidad de practicar intervenciones controladas por control remoto. La colocación de microbobinas en la punta de un catéter puede hacer posible su navegación dentro del sistema vascular a través de la activación selectiva de las bobinas dentro del B_0.

La RMI empieza a formar parte de una nueva tendencia intervencionista cada vez menos invasiva que está a expensas de resolver los obstáculos económicos y tiempo del procedimiento para integrarse plenamente en la práctica clínica.

12.8.2. Terapia por resonancia magnética *(Magnetic Resonance Therapy - MRT)*

Un grupo de científicos alemanes, de manera casual, detectaron que algunos pacientes a los que se había realizado un RMI afirmaban sentirse mejor sin ningún tratamiento específico. Investigando sobre la posible causa, descubrieron que la aplicación de campos electromagnéticos específicos producen el efecto de resonancia en los átomos de moléculas expuestas, activando procesos de reparación en determinadas células y tejidos específicos.

La intensidad del campo magnético aplicado es de la misma magnitud que los campos fisiológicos registrados en las células, del orden de picoteslas (10^{-12} T), el cual es bastante inferior al de RMI.

Está teniendo mayor aplicación en el tratamiento del dolor, especialmente en el dolor osteoarticular. Para que se produzca el efecto terapéutico son necesarias varias sesiones de aproximadamente 1 hora en días consecutivos (2 o 3), y puede variar sensiblemente el tratamiento en función de la patología y clínica del paciente.

Entre los efectos que producen los campos electromagnéticos de muy baja frecuencia a nivel celular destacan:

- Contribuye al equilibrio iónico de la membrana celular aportando energía a la bomba de sodio potasio.
- Favorece la liberación de endorfinas.
- Regula la síntesis de proteínas.
- Estimula la formación de fibroblastos.
- Aumenta la osteosíntesis y reduce la activación de osteoclastos.

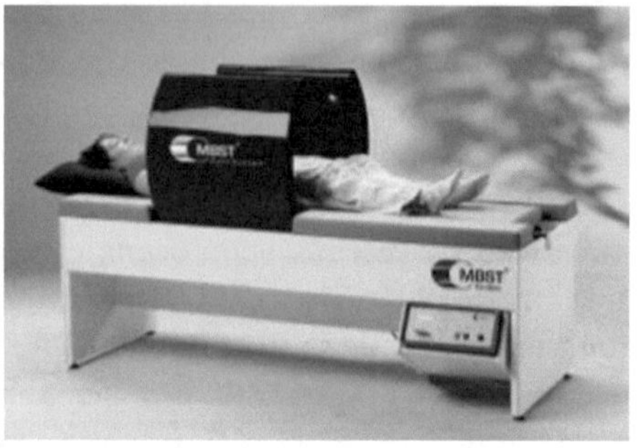

FIGURA 12.18. Equipo de RMT.
Fuente: https://www.painreliefclinic.co.uk/tag/mbst/page/2/

12.9. Otras aplicaciones de resonancia magnética

12.9.1. Resonancia magnética en simulación radioterápica

El objetivo principal de los tratamientos radioterápicos es la aplicación de altas dosis de radiación ionizante sobre una lesión tumoral, reduciendo lo máximo posible la dosis depositada en los órganos y tejidos adyacentes. La simulación en radioterapia es el paso previo a la realización del tratamiento en los aceleradores lineales, recreando lo más exactamente posible la realidad anatómica a través de una visualización tridimensional de la zona a radiar.

La información aportada por las imágenes de TC se utiliza tanto para recrear una visualización 3D de la lesión como para calcular la distribución de dosis en el paciente teniendo en cuenta la densidad electrónica de los tejidos que atraviesa la radiación. Sin embargo, aumenta la demanda de incorporar equipos de imagen guiada por RM en tratamientos radioterápicos (MRIgRT), cuya calidad de imagen es superior y contribuye a delimitar más fácilmente la zona tumoral y su relación con los órganos y tejidos próximos. La integración de ambos equipos consiste básicamente en un acelerador lineal de electrones y una RM que pueden operar de forma simultánea o independiente. En ambos casos, requiere la fusión de ambas imágenes para realizar reconstrucciones tridimensionales. De esta manera, se realiza una focalización del haz de tratamiento, ajuste de campos y angulaciones de la camilla, *gantry* y colimador, que contribuyen a mejorar el tratamiento y sus resultados.

El posicionamiento del paciente durante la adquisición de las imágenes y la aplicación del tratamiento radioterápico debe ser idéntico para una correcta fusión de imágenes. La creación de los soportes personalizados en los que se coloca al paciente debe realizarse con materiales compatibles en ambos equipos.

Actualmente, una de las principales aplicaciones de RM en simulación radioterápica es la técnica de braquiterapia para el tratamiento de determinados tipos de cáncer, como por ejemplo el de próstata o cérvix. Esta técnica implica colocar en el interior del paciente fuentes radiactivas de forma temporal o permanente cerca del tumor administrando altas dosis de irradiación de corto alcance. En el cáncer de próstata las imágenes de alta calidad aportadas por la RMI contribuyen a delimitar el volumen de tratamiento. Sin embargo, en braquiterapia endocavitaria, la fuente se sitúa en una cavidad corporal, por ejemplo en cérvix, útero o vagina. En este caso, la RM se utiliza para comprobar la colocación correcta del molde que se alojará en el canal endocervical y cavidad endometrial durante el tratamiento. El objetivo es preservar los órganos de riesgo (vejiga y recto), alejándolos de la fuente de radiación.

12.9.2. Resonancia magnética y medicina nuclear

El desarrollo de equipos simultáneos de PET-RM ha supuesto una revolución en el diagnóstico por imagen al conseguir en una misma exploración:

a) Información de la actividad metabólica de las lesiones (procesos bioquímicos y moleculares) aportada por la Tomografía de Emisión de Positrones (PET).

b) Información anatómica y morfo-funcional de gran calidad para tejidos blandos. La eliminación de radiación es una de las grandes ventajas de estos nuevos equipos híbridos en pacientes pediátricos, jóvenes, embarazadas o algunos paciente oncológicos. Los equipos de PET-TC siguen siendo igualmente necesarios debido a que existen indicaciones de tratamiento para ambas tecnologías.

Bibliografía

Aguilar García, J. J., Parada Blázquez, M. J., Vargas Serrano, B., Rodríguez Romero, R. (2014). Reacciones adversas generales a los contrastes. Clasificación y conceptos generales. [versión electrónica]. *Revista Radiología*, vol. 56: 1-44. Ed. Elsevier. Recuperado el 20 de enero del 2018, de http://www.elsevier.es/es-revista-radiologia-119-articulo-reacciones-adversas-generales-los-contrastes--S0033833814000976

Alemán, L., Puerta, A., Sánchez, L., Cegarra M. F., Alemán, C., Martínez, N. (2010). Técnicas avanzadas de imagen en resonancia magnética para la evaluación de la patología del sistema nervioso central [versión electrónica]. *SERAM*. Recuperado el 27 de mayo del 2018, de http://seram2010.seram.es/modules/posters/files/difusin_perfusin_y_espectroscopia.pdf

Barkhof, F., Haller, S. (2014 , july). Resting-State Functional MR Imaging: A new Window to the Brain [versión electrónica]. *Radiology* 272 (1): 29-49. Recuperado el 1 de junio del 2018, de https://cbseram.com/2014/07/13/una-nueva-ventana-al-cerebro-la-rm-funcional-en-estado-de-reposo/

Barrera, C., Guisasola, A., Gervás, C., Capelastegui, A. Sánchez, J., Lústiza, J. M. (2014). RM cardíaca: Una valiosa herramienta para caracterizar el tejido miocárdico. Póster S-0849 [Presentación electrónica]. *Congreso SERAM*. Recuperado el 18 de junio del 2018, de https://posterng.netkey.at/esr/viewing/index.php?module=viewing_poster&task=viewsection&pi=123388&ti=412917&si=1420&searchkey=

Bernal, O., Molina-Prado, M. L., Arias-Hernández, N. A. (2014). Simulación de entorno 3D y cálculo a punto en radioterapia por procesamiento de imágenes diagnósticas [versión electrónica]. *ITECKNE;* 11(2): 129-139. Recuperado el 22 de febrero del 2019, de http://revistas.ustabuca.edu.co/index.php/ITECKNE/article/view/722

Bronzino, J. D. (2006). *The Biomedical Engineering Handbook*. Boca Ratón (EE.UU). Taylor & Francis Group, LLC.

BULAKBASI, N., KOCAOGLU, M., ORS, F., TAYFUN, C., UCOZ, T. (2003). Combination of Single-Voxel Proton MR Spectroscopy and Apparent Diffusion. Coefficient Calculation in the Evaluation of Common Brain Tumors [versión electrónica]. *AJNR Am J. Neuroradiol.* 23:225-233. Recuperado el 20 de abril del 2018, de http://www.ajnr.org/content/ajnr/24/2/225.full.pdf

CAICEDO MARTÍNEZ, O., ALDANA RAMÍREZ, C., HERNÁNDEZ SUAREZ, C. (2009). Resonancia magnética funcional: evolución y avances en clínica. *Tecnura, 13* (25), 88-103.

CANGA, A., KISLIKOVA, M., MARTÍNEZ-GÁLVEZ, M., ARIAS, M., FRAGA-RIVAS, P., POYATOS, C., DE FRANCISCO, L. M. (2014). Función renal, fibrosis sistémica nefrogénica y otras reacciones adversas asociadas a los medios de contraste basados en el gadolinio. *Revista Nefrología* 34(4): 428-438. Recuperado el 16 de junio del 2018, de http://www.revistanefrologia.com/es-publicacion-nefrologia-articulo-funcion-renal-fibrosis-sistemica-nefrogenica-otras-reacciones-adversas-asociadas-los-X0211699514054393

CARRASCOSA, B. (2010, mayo). *Aplicaciones de las secuencias básicas de la resonancia magnética.* e-Poster 899 presentado al Congreso Nacional SERAM, A Coruña, España. Recuperado el 18 de enero del 2018, de http://seram2010.seram.es/modules.php?name=posters&file=viewpaper&idpaper=899&idsection=2&in_window=&forpubli=&viewAuthor=

CARRASCOSA, B., MÁS, F., SÁNCHEZ, G., LUCAS, A., APARICI, F., PUCHADES, I., (2010). Aplicaciones clínicas de las secuencias básicas de resonancia magnética. Póster S-899 [versión electrónica]. *Congreso SERAM.* Recuperado el 25 de junio del 2018, de http://seram2010.seram.es/modules.php?name=posters&file=viewpaper&idpaper=899&idsection=2&in_window=&forpubli=&viewAuthor=

CARRIÓN PÉREZ, P; RÓDENAS GARCÍA, J; RIETA IBAÑEZ, J J. (2005). *Ingeniería biomédica. Imágenes médicas.* Cuenca. Ed. Universidad de Castilla- La Mancha.

COSMUS, T. C.; PARIZH, M. Advances in Whole-Body MRI Magnets. EEE/CSC & ESAS European Superconductivity News Forum (ESNF), No. 14, October 2010. The published version of this manuscript appeared in IEEE Transactions on Applied Superconductivity 21, Issue 3, 2104 - 2109 (2011).

FERNÁNDEZ, A. (*et al.*) (2014, septiembre). Aplicaciones de la Angio-RM en cirugía plástica reconstructiva. Poster S-0853 [presentación electrónica educativa]. *Congreso SERAM.* Recuperado el 5 de marzo del 2018, de https://posterng.netkey.at/esr/viewing/index.php?module=viewing_poster&task=viewsection&pi=124486&ti=416006&si=1419&searchkey=

GARCÍA MÓNACO, R. (ed). (2011). *Medios de contraste radiológicos: lo que un médico no puede dejar de conocer.* Recuperado el 14 de diciembre del 2017, de https://es.slideshare.net/nyxdianagutierrez/libro-medios-decontraste1

GILI, J. (2003). *Introducción Biofísica a la Resonancia Magnética aplicada a la clínica.* Barcelona: Ed. Centro diagnóstico Pedralbes.

HENDEE WR, RUSSELL E. (2002). *Medical imaging physiscs.* New York; 4th edition. Wiley-Liss, Inc.

HERNANDO, A., ROJO, J. M. (2001). *Física de los materiales magnéticos..* Madid. Editorial Síntesis.

Hornak, P., Rochester, D., (2013). The Basic of MRI. *Rochester Institute of Technology, Rochester, NY.* Recuperado el 7 de junio del 2018, de https://www.cis.rit.edu/htbooks/mri/chap-11/chap-11-s.htm

Internassional Commision On No-ionizizing Ratiatio Protección (299). Guidelines on limits of exposure to static magnetic fields. (2009). *Health Phisics 96(4): 504-514; 2009.* Recuperado el 20 de octubre del 2017, de https://www.icnirp.org/cms/upload/publications/ICNIRPstatgdl.pdf

Labbé, T., Ciampi, E., Cruz, J. P., Uribe, S., Cárcamo, C. (2018). Functional magnetic resonase imagin: Basic principles and apllication in the neurosciences [versión electrónica]. *Radiología*, 60 (5): 368-377. Recuperado el 6 de mayo del 2018, de https://www.sciencedirect.com/science/article/pii/S0033833818300067

Lina, M. D. (2015). Seguridad del paciente en el uso de las imágenes por resonancia magnética. *El Hospital*, 1-3. Recuperado el 12 de noviembre del 2018, de http://www.elhospital.com/temas/Seguridad-del-paciente-en-el-uso-de-las-imagenes-por-resonancia-magnetica+109085?pagina=3

López, I., Maurelos, P. I. (2016). *Fundamentos físicos y equipos.* Madrid: Síntesis.

Maceira, G. (2013, marzo). Medios de contraste. *Cuidandote.net.* Recuperado el 10 de enero del 2018, de www.cuidandote.net/2013/03medios-de-contraste/

Martí-Bonmatí, L., Pallardó, Y. (2008). *Medios de contraste en radiología.* Recuperado el 10 de diciembre del 2017de https://www.seram.es/images/site/medioscontrasteradiologia.pdf

Ministerio de Educación, Cultura y Deporte (2015).*Orden ECD/1540/2015.* Madrid, España. 21 de julio 2015: BOE. Recuperado el 20 de septiembre del 2017, de https://www.boe.es/boe/dias/2015/07/29/pdfs/BOE-A-2015-8475.pdf

Ministerio de la Presidencia (2001). *Real Decreto 1066/2001.* Madrid, España 28 de septiembre: BOE. Recuperado el 25 septiembre del 2017, de https://www.boe.es/buscar/act.php?id=BOE-A-2001-18256

Ministerio de Trabajo y asuntos sociales del Instituto Nacional de Seguridad e Higiene en el Trabajo (2001). *NTP 598: Exposición a campos magnéticos estático.* Madrid, España. Recuperado el 5 de octubre del 2017, de http://www.insht.es/InshtWeb/Contenidos/Documentacion/FichasTecnicas/NTP/Ficheros/501a600/ntp_598.pdf

Möller, T. B. (2003). *Resonancia Magnética: manual de protocolos.* (2.ª edición). Buenos Aires: Médica Panamerican.

MR safe - MR conditional. *Quien, qué, por qué, cómo y cuando.*(s.f.). SYNTHES, Oberdof. Recuperado el 1 de octubre del 2018, de http://synthes.vo.llnwd.net/o16/LLNWMB8/INT%20Mobile/Synthes%20International/Product%20Support%20Material/legacy_Synthes_PDF/046.001.075.pdf

Oleaga, L., Lafuente, J. (2007). *Aprendiendo los fundamentos de la resonancia magnética.* Buenos Aires; Madrid: Ed. Panamaericana.

Oñate, M., Pinho, D. F., Wardak, Z., Alburquerque, K., Pedrosa, I. (2016). Resonancia Magnética en la planificación de la braquiterapia intracavitaria para el tratamiento del cáncer de cérvix localmente avanzado [versión electrónica]. *Radiología*; 58 (1): 16-25. Recuperado el 1 de enero del 2019, de http://dx.doi.org/10.1016/j.rx.2015.09.005

Ordoñez, C., Del Valle, J., Sobrino, B., Montoya, J. (2014). Resonancia Magnética Funcional (RMF) hecha fácil. Poster S-0572 [presentación electrónica]. *Congreso SERAM.* Recuperado el 25 de mayo del 2018, de https://posterng.netkey.at/esr/viewing/index.php?module=viewing_poster&task=viewsection&pi=124314&ti=413443&si=1419&searchkey=

Pardell, X (2012), *Apuntes de Electromedicina.* Recuperado el 12 de septiembre del 2018, de https://www.pardell.es/curso-carros-anestesia.html

Resonancia magnética: una introducción crítica y revisada por pares. (s.f.). Recuperado el 8 de marzo del 2019, de http://www.resonancia-magnetica.org/

Rinck, P. A., (2018). *Magnetic Resonance in Medicine* (12ª edición). BoD: Germany. Recuperado el 10 de marzo del 2019, de https://magnetic-resonance.org/print-version.html

Serna, W. & Carmona, H. (2010, abril). Medición del líquido cefalorraquídeo por resonancia magnética para diagnóstico de patología cerebral [versión electrónica]. *Revista Colombiana de Física*, vol. 42(3): 284-289. Recuperado el 2 de febrero del 2018, de http://revcolfis.org/ojs/index.php/rcf/article/download/420308/102

Soler Fernández, R., Rodríguez García, E., Méndez Díaz, C. (2012). *Resonancia magnética de cuerpo* (3.ª edición). rmcuerpo.net 2012. Recuperado el 28 de enero del 2018, de http://www.rmcuerpo.net/estaticas/ver.htm?id=2

Tipler P. A., Mosca G. (2014). Física para la ciencia y la tecnología. Vol. 1I, 6.ª edición. Barcelona. Editorial Reverte.

Vilanova, P., Muñiz, B., Moreno, J. (2014). Angiografía por resonancia magnética: técnica y aplicaciones en el estudio de la estenosis de carótida. *ELSEVIER.* 5(1): 24-31. Recuperado el 12 de julio del 2018, de https://studylib.es/doc/7667406/imagen---elsevier

Vilanova, P.; Muñiz, B.; & Moreno, J. (2014, enero-junio). Angiografía por resonancia magnética: técnica y aplicaciones en el estudio de la estenosis de carótida [versión electrónica]. *Revista de imagen diagnóstica* 5(1): 1-42. Recuperada el 15 de febrero del 2018, de http://www.elsevier.es/es-revista-imagen-diagnostica-308-articulo-angiografia-por-resonancia-magnetica-tecnica-S2171366913000371